脑外伤

救治战伤和恐袭爆炸伤中得出的经验

Brain Injury

Applications from War and Terrorism

（中文翻译版）

主　编　Alisa D. Gean

主　译　冯　华　陈图南

科学出版社

北京

图字：01-2018-0145 号

内 容 简 介

本书共 6 章，以军事与暴恐相关颅脑外伤伤情特点、救治方法、卫勤流程及其对常规医疗的借鉴意义为主要阐释内容，系统全面地阐述了简易爆炸装置（IED）爆炸伤的主要损伤类型、致伤机制和诊断救治经验。暴恐相关颅脑外伤的救治经验，可在快速评估、紧急处理、专业运送、影像学诊断、多发伤处理、卒中和血管损伤等并发症处理、创伤后应激障碍评估和治疗等方面对各类颅脑损伤救治具有一定借鉴意义。尤其是血清和脑脊液标志物在颅脑创伤快速评估中的应用、创伤感染控制技术及复苏策略和理念的进步值得重视。

本书体现了当前国际军事与暴恐相关颅脑外伤研究的最高水平，有机结合了军事人员及暴恐活动受害人员在颅脑及全身多发伤方面的救治和康复研究进展，具有较强的启发性和较高的学习借鉴价值，为我国从事军事医学、神经外科学及其他相关临床医学的学者、研究生和广大官兵学习和研究军事与暴恐相关颅脑外伤提供参考。

图书在版编目（CIP）数据

脑外伤：救治战伤和恐袭爆炸伤中得出的经验 /（美）艾丽莎·吉恩（Alisa D. Gean）主编；冯华，陈图南主译. —北京：科学出版社，2019.12
书名原文：Brain Injury: Applications from War and Terrorism
ISBN 978-7-03-063287-6

Ⅰ.脑… Ⅱ.①艾… ②冯… ③陈 Ⅲ.颅脑损伤－军事医学－研究 Ⅳ.① R651.1 ② R826.62

中国版本图书馆 CIP 数据核字（2019）第 255494 号

责任编辑：肖　芳　梁紫岩 / 责任校对：张林红
责任印制：肖　兴 / 封面设计：吴朝洪

科学出版社 出版
北京东黄城根北街 16 号
邮政编码：100717
http://www.sciencep.com

北京九天鸿程印刷有限责任公司　印刷
科学出版社发行　各地新华书店经销
*
2019 年 12 月第 一 版　　开本：787×1092　1/16
2019 年 12 月第一次印刷　　印张：17
字数：346 000
定价：198.00 元
（如有印装质量问题，我社负责调换）

译者名单

主　　译　冯　华　陈图南

副 主 译　李　飞　陈渝杰

译者名单（按姓氏汉语拼音排序）

陈　志　陈图南　陈蔚翔　陈渝杰　储卫华　崔高宇

段海军　段丽霞　冯　华　高伯元　葛红飞　胡　荣

胡胜利　黄苏娜　蒋周阳　李　飞　李明荣　李卫娜

李文巍　李学刚　林江凯　刘　智　马　康　穆　宁

牛　胤　潘杰香　全玉莲　孙德玲　谭　亮　谭彬彬

王　杰　王　龙　王与烨　吴　南　鲜继淑　许银才

杨　阳　杨川艳　尹　怡　张开元　钟　俊　朱　刚

中文版序

21世纪以来，美国等西方国家的战争行动既得到了现代军事科技的加持，也在现代先进的医疗救治理念和技术的保障中开展，从而取得了现代化战争中的现代化医学救治经验。

暴力恐怖活动带来的颅脑损伤，比之战创伤具有显著的特点和差异。近十余年来，由于暴恐分子对简易爆炸装置（improvised explosive device, IED）的大量使用，爆炸伤成为军事及暴恐颅脑创伤的主要伤类。爆炸伤的主要损伤类型为高压和负压冲击伤、爆炸物（环境物）穿通伤、人体加（减）速及撞击伤、烧伤和有毒气体损伤等四类，可单独发生或复合发生，与交通事故、生产事故造成的颅脑创伤存在许多共同点。除了战争行动与恐怖活动造成的颅脑创伤，美国因其特殊的持枪政策和社会情况，每年枪弹伤数量巨大，几乎能与交通伤持平。

国外有关战争和暴力恐怖相关颅脑外伤的救治经验，在快速评估、紧急处理、专业运送、一线影像学诊断、多发伤处理、脑血管损伤等并发症处理、创伤后应激障碍评估和康复治疗等方面具有很强的临床与科研借鉴意义。尤其是基于血清和脑脊液生化指标物的颅脑功能性创伤快速评估，创伤感染控制与复苏，全生命周期康复等方面相关临床理念和研究策略的进步值得重视。

我深信本书的出版将为我军医务人员提供重要参考，能够更好地服务广大军民。

中国工程院院士
陆军军医大学教授
2019年秋于重庆

i

原书序

2006 年，刚被任命为美国广播公司《今晚世界新闻》节目的联合主持人不久，我就随美国第四步兵师去了伊拉克，在那里我遭受了创伤性脑损伤（TBI）。一个简易爆炸装置（IED）在我乘坐的坦克附近爆炸，我差点因此殒命。与许多经历 TBI 的人一样，我的生活一下子改变了。对于某些人来说，生活的变化可能是由于一次意外跌倒，一次机动车、自行车事故，或一次运动损伤；对于其他人，生活的变化则可能是由于一次不可预知的暴力事件或自然灾害。不论变数是哪种，这些事件在今天复杂的世界中都越来越普遍。

TBI 正在全球蔓延。仅在美国，每年就有超过 150 万人患上 TBI。目前，有 540 万人终身都将与 TBI 的后果为伴。现有的这些数据还未将最近的几次战争统计在内，TBI 带来的后果因此被明显低估了。由于防弹衣的改进及医疗技术和治疗手段的进步，士兵的存活率得到了提高，而活下来的这些士兵往往带有脑损伤。TBI 被公认为是伊拉克战争和阿富汗战争中的"标志性伤害（signature injury）"。成千上万的军人返回家园时，都患有某种形式的脑损伤，伴有或不伴有创伤后应激障碍（PTSD）。因此，当务之急是应将 TBI 视为一个重大的公共卫生问题，无论其创伤原因是战争、恐怖袭击还是自然灾害或日常生活。

重度 TBI 病人往往一望即知：病人颅骨变形，头发部分剃光，或戴上头盔保护他们在创伤后癫痫发作时免受伤害。然而，脑损伤的程度从表面难以观察清楚。在"能够行走的伤员"中，外部可见损伤可能早已愈合，但内部脑损伤依然存在。如果战争能带来任何"好处"的话，那就是战争帮我们更正了原先关于 TBI 的许多看法。战争和恐怖袭击中 TBI 病人的悲惨故事促使公众加大对科研经费、临床试验、急救响应和减灾规划、精神疾病和心理服务，以及政府资助就业计划和康复计划的支持，提高 TBI 病人的生活质量。我们意识到，退伍军人从战场活下来后，并没有得到足够的医疗护理，于是我们创立了鲍勃·伍德拉夫基金会（bobwoodrufffoundation.org），为受伤的军队及其家庭提供医疗资源与办法。虽然前路漫漫，但吉恩博士的这本书，将帮助我们到达目的地。

我很荣幸，能为我的朋友及同事艾丽莎·吉恩博士的这本《脑外伤：救治战伤和恐袭爆炸伤中得出的经验》作序。艾丽莎是一位杰出的神经放射学家，因在 TBI 神经影像学方面的精深造诣享誉世界。她是加利福尼亚大学旧金山分校（UCSF）放射学、神经病学和神经外科学教授，曾花费近 25 年时间在旧金山综合医院的重点一级创伤中心研究 TBI。约 20 年前，艾丽莎就写了一部日常社会中 TBI 成像的开创性教科书《头部创伤成像》。2001 年 9 月 11 日后，艾丽莎意识到我们对战争和恐怖袭击引起的大脑损伤的理解存在巨大的空白。于是 2008 年她主动请缨，来到德国兰施图尔地区医疗中心，并将其多年临床经验运用到因伊拉克和阿富汗冲突造成的 TBI 的研究中来。通过这次经历，她可以理解日常 TBI 和战争、恐怖主义及自然灾害造成的 TBI 之间的异同点。她从临床医生和放射科医生的角度对这些问题做了研究，并依靠对细节超乎寻常的关注，详细阐述了自己的观点。书中探讨了有关爆炸伤的基本病理生理学、临床应用和神经影像细节，阐明了弹道原理，战争和恐怖袭击中的不同武器如何导致不同性质的 TBI，多发性损伤和烧伤的作用，各种血管情况，战时 TBI 的显著特征，以及如何将分流和应急系统运用到未来的冲突和自然灾害中来。本书汇集了艾丽莎多年的研究成果，解释到位，价值极高。它不仅仅是一本书，更是一部终生信念的记录，记载着一位全球公认专家对 TBI 的关注和回应。

鲍勃▪伍德拉夫（Bob Woodruff）

TBI 幸存者

美国广播公司新闻记者

译者前言

　　本书系统总结了美军伊拉克及阿富汗战场中颅脑创伤的救治经验及教训。作者从伤员类型、病人分诊、转运后送、特殊的影像学方法应用、常见致伤机制、多发伤复合伤发生特点、出血和感染的管控、伤情快速评估、面部损伤处理等诸多方面对战时和日常颅脑创伤进行了系统总结，特别在创伤后应激障碍综合征的防治及伤员后期管理方面进行了探讨。

　　借鉴本书所载美军在伊拉克及阿富汗战场中的颅脑创伤救治经验和教训，可以帮助提高我军医务人员战伤救治水平；同时，战时极端条件下的宝贵医疗经验，也可对地震等重大自然灾害创伤的救治有借鉴意义。

　　本书的翻译工作得到了陆军军医大学西南医院、创伤烧伤复合伤国家重点实验室的大力支持，也得到了军队重点院校重点学科建设项目的资助。特别感谢我国创伤研究先驱王正国院士对本书翻译及出版的指导并做序。也感谢科学出版社对本书翻译出版工作的支持。

中国人民解放军神经外科研究所主任

中国人民解放军神经创伤防治重点实验室主任

2019 年 9 月 11 日于重庆

原书前言

2001年9月11日，世界永远改变了。虽然数十年来，我在工作中一直对创伤性脑损伤（TBI）抱有强烈兴趣，但对于战争、恐怖袭击和自然灾害中常发生的爆炸伤和其他伤害机制却从未关注过。在这一悲惨事件发生之前，我对TBI的认识仅仅囿于旧金山这座城市：高空坠物，人为袭击，城市街道和高速公路上各类机动车辆和行人交通事故，以及相对较少的头部枪弹伤事件。当时我很天真，以为这种经验足以让我去德国兰施图尔地区医疗中心（LRMC）做一名志愿者。LRMC是隶属于美军的海外军事医院，是为从伊拉克和阿富汗返回的美国军事人员提供治疗的最近医疗机构。一到德国，我便发现自己还有许多要学。1962年，约翰·肯尼迪就说过："我们的知识越多，我们的无知越甚。"这也是本书的写作动机。我开始对现代战争中不同寻常的脑损伤充满兴趣，并决心一直钻研下去。

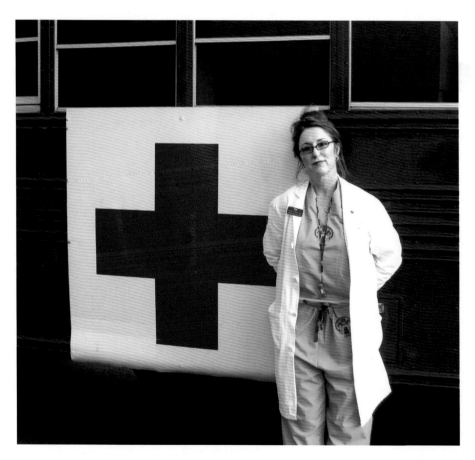

我力图让本书在内容上清晰、简明、全面、准确，且紧跟时代，并辅以插图和照片。考虑到这些年医学技术巨大的进步和发展，这本新书对于那些对新发现的、严重的大脑损伤感兴趣的医生而言，应该能够填补一些空白。

本书共 6 章，每章都与战斗神经创伤的特定主题有关。其中一章还会回顾后方发生的穿透性头部创伤，说起来让人悲哀，枪弹伤无论是在战时还是在平时都非常普遍。本书的重点虽是神经影像学，但相关临床问题也有涉及，所以放射学家、神经病学家、神经外科医师、颌面外科医师、急诊医师、儿科医师、眼科医师、精神病学家、心理学家及康复治疗团队成员应该能从本书中获益。本书不仅对各种损伤的典型影像学表现配了插图，还在讨论中融进了相关的病理生理学及临床注意事项。为方便读者理解，并突出重点概念，书中采用了大量插图。随着时间推移，这一领域的探索会逐步扩展，人们的认识也会越来越深刻。同时，书中也提供了丰富的参考文献，方便读者进一步研究。

最后，本书的主要目的是介绍 TBI 的有关信息。战争威胁不会很快消失，而恐怖爆炸事件在全球范围内还在一直增加，自然灾害似乎也在增加。我希望从各个学科的角度，阐明这些爆炸伤的独特特点，便于医疗产品和医疗服务的供应方了解。我宁愿这些知识不会用到。但只要未来我们还会战斗，战斗就会导致这样的伤害，我希望这些源于我个人经验的知识能够帮助伤者获得更好的护理。

艾丽莎·吉恩　医学博士

放射学、神经病学、神经外科学教授

加利福尼亚大学旧金山分校

旧金山综合医院脑和脊髓损伤中心

致 谢

　　我要感谢那些敬业且杰出的军医（名字列在照片下方）。护理战斗伤员是一项极富挑战性的医疗工作，他们为我提供了相关的照片、数据及独到的见解。最重要的是，我想对所有从军的男男女女表达真诚的谢意。他们不惧安危，在极其艰难困苦的时刻为国家的自由而战。他们的伤，无论是身体上的还是精神上的，不会被遗忘，也不会被辜负。我要特别感谢我的朋友和英雄，马特·拉默斯（Matt Lammers）中士，在冲突中他四肢四去其三。上帝保佑你，我的朋友。我热切地希望，所有美国人，尤其是美国军人家属，能够明白他们所爱的人接受的医疗护理，从战场受伤一直到返回家园，都是这个世界上最好的。

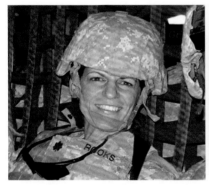

Veronica "Roni" Rooks, MD, LT, MC, USA

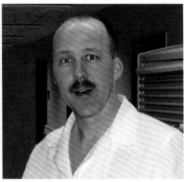

Bruce Bennett, MD, CDR, MC, USA

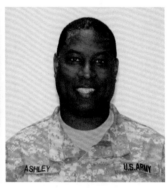

Ricanthony "Ric" Ashley, MD, COL, MC, USA

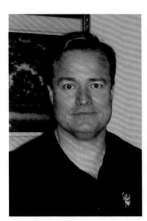

Robert "Roddy" Knetsche, MD, COL, MC, USA

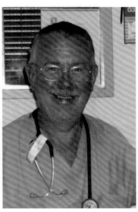

Vic Davis, MD, COL, MC, USA

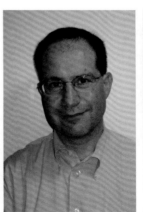

Guy Rosenthal, MD (Hadassah Hospital, Israel)

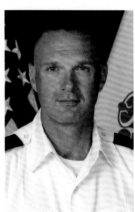

Rocco Armonda, MD, COL (ret), MC, USA

　　我要感谢我的同事和朋友，无论我的生活事业如何跌宕起伏，他们始终对我不离不弃。他们是南希·菲茨拜因（Nancy Fischbein），温迪·帕斯金 - 乔丹（Wendy Paskin-Jordan），安妮·彭德利（Annie Pendley），雪莉·麦德（Shelley Marder），克里斯汀·格拉斯顿伯里（Christine Glastonbury），帕特里夏·哈金斯（Patricia Hudgins），谢丽尔·杰（Cheryl Jay），诺拉·戈尔德施拉格（Nora Goldschlager），欧尼·林（Ernie Ring），雪莉·史迪华（Shirley Stiver），桑狄普·纳亚克（Sundeep Nayak），娄·吉劳德（Lou Giraudo），罗曼·里德（Roman Reed），斯图尔特·戈登（Stuart Gordon），威廉·狄龙（William Dillon），美奈宜英士（Hideyo Minagi）及宾利爵士（Sir Bentley）。

　　我必须感谢我的朋友、医学插画家珍妮·凯尔宁（Jeanne Koelling），她绘制的那些精美插画让我可以畅所欲言。还要再次感谢医学博士雪莉·史迪华（Shirley Stiver）、桑狄普·纳亚克（Sundeep Nayak）、雪莉·麦德（Shelley Marder）和菲茨拜因（Fischbach），他们在本书编写上花费了大量的时间和精力，给本书的内容提供了宝贵的意见。他们对本书各个细节的关注，让我力图尽善尽美。最后，我要特别感谢我的丈夫赛斯·格施（Seth Gersch），在我沉迷于本书写作无暇他顾时，默默支持着我，给予我耐心与宽容。

目　录

第1章 绪 论

自文明之初，战争创伤就一直困扰着人类。过去，战斗是敌对双方在户外开战，是人与人的对抗。如今，这种传统的作战方式已不复存在。现代战争的目的已不仅仅是要削减对方的人员或军队，更是要全方位动摇对方的政治、社会、文化和心理基础。因此，现代战争是国家与国家之间的全面交锋。在过去的战争中大部分创伤是枪伤。第二次世界大战中约85%的受伤士兵遭遇枪伤。今天的战争正在使用一种新型武器来打击、消灭人们，这就是**简易爆炸装置（IED）**。因此，今天大部分战伤不再是枪伤，而是全身爆炸伤。然而对于爆炸冲击波对大脑的影响，我们的了解尚处于起步阶段；对于这种创伤，我们仍然知之甚少。本书主要是从神经放射学的角度对爆炸伤进行探讨。

由于采用的武器不同，每场战争都有其标志性创伤，例如，第一次世界大战（WWI）中的弹震症（shell shock），越南战争中的橙剂（Agent Orange）后遗症，以及第一次伊拉克战争中的海湾战争综合征（Gulf war syndrome）。而伊拉克战争和阿富汗战争的"标志性创伤"是**创伤性脑损伤（TBI）**，此次战争中遭受TBI的士兵比例大大高于以往。现代战场上脑损伤发病率有所增加，

其主要原因可能是：与美国历史上其他战争相比，现代战争中伤员成活率有了大幅度提高。作者将通过"人体图示教程"对以上观点，以及战斗创伤和非战斗创伤的区别做出具体的阐释。

本书将具体讨论发生在家中、战斗中、恐怖袭击及自然灾害中的穿透性脑损伤。枪伤在这四个环境中都很常见，并已成为城市中越来越严重的问题。直到伊拉克战争和阿富汗战争，人们将注意力更多放在子弹和弹片造成的穿透性TBI而不是冲击波造成的闭合性脑震荡，这可能是因为穿透伤更加醒目，震荡伤则无明显伤口。然而，过去十年间，军队和社会更深刻地认识到当病患的大脑在颅骨中震荡时，虽然病患身体看来没有损伤，最初的放射影像也没有发现，而实际的伤害却可能是致命的。此外，在现代战争中，还有另一种让病人表面看起来一切正常的脑损伤——**创伤后应激障碍（PTSD）**，本书将简要论述这一脑损伤的"内部损伤"。

迄今为止，已经有250多万美国士兵参加了"伊拉克自由"行动（OIF）、阿富汗的"持久自由"行动（OEF）和"新曙光"行动（OND），其中就包括2010年9月1日后在伊拉克的服役部队。据五角大楼称，截

至 2013 年 9 月 24 日，已记录的死亡人数为 6760 人。由于数据和诊断标准不一，目前尚无法确定这 250 万士兵中有多少人遭受 TBI。根据国防部（DoD）和国防退伍军人脑损伤中心（DVBIC）的统计，截至 2011 年共有 233 425 名服役人员遭受 TBI。然而，这些数据并未完全体现服役人员中脑损伤的普遍性，因为许多 TBI 症状较轻的军人可能从未寻求过医学治疗，或未引起医护人员的注意。根据兰德公司（RAND）的一项独立研究发现，回国士兵中有 20% 在战斗中遭受了 TBI，其中仅 43% 被医生诊断为 TBI。幸运的是，大部分患有脑损伤的服役人员病情都较轻。而不幸的是，在行动中遭受 TBI 的士兵有 50% 在 72 小时内回归工作岗位，他们可能再次遭受 TBI 或受到二次冲击综合征（second-impact syndrome，SIS）的影响，这样的累积效应会引发严重的认知损伤。

另一项令人担忧的数据表明，在过去十年中现役军人患轻微 TBI 的人数有所增加，且增长率在近几年有大幅提高。战斗后期出现的轻度 TBI 病人增多，可能是由多方因素引起的，如针对联军部队 IED 袭击的增多、安全筛查措施的实施，以及美军部队中临时行动人员的增多。何谓轻度 TBI？目前的定义是以格拉斯哥昏迷评分（GCS）为唯一基准。但若某个病患 GCS 正常，却在随后的生活中失业、离婚，且遭受抑郁、慢性头痛和短期记忆丧失症的困扰，那他算是轻度 TBI 病人吗？现实中确实存在这样的情况。

最后，请注意已记录的伤亡人数并不包括约 20 万在伊拉克工作的雇佣兵和联军，也不包括伊拉克平民。这些数据同样不包括患 PTSD 的士兵和已接受美国军队医疗保健系统帮助的近 2500 万退伍军人。退伍军人事务部（VA）在截肢军人治疗方面是超前的，但现在面对的是意外而来的大批 TBI 和 PTSD 病人。本书将阐明为何脑损伤士兵伤势重，恢复难，耗时长。

近来有人将美国参加伊拉克战争和阿富汗战争前后的军队人员医疗保健支出做了比较，间接得出一个结论：战争为美国医疗保健系统带来了沉重的经济负担。总的来说，战争期间的门诊数、住院人数及住院天数比战前预测的数量分别多出 17 023 491 次、66 768 人和 634 720 天。其中精神障碍病人所占比例最大。研究的发起者强调阿富汗战争和伊拉克战争相关的医疗保障负担肯定比报告中记录的还重，因为他们的研究不包括部署地或海上的医疗保障、平民为保护社区成员而提供的保障、DoD 和 VA 提供的退伍军人保障、为保证军队健康提供的预防性保障，以及未来为战争创伤及相关疾病提供的医疗保障，这项保障还将在战后几十年内持续增长。哈佛知名经济学家 Linda Bilmes 和诺贝尔经济学奖得主 Joseph Stiglitz 共同开展了另一项研究，据该研究保守估计，伊拉克和阿富汗战争中针对 TBI 的医疗保障支出在 20 年内将达到 140 亿美元。而长期代价无法计算，但无疑是巨大的，比如就没人敢说战争是否让我们失去了一个爱因斯坦式的人物。

美国国内的医疗设备供应者在筹备医疗设备时应该吸取实际战斗的经验。毫无疑问，未来恐怖袭击受害者遭遇的是综合性损伤，其中包括爆炸伤、钝器伤、穿透伤，甚至超出大多数医疗机构常规经验的热损伤等。而如今大多数医疗机构都认为爆炸和炸弹伤害发生的可能性不大。但实际上炸药很可能依然是恐怖分子最常使用的武器，因为它能够在短时间内，对大范围人群造成巨大伤害。这些炸药价格低廉，网上就能找到操作指南，制作简便，并且不会引人注意。最近的一个例子是 2013 年的波士顿马拉松爆炸案，事件中的高效武器就是隐藏在路边垃圾桶中的压力锅式 IED。另外，由于事故或自然灾害造成的大规模伤亡事件为后方带来的挑战与我们在战场上遇到的不相上下，如 2011 年日本地震海啸造成大量人员伤亡。在低中收入国家情况尤其严重，因为灾难造成的巨大人力物力损失，远非其经济实力所能承担。

在 2001 年 9 月 11 日之前的 50 年中，仅美国就有 2064 次重大灾难，其中大部分是暴风雨、洪水、龙卷风、火灾、地震和飓风造成的。美国在过去 10 年中遭受的飓风类灾害达到了历史新高。如 2005 年的飓风卡特里娜，是美国历史上造成损失最为严重的自然灾害，为五大最致命飓风之一。

然而 "9·11 事件" 之后，恐怖主义成为我们改进灾害预防能力的主要动力。自然灾害中的创伤还有点类似日常创伤，但爆炸伤则完全不同。我们将在第 3 章中说明这种差别，其是由军用炸弹的超声波特性造成的。最后一点，恐怖袭击也有可能引发自然灾害，比如说在某个断层上引爆足够的炸药就有可能引发大范围的地震。目前，用来应对未来灾难的国家响应方案已更迭数次，最近的方案是 2008 年颁布的国家应急框架（NRF）。该框架就联邦政府如何应对各种发生在美国的意外事件提出了政策指导，并同近期提出的国家及地方指导方针协同配合。本书的最后部分将探讨医生在应急小组中的作用。

主要参考文献

[1] Chamberllin FT. Gun Shot Wounds. Vol 2. Salt Lake City, UT: Plaza Publishing; 1966.

[2] Ritenour, A, Blackbourne, L, Kelly, J, et al. Incidence of primary blast injury in US military overseas contingency operations: a retrospective study. Ann Surg. 2010;251:1140–1144.

[3] Haley RW, Tuite JT. Epidemiologic evidence of health effects from long-distance transit of chemical weapons fallout from bombing early in the 1991 Persian Gulf War. Neuroepidemiology. 2013;40:178–189.

[4] Rayhan RU, Stevens BW, Timbol CR, et al. Increased brain white matter axial diffusivity associated with fatigue, pain and hyperalgesia in gulf war illness. PLoS ONE. 2013;8(3):e58493.

[5] Okie S. Traumatic brain injury in the war zone. N Engl J Med. 2005;352:2043–2047.

[6] Taber KH, Warden DL, Hurley RA. Blast-related traumatic brain injury: what is known? J Neuropsychiatry Clin Neurosci. 2006;18:141–145.

[7] www.defense.gov/news/casualty.pdf, www.usiraqprocon.org, www.icasualties.org. Accessed September 24, 2013.

[8] Meyer KS, Ivins B, Doncevic S. Traumatic brain injury in the context of war. In Textbook of Traumatic Brain Injury. Edited by Silver JM, McAllister TW, Yudofsky, SC Arlington, VA: American Psychiatric Publishing, Inc.; 2011.

[9] Marion DW, Curley KC, Schwab K, et al. Proceedings of the military mTBI Diagnostics Workshop, St. Pete Beach, August 2010. J Neurotrauma. 2011;28:517–526.

[10] Evans CT, St Andre JR, Pape TL, et al. An evaluation of the Veterans Affairs traumatic brain injury screening process among Operation Enduring Freedom and/or Operation Iraqi Freedom veterans [published online ahead of print January 29, 2013]. PM R. doi: 10.1016/j.pmrj.2012.12.004.

[11] Hoge CW, McGurk D, Thomas JL, et al. Mild

traumatic brain injury in U.S. soldiers returning from Iraq. N Engl J Med. 2008;358:453–463.

[12] Iverson GL. Clinical and methodological challenges with assessing mild traumatic brain injury in the military. J Head Trauma Rehabil. 2010;25(5):313–319.

[13] Galarneau MR, Woodruff SI, Dye JL, et al. Traumatic brain injury during Operation Iraqi Freedom: findings from the United States Navy-Marine Corps Combat Trauma Registry. J Neurosurg. 2008;108:950–957.

[14] Cantu R, Gean AD. Second-impact syndrome and a small subdural hematoma: an uncommon catastrophic result of repetitive head injury with a characteristic imaging appearance. J Neurotrauma. 2010;27:1557–1564.

[15] Cameron KL, Marshall SW, Sturdivant RX, et al. Trends in the incidence of physician-diagnosed mild traumatic brain injury among active duty U.S. military personnel between 1997 and 2007. J Neurotrauma. 2012;29:1313–1321.

[16] Armed Forces Health Surveillance Center. Costs of war: Excess health care burdens during the wars in Afghanistan and Iraq (relative to the health care experience pre-war). MSMR. 2012;19(11):2–10.

[17] Bilmes L, Stiglitz J. The economic costs of the Iraq war: an appraisal three years after the beginning of the conflict. http://www.nber.org/ papers/w12054. National Bureau of Economic Research working paper w12054. Published February 2006. Accessed September 24, 2013.

[18] Wightman JM, Gladish SL. Explosions and blast injuries. Ann Emerg Med. 2001;37: 664–678.

[19] Singer P, Cohen J, Stein M. Conventional terrorism and critical care. Crit Care Med. 2005;33(1 suppl):S61–S65.

[20] Michel-Kerjan E, Hochrainer-Stigler S, Kunreuther HK, et al. Catastrophe risk models for evaluating disaster risk reduction investments in developing countries. Risk Anal. 2013;33(6):984–999.

[21] Federal Emergency Management Agency. Declared disasters. http://www.fema.gov/ disasters. Accessed February 2, 2013.

[22] Blake ES, Gibney EJ. The deadliest, costliest and most intense tropical cyclones in the US from 1851Y2010 (and other frequently requested hurricane facts). http://www.nhc.noaa.gov/pdf/ nws-nhc-6.pdf. Accessed February 2, 2013.

[23] National Response Framework. http://www. fema. gov/pdf/emergency/nrf/nrf-core.pdf. Published January 2008. Accessed February 2, 2013.

第2章 如今部队幸存者增多

现代武器火力增强了，致命性却减弱了。伊拉克战争和阿富汗战争中受伤人数与死亡人数的比率达到 8：1（表 2.1），这是前所未有的。相比之下，这一比率在越南战争中是 3：1。而第二次世界大战（简称二战）（WW II）和美国内战期间，近 50% 伤员最终死亡。即使是 1991 年流血较少的海湾战争也有 383 人在战斗中死亡，467 人在行动中受伤（表 2.1）。而在伊拉克战争和阿富汗战争中，伤员中近 90% 得以存活。如此高的伤患死亡比主要是因为战场多在城市，方便快速就医，部队极大地改善了士兵保护、伤兵管理和伤患疏散工作。毫无疑问，防弹衣和头盔技术的改进也拯救了许多生命，许多其他因素也大大降低了近期战争中的死亡率。例如，战地医护兵的培训，医疗器械的微型化，止血带、止血钳和绷带的设计更加优良，新鲜全血的获取更快速便捷，重组凝血因子 VII 的使用都能帮助前线医生有效控制出血。通过综合使用以上措施，严重伤患也可以避免流血致死。另外，针对多发性创伤病人的护理（尤其是低血压和供氧不足的预防）、更有效的心脏复苏、早期脑成像、及时的手术或血管内介入治疗，以及包括颅内压检测与控制在内的重病特别护理等方面人们已经有了更深入的了解。

表 2.1　现代战争士兵成活率统计数据——美军战斗伤亡统计 [a]						
	参战人数	死亡率	负伤率	伤亡人数	死亡人数	负伤人数	伤员存活率
美国内战	2 213 363	16.47%	12.73%	646 392	364 511	281 881	44%
一战	4 734 991	2.46%	4.31%	320 518	116 516	204 002	64%
二战	16 112 566	2.52%	4.16%	1 076 245	405 399	670 846	62%
朝鲜战争	5 720 000	0.64%	1.81%	139 858	36 574	103 284	74%
越南战争	8 744 000	0.66%	1.75%	211 523	58 220	153 303	72%
第一次海湾战争	2 225 000	0.02%	0.02%	850	383	467	55%
伊拉克战争 [b]	2 500 000	0.27%	2.07%	58 540	6 777	51 763	88%

a. 截止时间：2012 年 12 月 23 日；b. 此处伊拉克战争数据仅包含"伊拉克自由""持久自由"和"新曙光"三项行动

过去 10 年中实行的联合战区创伤系统（JTTS）和联合战区创伤数据库（JTTR）进一步改善了伤患救治情况。JTTS 以成功的日常创伤系统为模版，根据战场实际情况进行改进，利用现代系统方法更好地组织和协调战场上的伤亡救治。医护人员严格遵循 JTTS 循证临床实践指南（CPGs），确保"在正确的时间，正确的地点，给正确的病患提供适当的救治"。医学影像上的进步同样提高了存活率。另外，救治速度越快，救治成功率越高。空军已经开发出能迅速将伤患送出战区的系统。这一重大创新不仅让伤兵实现迅速运送，也能够保证重症医护在伤员受伤后最关键的疏散期能够及时到位。如今，外科医生可以保持伤口开放并采用塑料真空封闭，伤势严重的病患可以通过空中迅速疏散。这样的技术在过去战争中是没有的。伤员从战场运回美国本土，二战需要 3 个月，越南战场需要 30 天，伊拉克战争和阿富汗战争只需 30 个小时。第 5 章二、将对精心设计的分级护理做进一步讲解。更多军人幸存，转化为更多遭受创伤性脑损伤，也意味着更多人保留了创伤的记忆，因此创伤后应激障碍成为战争、恐怖袭击、自然灾害，乃至日常创伤的长期后遗症。

主要参考文献

[1] Gawande A. Casualties of war: military care for the wounded from Iraq and Afghanistan. N Engl J Med. 2004;351:2471–2475.

[2] http://www.brookings.edu/iraqindex, http:// www.brookings.edu/afghanistanindex,http://icasualties.org/Iraq/index.aspx, http:// en.wikipedia.org/wiki/Coalition_ casualties_ in_Afghanistan, http://en.wikipedia.org/ wiki/Casualties_of_the_Iraq_War. Accessed September 24, 2013.

[3] Warden, D. Military TBI during the Iraq and Afghanistan wars. J Head Trauma Rehabil. 2006;21(5):398–402.

[4] Holcomb JB, McMullin NR, Pearse L, et al. Causes of death in U.S. Special Operations Forces in the global war on terrorism: 2001–2004. Ann Surg. 2007;245:986–991.

[5] Kragh JF, Walters TJ, Baer DG, et al. Survival with emergency tourniquet use to stop bleeding in major limb trauma. Ann Surg. 2009;249(1):1–7.

[6] Eastridge BJ, Costanzo G, Jenkins D, et al. Impact of joint theater trauma system initiative on battlefield injury outcomes. Am J Surg. 2009;198:852–857.

[7] Eastridge BJ, Jenkins D, Flaherty S, et al. Trauma system development in a theater of war: experiences from Operation Iraqi Freedom and Operation Enduring Freedom. J Trauma. 2006;61:1366–1373.

[8] United States Army, Department of Defense, Medical Research and Material Command, United States Military, United States Army Institute of Surgical Research. Clinical practice guidelines. Joint theater trauma system: practical emergency information for critical trauma care from military experts 2012.

[9] Fischer HUS. Military casualty statistics: Operation New Dawn, Operation Iraqi Freedom, and Operation Enduring Freedom. Congressional Research Service Report RL32492. http:// assets.opencrs.com/rpts/RL32492_20100226. pdf, www.crs.gov., www.defense.gov/news/ casualty.pdf, www.usiraqprocon.org, www.icasualties. org. Accessed September 24, 2013.

第3章 爆炸伤基础知识

一、爆炸中会发生什么

简易爆炸装置（IED）爆炸时，液体和（或）固体化学物质瞬间转化为气体（图 3.1）。这一瞬间转换释放出大量能量。根据物理学中的能量守恒定律，释放出的化学能必然会转换为其他形式的能量。在典型的 IED 爆炸中，这些能量包括电磁能量（光）、声波能量（噪声）、热能（热）和超音速高压冲击波（压力）。超音速高压冲击波会将周围空气压缩成由超热分子组成的加速波阵面。冲击波会持续几分之一秒，压力可达 700 吨。根据爆炸物的强度和数量，冲击波的初始速度可达到甚至超过每秒 1600 英尺（约 487.68 米）。根据 IED 的构成，弹丸破片的推进速度可高达 3000 英里 / 小时（约 5000 千米 / 小时）。有意思的是，虽然汽车油箱也蕴藏着巨大的能量，但由于燃烧速度较慢，情况便完全不同。

（一）IED 爆炸中的事件序列

冲击波遵循复杂的非线性物理原理（图 3.2）。爆炸后，会产生一个初始正压力波，也被称为初始爆炸风（primary blast wind）。超压波的峰值部分取决于爆炸材料的类型和数量。超压波呈指数衰减回大气压（atm），之后便是一个较长的负压力波阶段。由于负压力产生真空，亚里士多德告诉我们"自然厌恶真空"，于是之前被挤压出去的空气大量涌回真空，再一次在巨大压力的作用下，生成二次爆炸风（secondary blast wind）。严格来说，"负"压强并非真的为负，但它比一个大气压低，相当于 14.5 磅 / 平方英寸[注：1 标准大气压（atm）=14.696 磅 / 平方英寸]。由于身体需要一定的压力来保持组织完整，压力异常下降可能使组织内的正常气体（如氧气、氮气、二氧化碳）膨胀，并有可能产生爆裂。我们之后会讨论到，这种情况称为空化损伤。当压力恢复到稳定状态，负压力阶段随之结束。正压力阶段和负压力阶段中的爆炸风可将物体和人员推至很远的距离。

现实中，爆炸波的这种理想行为并不常见，因为爆炸往往具有更加复杂的三维流动特性，这些特性会受到周边条件和环境边界的影响，形成波的反射和放大。更加实际的特征波形，比如在战斗损伤和日常损伤中遇到的波形，具有多个正压力阶段和负压力阶段，因为初始波会在建筑物和其他结构的表面上进行多次反射。冲击波会在车辆内多次反弹，对人员造成多次伤害。尽管能量在每次反弹时会衰减，但如果是在金属表面反弹，能量衰减幅度十分有限。另外，虽然在目前作战中还较为罕见，相比空气传播，地下爆炸和水下爆炸时的冲击波传播距离更远，力量也更大，在距离原爆点更远的地方都会造成严重伤害，原因是压力波在固体和液体中的传播速度比气体中快。以此类推，压力波在颅骨中的传播速度比在脑组织中快，这一点将在下文进行更多讨论。

（二）理想化的爆炸压力波形

爆炸伤有四种类型：一类爆炸伤（气压伤）、二类爆炸伤（穿透伤）、三类爆炸伤（挤压伤）和四类爆炸伤（化学烧伤、热损伤、有毒物质吸入伤等）。**一类爆炸伤**（又名气压伤）由初始的超压波和负压波在人体组织中传播造成（图3.1～图3.3）。目前我们对爆炸伤的这种损伤机制了解甚少。**二类爆炸伤**是指由爆炸装置和周围环境产生的弹丸造成的穿透性创伤。**三类爆炸伤**是由于人体受到爆炸气体推拉造成的加速或减速运动，以及与其他物体撞击造成。二类爆炸伤和三类爆炸伤的损伤机制在日常创伤中较为常见。**四类爆炸伤**（即烧伤）来自热损伤和有毒气体的吸入性伤害。大多数爆炸伤害，是以上四种机制的复杂混合所造成（图3.3～图3.5）。

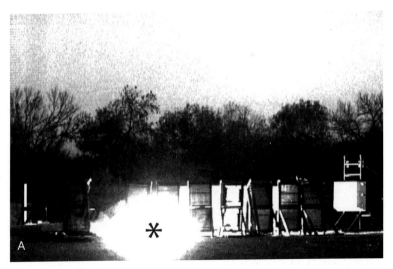

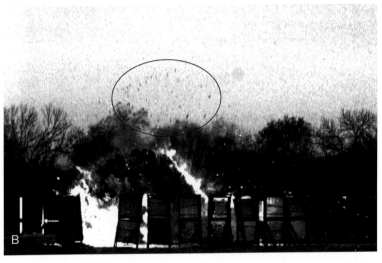

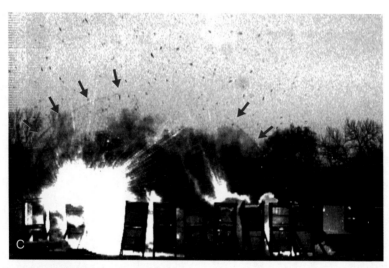

图 3.1　高速视频显示 IED 爆轰实验中的事件序列

实验中，IED 由直径 155 毫米的榴弹炮制成（图 4.2），被放置在地面上。对爆轰序列以 100 000 帧 / 秒的速度进行拍摄。整个爆炸过程持续约 10 毫秒。A. 爆炸首先生成发出巨响的发光火球（星号位置）。爆炸时的强光是由于炸药中的化学能转化为电磁脉冲能，高温是由于炸药中的化学能转化为热能，巨大声响则是由于化学能转化为声能。因为光比声音传播速度快得多，所以人们先看见爆炸火球，后听到爆炸声。这也解释了为什么在暴风雨中人们先看见闪电然后听到雷声。B. 火球生成后，可在空中发现无数的小弹丸（圆圈位置）。这些小弹丸来自爆炸的 IED 金属外壳。如果 IED 埋在地下，弹丸破片还包括泥土和石块。注意弹丸破片如何在冲击波到达之前就已射出。C. 此时空中充满了弹丸，并可见超音速冲击波（箭头位置）。弹丸破片由冲击波推进（图片由 Tim Imholt 提供）

★要点：该实验解释了炸弹中的化学能如何转化为其他形式的能量，这些能量包括电磁脉冲能（包括光）、热能（热）、动能（移动的弹丸破片）及声能（声音）。

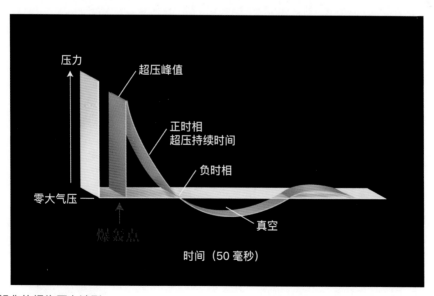

图 3.2　理想化的爆炸压力波形

爆炸由一个冲击波构成，这个冲击波包含两个部分：压缩周围空气形成的初始超压冲击波阵面，以及之后的负压力波阶段。在负压力波阶段，大气压力降至一个标准大气压（1atm）以下，形成相对真空状态，导致空气被抽回至爆轰点。图 3.2 所示的爆炸波形称为理想化爆炸波形，因为爆炸通常发生在诸如城市环境这样的复杂空间里。因此，现实中的冲击波会在各种表面进行反射且相互作用，十分复杂

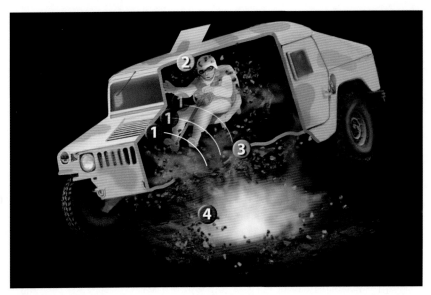

图 3.3　爆炸伤机制

该图显示路边 IED 爆炸时，坦克内部士兵的几种可能受伤机制。类似机制可适用于任何密闭空间内的爆炸。大多数爆炸造成的伤害是以下四种机制的混合性伤害：一类（即气压伤），二类（即穿透伤），三类（即挤压伤，包括身体做很大的加速或减速运动及与其他物体撞击）和四类（即化学烧伤、热损伤和有毒物质吸入伤）。坦克下方的冲击波可将舱门掀开，士兵在高温压力波作用下被推向前方。爆炸射流造成严重烧伤，层裂破片会破坏坦克内部，并伤害里面的军人，造成严重的小型局部穿透热损伤（图 3.13）

★**要点**：装甲车内人员受伤是战斗伤亡中的特有情况。与步兵相比，车内受伤人员往往死亡率更高，出现更多的烧伤和创伤性截肢。这种风险更高的伤害也适用于恐怖袭击发生时待在公交车或建筑物内部的人员。相比之下，露天爆炸时，爆炸能量迅速消散，加之冲击波没有表面进行反射，造成的创伤反而较轻。

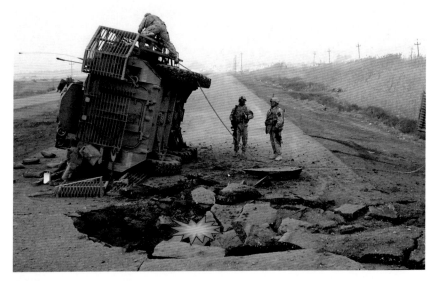

图 3.4　IED 爆炸伤

注意路上的坑洞，IED 在引爆之前就埋在这里（星号位置）。弹坑喷射物可以产生巨大的爆炸荷载，比简单的空气爆炸伤更具破坏性。车辆内的军人受到的伤害是前文所述四种类型爆炸伤的复杂组合。注意，这里的史崔克装甲车（Stryker vehicle）重约 20 吨（包括车内人员、汽油、百叶窗装甲等），炸翻它的是一个只有小行李袋大小的 IED。我们可以想到车内人员在引爆瞬间听到的巨响和经受的巨大冲击

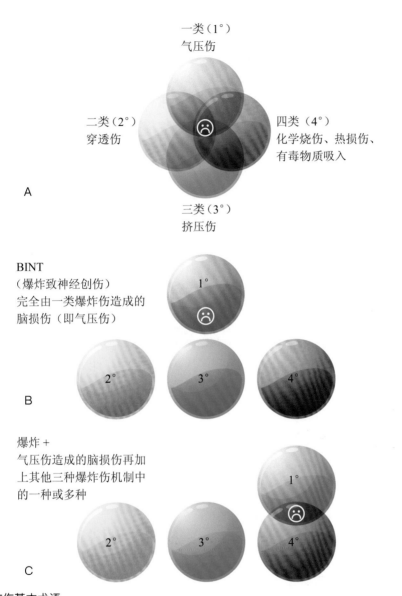

图 3.5　爆炸伤基本术语

爆炸伤的程度取决于下文所述四种机制的复杂组合。我们可以把它简单看作是维恩图，一类、二类、三类和四类伤害互有重合（用☹显示）。A. 伤员受到的爆炸伤是四个机制的均等混合。但在实际中，由于爆炸发生情况和伤员自身情况各不相同，会有一个或多个机制占主导地位。B. 如果发生的是孤立的原发性颅脑爆炸伤，就被称为爆炸致神经创伤（BINT），然而，一般认为大多数颅脑爆炸伤由多个机制共同造成，因此被称为爆炸 + 创伤性脑损伤（TBI）。C. 病人遭受原发爆炸性神经创伤和有毒吸入 / 热损伤的混合伤害（4° 爆炸伤）。他没有受到穿透性爆炸伤（即 2° 爆炸伤），也没有被爆炸冲击力抛掷或挤压（即 3° 爆炸伤）

（三）一类爆炸伤

一类（1°）爆炸伤由冲击波直接导致的大气压变化造成，这种类型的损伤也称为气压伤。虽然头盔和战斗防弹衣技术已经取得了不少进步，能够帮助士兵有效抵挡穿透伤和钝挫伤，但对于一类爆炸超高压波和负压波的影响，可能还是无能为力。放置在头盔内部的保护垫能起到一些保护作用，但由于头盔没有覆盖最易受伤的部位，如眼、耳、鼻，这就使得骨头，尤其是颅骨，成为了爆炸冲击力的有效缓冲器。颅骨的内板、外板、板障骨髓构成的三明治结构可以很好地发挥这种缓冲作用。这种结构与头盔中的保护垫有些相似。传统上认为，原爆冲击波主要影响充满空气的器官，比如肺、结肠及中耳鼓膜。例如，在马德里火车爆炸案造成的242例死亡案例中，40%发生鼓膜破裂，40%出现肺损伤，25%发生骨折，25%发生烧伤，25%发生眼部损伤。鼓膜穿孔是爆炸伤后最常出现的体征，有人认为可以用它来筛查检测一类颅脑爆炸伤。

二、冲击波如何损伤组织

两千多年前，古希腊哲学家苏格拉底说过"智慧从定义术语开始"。因此本节将对一类爆炸伤中的术语做简单定义。爆炸波是压缩力和拉力的混合。**压缩力**来自冲击波的前沿，击中身体表面的高频超声波阵面。这个波阵面可以以185英里/小时（1英里=1609.3米）的速度传播到下方组织，从而导致拉伸剪切应变损伤。**拉力**指拉伸力，伤害程度与受影响组织的弹性有关。**弹性**指材料在压力作用下发生形变，当压力撤消后能恢复原来形状的性质。弹性主要用来衡量组织的刚性。**应变**指组织变形的程度。具体而言，**剪切应变**指体积不变，改变形状的变化，比如将正方形变成平行四边形。剪切应变损伤通常存在于不可压缩的组织中，如大脑。

原爆冲击力导致的伤害主要有三种机制：层裂、内爆和惯性。

（1）当冲击波从高密度介质（水）传播进入低密度介质（空气），就会发生**层裂**。层裂是指由于冲击波的冲撞或压力导致破片从靶物质（可以是人体组织，也可以是无生命物体，如坦克内部）射出。这种现象好比用锤子敲击生锈铁桶的外部，可以观察到铁桶内部锈斑脱落。人体组织中，因为肺泡内充满了空气，肺部的肺泡壁就形成了这种气体 - 液体界面。此外，爆炸伤经反射通过高密度物质（如肌肉和肝）传进低密度物质（胃肠道）中，也可能发生层裂。密度较高组织的粒子剥落（被抛掷）进入密度较低的组织中。当爆炸波从胸腔传到肺部，一般认为有层裂发生。

（2）当高压爆炸波压缩充满气体的空间时，就会产生**内爆**。因此，含空气的器官最易受到一类爆炸伤害。典型的损伤包括鼓膜穿孔、肺挫伤、气胸和胃肠道出血。与外爆相反，内爆通过压缩损伤组织。某些情况下，压力波十分强大，能够推动空气直接进入血管，造成空气栓塞。冲击波从超压到负压的快速降压过程中产生瞬变压力梯度，如图3.2所示。这种情况下，惰性气体（如氮气）就会从溶液中析出，生成微小气泡，当这些气体离开，组织中便会留下空腔。当空化气泡在液体中形成（如高速螺旋桨在水中就会产生同样的气泡），气泡会由于周边液体的存在而迅速塌缩，即内爆。简而言之，**组织空**

化是压力先降后升、气泡生成、内爆及汽化的过程。这种机制与携带水下呼吸器的潜水员上升速度过快时遭遇的机制相同。空化气泡的形成和坍缩取决于组织的性质；靶向介质中的细胞核越多，空化气泡就越多。

（3）**惯性**也许是一类爆炸伤最重要的机制。爆炸的惯性效应与爆炸对密度不同的相邻组织的影响有关。不同密度的组织在爆炸冲击波下获得不同的加速度。因此，惯性差异导致相邻组织以不同的速率加速。这样一来，两个邻近组织之间就会产生拉伸力和剪切力，如果这些力超过了组织的抗张强度，组织界面上就会发生宏观和微观的撕裂伤，这一作用类似于头部损伤中的 TAI。冲击波穿过不同器官时，应力波会对进入的冲击波进行聚焦和散焦，导致细胞膜纳米切变。在转换位点上，能量被释放出来，发生组织局灶性机械破碎（这就是体外碎石术的基本机制）。通过组织反射和（或）传导的冲击波会造成血管剪切伤、心肺挫伤和肠系膜剪伤。

之前描述过的一类颅外爆炸伤，人们对其成因了解较多。相比之下，一类颅内爆炸伤，也称为爆炸致神经创伤（BINT），人们对其机制的了解才刚刚开始。事实上，关于冲击波穿过大脑产生的效果，目前仍处于激烈争论当中。例如，目前尚不清楚内爆究竟是因为杂质和溶解气体的存在导致脑脊液（CSF）自身出现空洞，还是由于脑脊液和蛛网膜下隙之间的界面无法承受冲击波产生的拉应力导致。此外，关于内爆微小空化损伤的"脑中气泡"理论仍存在争议。至于前文讨论过的爆炸伤的一般机制，普遍认为大脑中的不同部位会对进入的冲击波进行不同的聚焦和散焦，由于相邻脑结构惯性效应不同，

冲击力会对这些界面造成剪切。也就是说，在爆炸下大脑并非是一个单一的同质组织。此外，拉伸剪切应变力在液体中的表现（如脑脊液）与固体中的表现（如大脑）完全不同。非线性冲击波能量进入脑组织后，可以在百万分之一秒内形成高应变率的能量沉积。剪切应力波可能对非均质的大脑尤其有害，因为白质纤维束的走向可能有利于剪切力的传播，从而造成撕裂伤。能量沉积量（由此导致的颅脑爆炸伤）由几个因素决定，本章稍后将做讨论。

三、几种用于解释原发性爆炸致神经创伤的理论

解释颅内爆炸伤的众多理论，多数是基于之前所述颅外爆炸伤的层裂、内爆和惯性机制中的概念，这些理论将在下文进行介绍。

1. 压力波通过主要血管、脑脊液和软组织传播到身体各处　正压力波产生的冲击波传播速度约 3000 米 / 秒，相当于胸部和腹部受到约 40 000 千克的撞击。冲击波突然压缩下腔静脉，将瞬间上升的静脉压通过颈静脉传递到大脑。在血管冲击理论中，认为较为核心的大脑结构，如海马，比大脑皮质更易受到损伤。这一理论得到了近来动物研究的支持。研究表明在爆炸波中对躯干进行防护能减轻脑损伤。与之相关的一个机制表明椎管内硬膜囊突然受到挤压，可将压力波通过脑脊液逆行传播至脑室和脑组织。这种压力会导致汽化和组织空化。人们同时假定，冲击波通过内脏、肌肉和骨骼传送到大脑。弹道式压力波对大脑的伤害可能发生在四肢被高能子弹损伤之后。这种伤害机制称为**静水冲击**。其理论基础如下：爆炸波除了对组

织直接冲击造成局部效应外，还会通过液体填充组织中传递的液压效应造成远程伤害。这些研究表明，在四肢受到高能子弹冲击后，下丘脑和海马特别容易受到伤害。

2. 压力波进入颅骨孔　不同于大脑（大脑受到颅骨和作战头盔的保护），脸部直接暴露在压力波之下。鼻腔、外耳道和眼眶是爆炸波进入颅骨的可能部位。

注意：理论1.和理论2.表明，佩戴头盔对于预防BINT无济于事；因为上面两个机制决定了脑损伤是由于冲击波通过其他组织传播到大脑造成的。

3. 颅骨弯曲　颅骨弹性大于预期。在颅骨弯曲理论中，冲击波作用下颅骨变形，造成颅骨"鸣响"，进而导致继发性脑组织变形。回想一下，大脑本质上是一种不可压缩的（但可形变的）黏弹性液体，在应变变形下具有不同的黏度和剪切波速。一种有效的缓冲策略就是防止爆炸波进入头部和头盔之间的空间。实际上，研究已经表明，如果没有内衬垫增加头盔与头部之间的距离，进入头盔的爆炸力会直接在颅骨上放大压力，颅骨内压力也会随之升高，人们认为这是由于冲击波在波阻抗不同的组织界面上（如硬脑膜）反射引起的。由于颅骨弹性较大，受到爆炸冲击后传播特性就会改变。因此，一次爆炸就有可能降低颅骨保护自身再次承受爆炸伤的能力。

4. 头部牵连加速　爆炸的突然正压阶段首先加速刚性颅骨，但由于大脑孤立地悬浮在脑脊液中，大脑加速就滞后了。因此，大脑首先遭到来自颅骨面向爆炸一面的撞击。随后爆炸风的负压阶段开始，头部被推向相反的方向，这时大脑会再次遭到撞击，

这一次撞击对象是颅骨背对爆炸的一面。这种加速-减速损伤基本上等同于日常创伤中的冲击伤-对冲伤机制。

5. 空气栓子　空气可压缩，液体不可压缩。肺泡内爆可导致肺泡破裂，如果空气微泡在爆炸波的作用下进入肺血管，这些微泡就可能成为空气栓子，循环至脑血管。这些空气栓子可以积聚在较小的脑微血管中，导致微血管闭塞和卒中。

6. 脑血管反应性受损　当人体在低血压或高血压时无法进行自动调节，以保持稳定的脑血流量，后果将是灾难性的，这在多发性损伤病人中较为常见。自动调节功能障碍在年轻病人中也较为常见，比如在服役人员中就很普遍。血管内压降低时，血管无法舒张，这时大脑易遭受继发性缺血性损伤。另一方面，血压升高时，脑血流量增加，而血管无法收缩，则导致颅内压（ICP）升高。受损的脑血管反应性也可能表现为收缩过度（即血管痉挛）。最近研究表明，爆炸冲击伤和钝伤中，动脉受到的力并不相同。此外，即使不伴有蛛网膜下隙出血，血管痉挛亦可发生。

7. 电磁脉冲（EMP）　如果爆炸的电磁脉冲足够强大，就可以影响局部区域的电子设备。因为大脑是一个带电器官，电磁脉冲理论认为爆炸能量可以引起"大脑短路"。已经证明，爆炸点15米范围内产生的大量能量，可以称为电离能，因此能够将神经元中的电子剥离下来，让神经元带上正电（这一理论出自Tim Imholt博士的私人信件，2013年1月）。这种机制可能与爆炸伤后的癫痫发作风险相关。然而，对于大脑遭受爆炸力冲击后癫痫和皮质传播抑制的发生，人

们知之甚少。

8. 迷走神经反射　爆炸研究已经证实呼吸暂停和皮质活动暂时性去极化的存在。这种去极化有可能解释爆炸波之后的暂时性麻痹［脑电图（EEG）平坦］、血管迷走神经反应及心律失常。这些继发脑损伤可能集中在病灶周围，可能是扩散的，也可能引起局灶性海马损伤。一项早期研究表明，来自肺损伤的迷走神经传入而非传递到大脑的能量，可能是脊髓损伤的原因。由于胸腔内静水压力的迅速增加，或由于爆炸波引发的直接外部压力造成心震荡，心脏损伤也可能发生。如果损伤发生在心收缩期，此时房室（AV）瓣膜闭合，可能发生心房破裂；如果损伤发生在心舒张期末期，则可能发生心室破裂。

注意：前面提到的几种机制并不互相排斥，实际上，它们可能共同导致 BINT。此外，人们不应低估爆炸后可能产生的系统性生理后果，它可以加剧损伤的若干重要临床表现。对于 BINT 这方面的讨论会在第 5 章展开。

无论损伤的初始宏观机制如何，人们已经确认了 BINT 众多独特的病理表现：

（1）动物研究中 BINT 大体病理结果显示白质少量出血的方式与创伤性轴索损伤（TAI）、硬膜下出血、软脑膜下出血、皮质充血、血管周围间隙扩大、弥漫性脑损伤和静脉曲张类似。事实上，神经外科手术医生手术时经常能够观察到脑充血肿胀（图 3.6、图 3.7、图 5.12、图 5.20 和图 5.48）。尽管只是猜测，但与 BINT 发生可能有关的一个解剖结构就是大脑中蛛网膜颗粒和脑神经"悬浮"在颅骨内。正如悬索桥容易出现大的扭转振动，通过蛛网膜颗粒和脑神经与颅骨相对拴系的大脑遭遇爆炸力时，也可能会受到同样的影响。如果这一推断属实，那么中枢神经系统（CNS）较长的轴突就极易会受到伤害，这一点在最近的动物研究中确实得到了证实。另一种可能影响 BINT 发生的正常解剖结构是小脑幕，它可将爆炸波放大进入小脑，而小脑往往在 BINT 中受到损害。

（2）BINT 的组织学和超微结构研究结果包括白质出血进入髓鞘和血管周围间隙，神经元中的染色质变化，以及广泛的小胶质细胞活化（肥厚性星形胶质细胞增生），特别是在大脑和小脑皮质浅层中。海马是 BINT 中最易受侵袭的另一个目标。一项动物研究证实，暴露于爆炸超压下不仅会造成海马的超微结构障碍和生化障碍，还会导致认知功能障碍。还可见松果体异常。神经元损伤的其他组织学标志物包括扩大的神经元周围间隙、胞质空泡、髓鞘变形、胞质收缩和神经细胞凋亡。神经丝蛋白染色位置从皮质神经元的轴突和树突变到细胞体内，这一变化被认为是细胞骨架蛋白中的顺行轴突运输和重新分配受到干扰的结果。如前所述，一项有关细胞骨架损伤的最近研究显示，整合素受到过度刺激，会导致轴突和血管在突然被拉伸时收缩。研究人员据此推测，这或许可以解释为什么爆炸受害者血管痉挛发生率很高（相关讨论见第 5 章十、）。血管痉挛也可受到一氧化氮合成酶变化的影响，目前研究表明这种合成酶在爆炸伤中会发生变化。有趣的是，与钝性 TBI 不同，BINT 的神经病理学研究显示，广泛创伤性轴索纤维变性发生时并无明显的细胞损失，这表明 BINT 造成的轴突损伤与不可逆的神经元细胞死亡之间可能并不存在紧密关系（表 3.1）。

表 3.1　BINT 机制
BINT 的目前理论
压力波通过主要血管、CSF 和软组织，如骨骼、肌肉和内脏，传播到身体各处
压力波进入颅骨孔，尤其是进入眼眶
颅骨弯曲
头部牵连加速
空气栓子
脑血管反应性受损
电磁脉冲（EMP）
迷走神经反射

（3）BINT 的代谢影响与非爆炸性 TBI 相似。BINT 在生化过程中导致一系列有害效应，引发高血糖症、缺血、炎症、内分泌变化、氧化应激及线粒体功能障碍。线粒体损伤会引起自由基氧化应激，进而导致膜脂过氧化，这可以看作是一氧化氮合成酶的变化。红细胞破裂释放出血红蛋白，进一步加剧氧化应激。高血糖症通常在损伤发生后的几分钟内出现，通过促进组织乳酸形成（代谢性酸中毒）和损害正常磷代谢加剧缺血性脑损伤。炎症在爆炸性 TBI 中也扮演着重要角色。创伤和应激障碍中都有白细胞增多现象，两者显然在战场上常见。事实上，如果白细胞计数（WBC）有显著升高，即使开始只存在细微的损伤迹象，也应提高怀疑，可能存在潜在的隐匿性损伤。此外，爆炸伤带来的压力损伤会造成儿茶酚胺突然释放，这也可能导致白细胞增多。促炎性分子如一氧化氮、前列腺素、氧自由基、谷氨酸和炎性细胞因子破坏血脑屏障，导致脑水肿，关于这点会在之后做论述。最后，由于下丘脑-垂体-肾上腺轴被激活及大脑中激素出现显著变化，多个器官系统将受到影响。显然，这种多系统代谢混乱给受损大脑制造了十分恶劣的环境。

四、全身多器官水肿

一类爆炸伤的特点是组织肿胀和水肿。在四肢部分，人们往往采用筋膜切开术预防或减轻对骨筋膜室综合征造成的灌注损伤（图 3.8 和图 3.13）。胃肠道容易出现肠道水肿，因此可能需要开腹手术减轻腹腔筋膜室综合征，防止肠缺血（图 3.8 和图 5.36）。为减轻水肿、加速一期缝合、促进愈合、减少感染，连续筋膜封闭术结合真空辅助伤口闭合术（VAC）一直都十分有效。VAC 在 1997 年被首次提出，需要在伤口位置放置多孔敷料，并以可控方式施加负压。伤口 VAC 已经彻底改变了战斗伤口的护理治疗。值得注意的是，腹压增加 / 骨筋膜室综合征可以增加颅内压（ICP），并加剧 TBI 继发性损伤。

在肺部，可能发生肺水肿（肺爆炸伤）（图 3.9）。肺中性粒细胞从肺微血管渗出，释放出酶和氧自由基，进入周围的血管周围间隙和肺泡上皮细胞膜。酶和自由基破坏微血管中的内皮细胞连接，以及肺泡中的上皮细胞完整性，从而使得富含蛋白质的液体分泌物进入肺部。吸入有毒烟雾（即四类爆炸伤）会导致炎症介质释出，炎症介质通过血管活性物质增加肺动脉压。肺动脉压力增加，反过来会进一步对呼吸上皮细胞造成继发性损害，并释放出其他介质，如肿瘤坏死因子（TNF）。炎症分子释放进入全身血管，对其他器官造成伤害，包括大脑，尤其是当血脑屏障被破坏的时候。

爆炸后的脑损伤也表现为与出血类损伤相关的不成比例的脑水肿（图 3.10～图 3.12）。事实上，通过大骨瓣减压术（＞12 厘米）进行早期根治性减压是爆炸伤后

顽固性颅内高压 TBI 病人的常用治疗手段（图 3.6、图 3.10B、图 3.12、图 3.18、图 5.11、图 5.12、图 5.15 和图 5.20）。超过 30% 的战时颅脑手术为去骨瓣减压术（decompressire

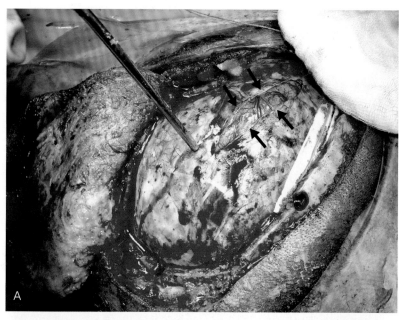

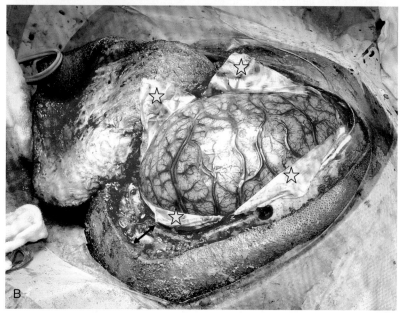

图 3.6　脑充血肿胀（IED 爆炸伤）
A. 术中照片显示，硬脑膜血管有大量渗血到硬膜外间隙。在去骨瓣减压术的这个阶段，硬脑膜有一个小型裂隙状开口（箭头位置），该狭缝切口张开证明下方大脑有肿胀。B. 硬脑膜完全切开后，可见严重充血性全半球脑肿胀，并伴有硬脑膜缺损导致的外疝。注意大脑表面已经变平，这是由于弥漫性脑沟消失及正常皮质脑回消失导致。还可见到翻开的反射星状硬脑膜（星形位置）和头皮软组织明显肿胀（双箭头位置）

craniectomy，DC）。DC 能帮助神经系统功能不稳定的病人从战场安全转移到距离战争地带 10 ～ 18 小时路程的三级军队医院。这种航空医学转移发生在没有神经外科医生或神经重症监护专家援助的情况下。如果不进行 DC，颅内压的升高无法预测，这就可能需要医师进行密集的床边护理。另外，如果不做 DC，对于爆炸伤造成的水肿和肿胀，需要对伤员使用巴比妥类药物麻醉，陪护人员则需要对病人实行连续脑电图监测，而这些在战争条件下的航空医学运输中很难执行。脑水肿和脑充血在战斗损伤中似乎比日常损伤更常见，但原因尚不清楚。解释爆炸伤中脑水肿增加的理论包括：①静脉高压，因为静脉可能更易受爆炸力冲击；②血脑屏障破坏（注：爆炸引起的氧化应激激活基质金属蛋白酶和水通道蛋白，引起血管单元松动，增强血脑屏障渗漏，加剧神经炎症）；③大脑自动调节功能异常，前面提到的缺血介质和炎症介质的细胞毒性及对侵入性甚至普通液体复苏术的敏感性增强。脑肿胀充血是大脑自动调节功能异常的已知表现，比起老年病人，在年轻病人中更为常见。这就可以在一定程度上解释为什么脑水肿和脑充血多见于年轻的作战人员，而非年老的 TBI 平

民病人。更多有关 BINT 的影像学表现会在第 5 章四、中讨论。

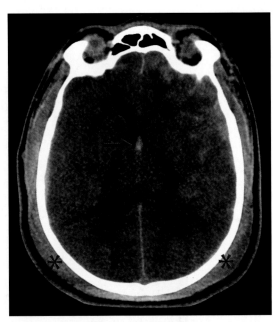

图 3.7　伴有弥漫性脑水肿和头皮肿胀的 IED 爆炸伤
平扫 CT 轴位扫描图像显示脑沟完全消失，脑室系统部分消失。灰质、白质分界开始模糊，与脑水肿一致（与脑充血不同）。脑充血中，脑沟消失，但灰质、白质分界相对清晰。左额颞区存在细微异质性，这与蛛网膜下隙少量出血和早期皮质挫伤一致。穹窿可见局灶性高密度，与出血性 TAI 一致（箭头位置）。注意此时也可见大面积头皮软组织肿胀（星号位置）

★要点：脑肿胀（水肿和充血）是脑血管自动调节功能异常的表现。比起老年病人，脑肿胀在年轻病人中更为常见。这在一定程度上可以解释为什么脑肿胀在战时 TBI 中发生率高于日常 TBI。

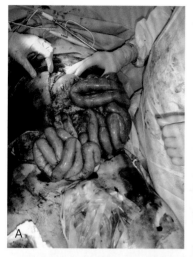
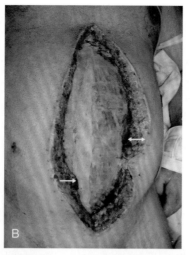
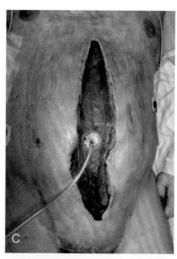
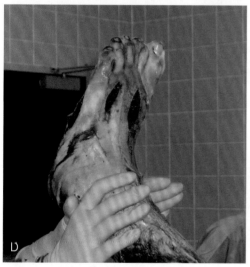
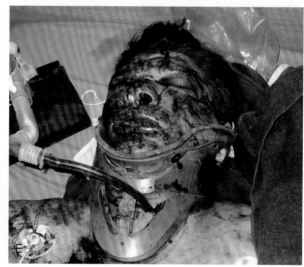

图 3.8　IED 爆炸伤和组织水肿

图中所有病人都是 IED 爆炸的受害者。A. 小肠出血性水肿（同时伴有皮肤热损伤）。由于严重肿胀，加之腹直肌鞘缺乏弹性可能引起腹腔筋膜室综合征，伤者腹部无法进行缝合。B、C. 对其病后水肿腹部采用部分闭合，可见 VAC 之前和 VAC 之后的开放腹部。除腹内肿胀，腹壁上存在明显水肿（箭头位置），降低伤口 VAC 预后。注意这位士兵体重并未超重。D. 在水肿足部进行筋膜切开术，降低下肢筋膜室综合征发病概率。E. 面部出血性水肿需要进行紧急气管切开术。还需注意颈椎损伤固定，这些都加大了病人护理的难度

★**要点：**腹内压升高可以导致 TBI 病人 ICP 升高。

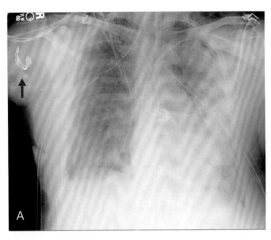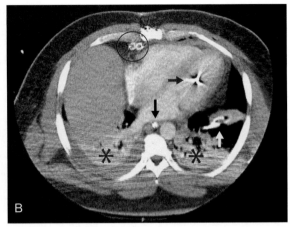

图 3.9　肺爆炸伤

A. 胸部 X 线片显示肺部双侧空气混浊，双侧胸腔引流管，气管内插管（ET 管），纵隔气肿，外伤性右上肢截肢（箭头位置），左中心静脉压导管，心脏大小正常，纵隔正常。这些都是肺爆炸伤中毛细血管渗漏的典型影像学表现。B. 心脏的胸部轴位对比增强 CT 显示，左心室内存在金属异物，同异物栓塞一致（红色箭头位置）。胸骨内还可见金属伪影，与正中胸骨切开线一致。纵隔引流管在右心膈间内（圆圈位置），一根胸腔引流管穿过左大裂隙（黄色箭头位置）。肠管在食管内（黑色箭头位置）。可见大面积基底实变（basal consolidation）（星号位置）、少量胸腔积液和少量心包液

★**要点**：肺爆炸伤是包含肺挫伤、肺出血和肺水肿在内，对肺泡和血管造成伤害的综合性损伤，是造成爆炸幸存者死亡的主要原因。

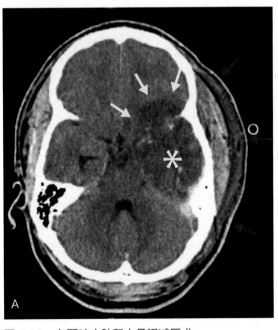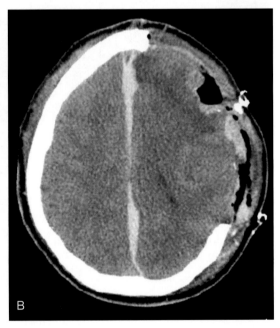

图 3.10　左颞叶水肿和去骨瓣减压术

A. 轴位 CT 平扫显示左侧颞叶（星号位置）和后前额叶（黄色箭头位置）密度低，与脑水肿一致。存在大面积覆帽状腱膜头皮软组织肿胀（红色箭头位置）。注意内出血较少，但脑水肿严重。鉴于左颞区距离爆炸较近，颞区水肿及眶额水肿可能是 Labbé 左静脉受损造成静脉高血压所致。B. 术后 CT 平扫显示左侧部去骨瓣减压术（interval left decompressive craniectomy），此时可见左半球脑沟消失，灰质、白质分界消失，以及半球间硬膜下有一个小型血肿

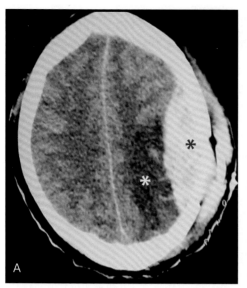
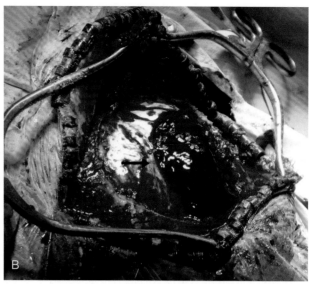

图 3.11　伴有严重脑水肿的硬膜外血肿（EDH）
A. CT 平扫显示硬膜外血肿（红色星号位置）。与日常 TBI 中硬膜外血肿不同，此处硬膜外血肿与明显存在的实质水肿有关（黄色星号位置）。B. 术中照片显示急性大血栓（箭头位置）位于硬脑膜顶部

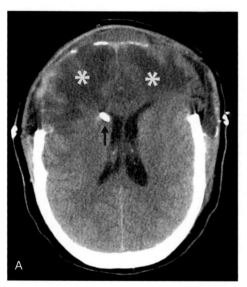
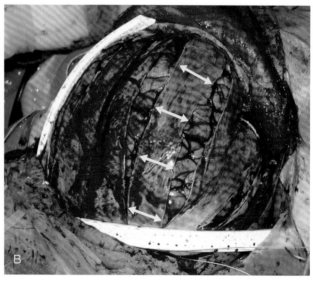

图 3.12　去骨瓣减压术
A. 术后轴位 CT 平扫显示双侧额部去骨瓣减压术，此时可见大面积下额叶水肿（星号位置）和外疝。进行了右额叶脑室外引流（EVD）手术（箭头位置）。术前 CT 检查显示双侧额部硬膜下出血。B. 术中照片显示为了促进急性硬膜下血肿抽吸，并预防恶性脑肿胀，硬脑膜上（硬膜网状切开）采用平行手术切口（箭头位置）

（一）二类爆炸伤

二类爆炸伤是由于爆炸能量强烈释放推动破片飞行造成的穿透伤和（或）贯通伤。穿透伤在近70％的战场损伤中都有出现，这一比例在日常创伤中只有11％。被推动异物常被统称为弹片。"弹片（shrapnel）"一词源于英国炮兵军官——亨利•施拉普内尔（Henry Shrapnel，1761—1842）。然而，确切来说，弹片仅指那些已经淘汰的高爆炮弹破片。由于产生弹片的IED爆炸特性各不相同，往往会有多种穿透伤发生。弹丸可以来自爆炸容器，也可来自刻意放置在容器中的物体，以及雷管和爆炸目标周围的材料。自杀式炸弹袭击中的伤者不仅可能由于爆炸破片受到穿透伤，还可能因为破片留存体内传播生物污染。

体检时，弹片损伤表现为病人皮肤表面布满无数伤口（图3.13、图5.64和图5.77）。与颈部和面部不同，在两个"头盔"（即头骨和作战头盔）的保护下，大脑不易遭受穿透性损伤。然而，弹丸带来的局部冲击有时可造成头盔内层分层，冲击下方的头皮和头骨，并形成一个类似于活塞的高能冲击，在脑组织和颅顶中反射，从而导致脑震荡。如果病人在伤害发生时没有佩戴防护帽（如恐怖袭击或自然灾害），仅靠头骨可能无法提供足够的保护（图3.14和图3.15）。关于穿透性TBI会在本书第4章详细讨论。

一般而言，与军用步枪伤的高速特点不同，弹片伤的低速特点有助于解释为什么穿透性弹片伤患生存率较高。弹片速度约185米/秒，手枪弹药速度在245～425米/秒，而现代步枪子弹速度则超过760米/秒。一些弹头造成破坏时可能并不穿透。例如，对大片塑料炸药进行亚音速爆轰，撞击在坦克上会产生冲击波。冲击波穿过坦克一侧装甲，到达另一侧装甲时会导致大量金属层裂。这种冲击波还可以引起车辆内部弹药的二次爆炸，造成火灾。一般来说，战场上的所有伤口都受到严重污染。这类伤口不应进行缝合，因为除非立即进行适当治疗（包括清创和抗生素治疗），否则这些伤口都会发生感染。

（二）三类爆炸伤

三类爆炸伤是由于受害人被冲击力抛掷和（或）被倒塌结构挤压造成（图3.16～图3.20）。这些伤害类似于城市日常创伤中典型的钝性外伤，如机动车事故（MVA）、跌倒、人为袭击或建筑物倒塌造成的损伤。我们需要记住，除了更加复杂的爆炸伤，士兵也容易受到快速加速/减速引发的伤害，这些伤害同日常TBI中的伤害是同一类型，例如，TAI和冲击伤-对冲伤出血。虽然头盔可以减少直接接触导致的TBI，但可能无法抵御爆炸波的力量，也无法显著降低旋转加速/减速伤害。关于颅脑爆炸伤中的其他案例，详细的成像结果将在第5章的四～十二、中讨论。

骨筋膜室综合征和横纹肌溶解症能使肌肉骨骼损伤更加复杂，特别是伤者遭遇建筑倒塌和（或）伤者被困很长时间才获解救。长时间被困废墟中在现代战争中已不如以前常见，但在自然灾害中并不少见，比如地震。筋膜切开术有时可以防止骨筋膜室综合征，但最终可能还是需要截肢。挤压伤会破坏肌肉，释出钾、肌酸激酶/肌红蛋白进入血液。电解质异常、代谢异常和黏度异常导致心律失常和肾功能受损，这两者都可以加剧受伤大脑的继发性损伤机制。此外，心和肾功能

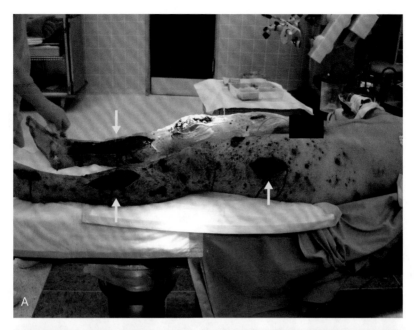

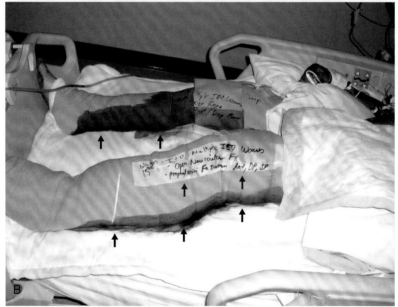

图 3.13　IED 穿透伤

A. 术中照片显示下肢筋膜切开术位置（箭头位置）有无数穿透性损伤。注意由于防弹衣提供了防护，伤者躯干并未受损，这在战争伤害中十分典型。B. 多个筋膜切开术和伤口在"流泪"（黑色箭头位置），说明损伤部位出现水肿。注意观察伤口敷料上的字迹（红色箭头位置）。由于病人在很短时间内从许多治疗点迅速运送过来（见第 5 章二、），在伤口敷料上写下相关医疗信息是一种安全、有效的战时护理通信方式

★ **要点**：爆炸伤通常都受到污染，为防止感染，伤口需要多次清创和冲洗。

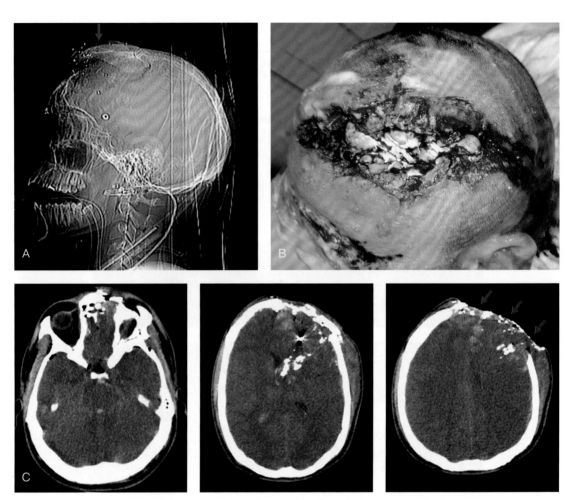

图 3.14　IED 爆炸导致的爆炸性 TBI

A. 侧视图显示粉碎性、严重移位额骨骨折，并可见多个不透射线异物。表面看上去就像是受伤区域被从头顶炸飞。B. 术中照片显示大面积粉碎性颅骨骨折，并伴骨外露。C. CT 轴位成像显示中脑周围池和脑沟完全消失。骨头、空气和金属破片进入到左侧额叶中，并可见局灶性头皮脱套（箭头位置）。灰质、白质分界开始消失，与弥漫性脑水肿一致。这种情况类似于锁孔状骨折（图 4.37）。在锁孔状骨折中，弹丸以切向方式击中颅盖骨，破片垂直内爆进入大脑，造成严重脑损伤

不全使严重 TBI 病人的管理更加复杂。由于伤口开放暴露在外，加上液体复苏需要大量的静脉（IV）输液，挤压伤常导致伤者体温过低。低温对 ICP 产生有利影响，但也有可能导致其他的病理生理事件，如凝血功能障碍，加重继发性脑损伤。最具破坏性的全身性影响可能会发生在下面这种情况：病人还未做好适当准备，挤压力就突然释放，从而引发再灌注综合征。这时伤者由于疼痛控制，救出之前可能精神不错，但获救之后会迅速死亡。

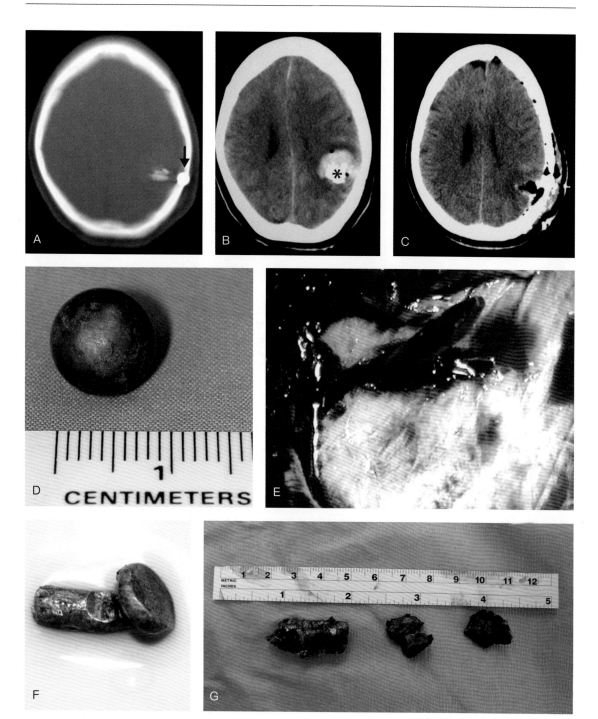

图 3.15　颅内异物
这位被恐怖炸弹袭击的年轻受害者送到急救部门时，GCS 为 14 分。当时无人怀疑这位女士头部受伤，直到她癫痫发作。A、B 术前平扫图像显示一个滚珠轴承（红色箭头位置）嵌入左顶骨颅骨，伴有下方出血，并可见内爆骨破片（星号位置）。C. 术后 CT 显示异物已取出，可见骨破片、少量实质水肿和颅内积气已去除。D. 异物照片。E ～ G. 放置在恐怖袭击炸弹中的其他物品包括钉子（如图此处嵌入颅骨内板）、金属螺栓，以及锋利的金属破片和石块

★要点：伤口受污染是其典型特征，临床检查时异物进入的伤口可能非常微小（图 5.65 和图 5.72）。

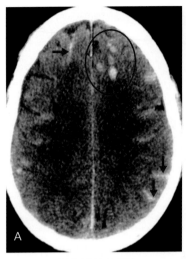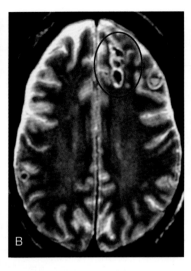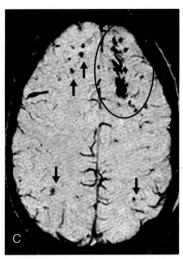

图 3.16　创伤性轴索损伤

33 岁男性遭遇爆炸后车辆侧翻。A. 入院时 CT 平扫显示多灶性蛛网膜下隙出血（箭头位置），左额叶皮质下白质中有几个少量脑内出血点（圆圈位置），与失血性 TAI 一致。B. 伤后 4 天轴位 T$_2$ 加权图像显示，病灶内低信号，与急性脱氧血红蛋白一致（圆圈位置）。病灶周围高信号薄晕显示血管性水肿。C. 稍高水平的磁敏感加权成像（SWI）更好地显示出 TAI 的程度（圆圈位置）。注意其他病灶（箭头位置）在图 B 中的 T$_2$ 加权序列中并不明

★**要点：** 对于日常 TBI，SWI 是目前确定近期和（或）陈旧性颅内出血的 MRI 首选序列。SWI 在检测出血性病变上灵敏度比传统的梯度回波（GRE）成像高出 2 ~ 5 倍，显示的总出血量是 GRE 的 2 倍。

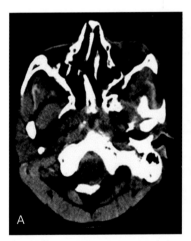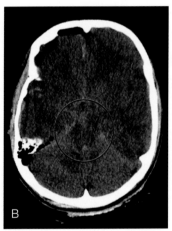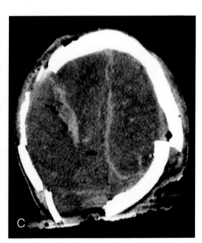

图 3.17　伴有颅挤压伤的 IED 爆炸伤

CT 轴位平扫图像显示颅骨凸面粉碎性复合骨折。从移位骨折的位置和损伤的严重程度判断，矢状窦可能受到破坏。如果病情不太严重，计算机断层扫描成像（CTV）可能有助于排除静脉窦损伤。注意灰白质分界消失（即弥漫性脑水肿），基底池（圆圈位置）和脑沟完全消失，并有多灶性颅内积气及蛛网膜下隙和硬膜下出血。伤者很快死亡（图片由 Roni Rooks 提供）

★**要点：** 对主要硬脑膜静脉窦的破坏可导致静脉高压，并加剧颅内高压。

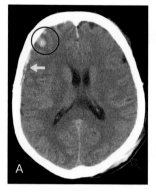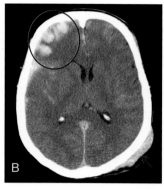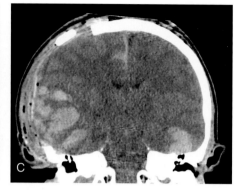

图 3.18　扩大挫伤

A. 一名 28 岁的士兵驾驶高机动多用途轮式车辆（HMMWV）——俗称悍马，被一枚路边炸弹击中。他的 GCS 评分 14 分，CT 扫描正常。入院 CT 平扫显示一个小的右额叶对冲性脑挫伤（圆圈位置）和硬膜下血肿（黄色箭头位置），总体影响很小。冲击点（即冲击位置）表现出左枕区内轻度的帽状腱膜头皮软组织肿胀（红色箭头位置）。B. 2 小时随访 CT 显示颅内出血和颅外出血都出现了范围增加。由于顽固性颅内高压，对该士兵进行了去骨瓣减压术。C. 术后冠状重建 CT 显示右大骨瓣减压术，双侧颞叶内出现新的出血，引起轻度右侧外疝

★**要点：**这场冲突中采用的去骨瓣减压术，需采用此手术方案的数量之大前所未有。

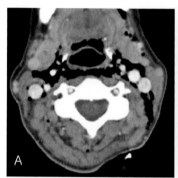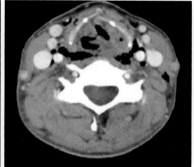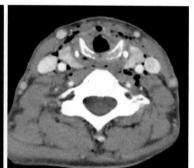

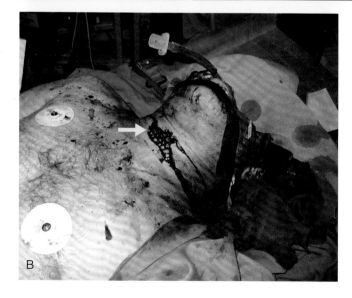

图 3.19　伴有颈椎挤压伤的 IED 爆炸伤

A. 增强 CT 图像显示喉部骨折，舌周肿胀及大面积皮下气肿和跨间隙气肿。B. 大体照片显示在喉部的颈部中线裂伤（箭头位置）

★**要点：**三类爆炸伤类似于城市日常创伤中典型的钝性外伤，如机动车事故（MVA）、跌倒、人为袭击或建筑物倒塌造成的损伤。

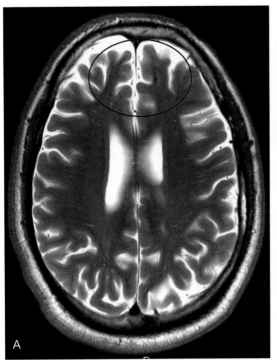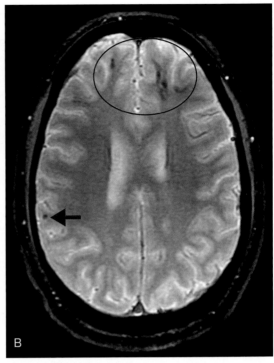

图 3.20　陈旧性创伤性轴索损伤在入院 CT 中不明显，只在 T$_2$ 梯度 MRI 中可见
伤后 1 年的轴位 T$_2$ 加权图像（A）和 T$_2$ 梯度 MR 图像（B）显示双侧额叶皮质下白质内大量微出血（圆圈位置），右顶叶皮质下白质中存在单一病灶（箭头位置）。对该年龄段而言，病人脑室和脑沟异常突出，可见弥漫性脑体积损失也很明显。同预期相符，TAI 病变在 T$_2$ 梯度序列中比 T$_2$ 自旋回波序列中更加明显

★**要点**：战斗所致 TAI 的影像学表现与日常钝性外伤中的 TAI 相似。

（三）四类爆炸伤

四类爆炸伤指所有与爆炸相关的其他伤害，包括化学烧伤、热烧伤、有毒物质吸入等。大多数四类爆炸伤是燃烧热损伤，造成不同严重程度的烧伤。在爆轰中心，温度急剧上升，加热周围空气，形成一团高度明亮的球状气体和气态炸弹剩余物，称为火球（图 3.1，图 3.21 和图 3.23）。靠近爆轰的受害者遭受可能致命的三度烧伤。多数非致命性热损伤是由于受害者暴露在冲击波加热的空气中，而不是火球中。同二类爆炸伤一样，四类爆炸伤通常涉及暴露在外的身体部位，包括面部、颈部和手部（图 3.21B，图 4.7B，图 5.47，图 5.53 和图 5.77）。过去的几十年中，

大面积烧伤死亡率显著降低。早些年，如果烧伤面积 > 50% 体表总面积（TBSA），超过 50% 的受害者死亡。如今，病人烧伤面积 > 90% TBSA 仍然可以生存。但是吸入性损伤依然是热损伤后最重要的不利因素之一。当病人伤后需要呼吸机支持时间超过 1 周时，吸入性损伤的死亡率为 25% ～ 50%。

IED 爆炸有关的烧伤，其表现与典型的家庭烧伤不同，这可能是由于热损伤叠加在一类、二类和三类爆炸伤上产生了复合效应。吸入性损伤由炸弹爆炸产生的蒸汽或有毒吸入剂造成，损伤会增加肺微血管通透性，促进水肿形成，加剧肺不张和气管支气管炎。特别是装甲车内部特氟龙涂层燃烧，会产生

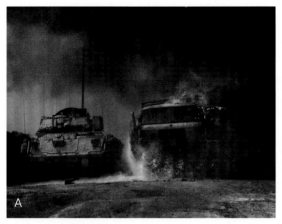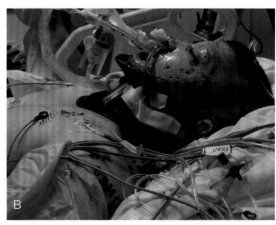

图 3.21　四类爆炸伤

A. IED 爆炸后军用车辆被火焰吞没。B. 在类似攻击中受伤的士兵。注意其面部和耳部严重烧伤，头部和躯干烧伤相对较轻。由于爆炸吸入性损伤，这名士兵接受了气管插管；由于撞击发生时该士兵颈椎受伤，因此他戴着颈托。

★**要点：** 与 IED 爆炸有关的烧伤，其表现与典型的家庭烧伤不同，这可能是由于热损伤叠加在一类、二类和三类爆炸伤上产生了复合效应。

类似光气的副产品，可能引起致命性肺损伤。此外，《新英格兰医学杂志》上最近发表的一篇文章发现士兵从伊拉克和阿富汗回国后患上"弥漫性缩窄性细支气管炎"，文章揭示了为何这种气管炎被认为是由吸入性暴露引起。众所周知，肺功能不全会加剧严重 TBI 的不良后果。烧伤及烧伤如何加剧脑损伤将在第 5 章四、中讨论。

（四）决定爆炸伤严重程度的因素

1. 防护装备（更多并非更好）

（1）身体护甲：战场上，士兵必须在防护性装备与机动性需求之间做出平衡（表 3.2）。另外，头盔必须保证士兵能够判断声音的距离和方向。因为机动性受损同装甲无法起到防护作用同样致命。目前根据任务需求，士兵可以穿戴的防护装备可能重达 120磅（约 54.4 千克）（图 3.22）。装备过重不仅会降低机动性，增加反应时间，也会让穿戴者更加疲劳，导致肌肉骨骼受伤，最后即使

是训练有素的士兵也无法调度。回想一下历史，中世纪时骑士穿着坚硬的金属盔甲。内战时，士兵则身穿铸铁制成的防弹背心。二战中，空军发明了将钢板缝进织物中的防弹衣，像棒球捕手的护胸一样挂在胸部和腹部上。二战结束后，人们继续研究，力图让防弹衣重量更轻，防弹效果更好。越南战争期间，士兵穿的防弹背心能够阻止的是弹片而不是子弹。这些背心穿上去很热、不舒服、又大又重，穿着它们难以走动。

表 3.2　决定爆炸伤严重程度的因素
防护装备
室外爆炸还是室内爆炸
受伤组织类型
爆炸距离
二次爆炸破片的质量、速度和形状
爆炸峰值压力
遗传易感性

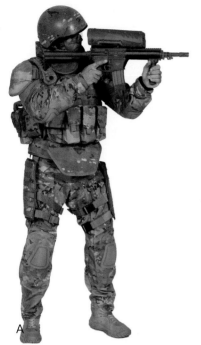

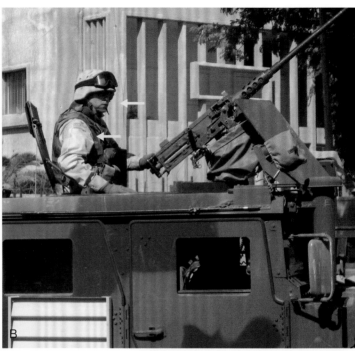

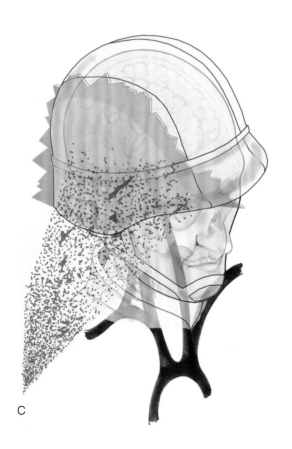

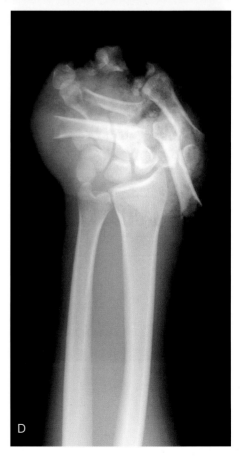

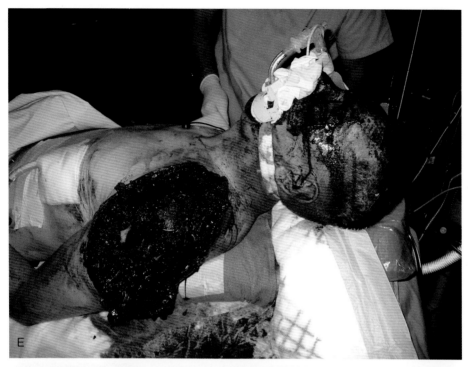

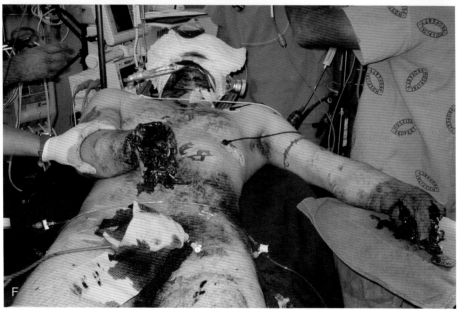

图 3.22　身体护甲和爆炸后易受伤区域
A. 士兵虽受到先进个人身体护甲（IBA）的保护，但身体某些部位依然暴露在外。B. 悍马车机枪手的面部和四肢易受到伤害（箭头位置）。C. 绘图显示爆炸波破片经过颞叶及眼眶的典型轨迹（图片由 Rocco Armonda 绘制）。D. 一名士兵的手部和手腕部前后位 X 线平片显示这些部位存在明显形变，且手指部分截断。E、F 致残的上肢爆炸伤，同时伴有面部损伤

★ **要点：** IED 爆炸中，躯干受伤较轻，面部和四肢受伤严重。

20 世纪 70 年代凯夫拉纤维（杜邦公司研制的合成纤维）和陶瓷材料的开发，使得真正意义上的防弹背心成为可能。此外，凯夫拉纤维能够阻燃，从而为爆炸和火灾提供热保护。今天的防弹背心在以前的基础上取得了重大进步。它由质量非常高的凯夫拉织物制成，使得士兵能够抵御弹片和 9 毫米手枪子弹。如今的防弹衣是一个模块化的系统，可与颈部、腋窝、三角肌及腹股沟保护附件搭配使用。还可增加小型武器防护装备（如手枪、步枪、机枪），加强防护功能，抵御AK-47 初速子弹（初速被定义为子弹离开枪口的速度。子弹在枪口处速度最高，之后由于空气阻力速度逐步下降）。

初速范围从现代步枪中的约 400 英尺 /秒（120 米 / 秒）到超过 4000 英尺 / 秒（1200米 / 秒）（这一速度根据高性能子弹类型有所差异），一直到坦克炮弹药的 5700 英尺 / 秒（1700 米 / 秒）（子弹的名称和运行将在之后的第 4 章讨论）。凯夫拉防弹衣的前后网袋里可以放置手榴弹、对讲机和手枪。这种防弹衣具有能够快拆的特点。士兵一旦需要丢掉插板，插板便可快速卸下。

防弹衣基本重量约 25 磅（约 11.3 千克），并可以根据任务进行增减。如果士兵执行的是维和巡逻任务，只靠防弹衣就够了。如果任务较为危险，则可以添加插板和附件，以提供额外的弹道防护。关于防弹衣扩散冲击波的能力，目前存在一些争议。麻省理工学院（MIT）士兵纳米技术研究所的劳尔·拉多维兹基（Raul Radovitzky）及其同事进行的计算机建模研究表明防弹衣不但不能阻断冲击波，还会放大冲击波。目前的研究是设计出可被传感器激活的防弹衣。这种防弹衣可以侦测冲击波，从而采取相应防护措施，作用与 MVAs 中的安全气囊类似。

（2）头盔：2003 年，美军引进了先进作战头盔（ACH）。ACH 为使用者提供目前世界最好的头部弹道、热、冲击防护，并以其充分的舒适性适于长时间佩戴使用。该头盔的低轮廓设计降低了战场暴露的危险，并且与夜视仪、防生化辐射面具、通信仪器有良好的兼容性。独创的可拆卸盔垫系统，可以调节适戴尺寸，适应各种头型。盔垫能防止声音在盔内回荡，不会影响士兵迅速判定声音来向的能力。在旧式头盔中，声音会在头盔的坚硬表面下不断反弹。ACH 是天然阻尼的复合材料头盔。另外，相比之前的头盔，它重量轻（只有 3 磅，即不到 1.4 千克），能提高佩戴者行动能力，减少疲劳。目前这种头盔能够抵御机关枪以下子弹伤害。然而，应该注意的是，虽然头盔能够有效抵御穿透性伤害，但对于震荡伤害保护不足，另外头盔对于原爆冲击波的抵御能力目前尚不清楚。但近来研究表明，在头盔上加一个简单面罩可以显著降低 TBI 的发生率。

（3）战术车辆：装甲车辆，如"悍马"，也在过去的 10 年里有了大幅度改进。悍马的最初设计是行政车辆，并非战斗车辆，但因为当时没有城市战斗车辆，悍马才逐步演变成了战斗车辆。后来史崔克装甲车迅速部署成为美军主要战斗车辆。同防弹衣情况一样，更多并不一定就更好。车辆越重，越难以穿透，但重量会降低机动性，增加反应时间。在冲突早期，战斗车辆很容易被 IED 爆炸穿透，且与作战通信设施联系较少。目前，美军在任务执行中部署了一种新型的以互联网为中心的加固战术车辆，并在监控其使用情况。

2. 室外爆炸与室内爆炸　室外伤害更小。如果爆炸发生在密闭空间内，如帐篷、房间或悍马车内，爆炸伤会更严重（图 3.3）。这是由于冲击波在室内或封闭空间内不断反射并加强。初始冲击波撞上一个静止物体，由于波反射及被称之为"马赫效应"的现象，冲击波可以放大至原来的 2 ～ 9 倍。而在露天爆炸中，冲击波迅速消散。建筑物内发生的爆炸还可由于混凝土、金属、木材和其他建筑材料爆炸造成异物伤害。相比之下，露天爆炸中的主要伤害是弹片造成的穿透性软组织损伤。

3. 受伤组织类型　充满空气的人体结构特别容易受到伤害。因为空气可压缩，而水不可压缩，所以形变更多发生在充满空气的组织中。因此，肺、肠及中耳是最常见的受伤部位。影响爆炸伤程度的其他特性包括组织的"剪切应变"性质。"剪切应变"性质又包括体积弹性模量（组织压缩性）、剪切模量（对剪切力的响应）和杨氏模量（对线性应变力的响应）。此外，如果爆炸产生的弹丸击中骨头，骨头和弹片会产生许多二次弹丸，加重伤害。腹部爆炸伤或枪弹伤会使腹腔压力瞬间上升，通过下隙静脉将压力波传入颈内静脉，导致颅内压突然上升。至于冲击力对脑组织的具体影响，前文已有讨论。

4. 爆炸距离　距离爆炸点越近，伤害越严重（图 3.23）。爆炸压力波的强度与到爆炸点的距离立方成反比。因此，一个人在距离爆炸 3 米（10 英尺）远的地方，受到的压力是距离爆炸 6 米（20 英尺）远的另一个人的 9 倍。当士兵离爆炸点很近，火球放出的热辐射占主导地位，这时会发生严重烧伤。在离爆炸中心较远的地方，热效应降低，士兵更易受到冲击波超压伤害。如果离爆炸中心更远一些，撞击伤和挤压伤更为常见。距离爆炸中心最远的人更易遭受弹道式穿透伤。

5. 二次爆炸破片的质量、速度和形状　质量大，移动速度快，形状呈锯齿状的物体造成的伤害最严重（图 3.15、图 4.1 和图 4.2C）。这就是为什么 IED 内经常装满了钉子和滚珠轴承。损伤遵循基本的弹道物理原理（动能 $=\frac{1}{2}mv^2$），详细情况将在书中有关枪弹伤部分介绍。注意，2013 年波士顿马拉松爆炸案中使用的弹药，如手榴弹、炮弹和"高压锅"，可以通过箱体爆裂和加速二次破片扩散出相当大的一部分爆炸能量。这些武器造成的大部分伤害可能是二类爆炸伤，因为武器产生的破片能够在冲击波有效范围很远之外造成伤害。

6. 爆炸峰值压力　峰值压力越高，伤害越严重。炸弹内可燃物的种类和数量决定了爆炸的峰值压力，由此也决定了伤害能力。一般而言，IED 越大，伤害越严重。因此，车载简易爆炸装置（VB-IED）（汽车炸弹）往往比孤立的 IED 造成更大的伤害。　类爆炸伤是由于初始的超音速冲击波峰值压力比正常大气压高出 1000 倍所致。现实中，没有士兵会有此经历，除非他 / 她是爆炸品处理（EOD）专员，在处理炸弹时炸弹突然引爆。只有非常接近引爆点，或炸弹足够大，人才会承受这种峰值压力。使用化肥（硝酸铵）或未加促进剂的三硝基甲苯（TNT）会产生亚音速冲击波，因此爆炸冲击力不会像含 C4 的军事级别超音速爆炸那样强大。事实上，阿富汗武装分子广泛使用自制炸弹能帮助解释为什么爆炸伤在阿富汗的"持久自由"作战行动（OEF）中没有"伊拉克自由"行动（OIF）那么严重。

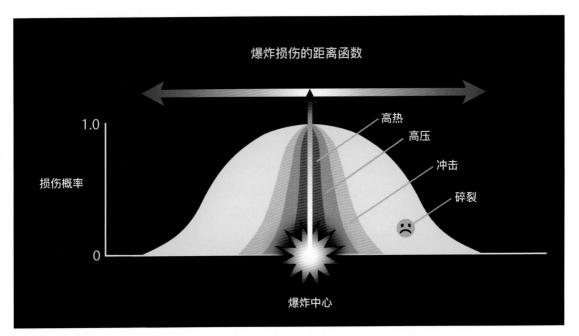

图 3.23　爆炸伤与距离的函数关系
这幅插图揭示了伤害与到爆炸源距离的关系。离爆炸中心近的伤者可能会同时受到四种导致伤害的因素影响，存活率极低。爆炸中心附近的内部区域，人们更易受热伤害，距离爆炸点较远的人更易受炸弹飞片的伤害（☹）

7. 遗传易感性　具有载脂蛋白 E4（ApoE4）的基因型和脑啡肽酶基因多态性的病人存在更多的 β- 淀粉样斑块沉积。已经证实，这些基因型能够增加阿尔茨海默病的患病风险，但它们是否导致 TBI 结果恶化，目前尚无统一结论。TBI 后认知功能减退，其中可能涉及的其他基因型变异包括儿茶酚 -O- 甲基转移酶（COMT）（这是在额叶前部皮质多巴胺的代谢降解所必需的基因）、脑源性神经营养因子（BDNF）、多巴胺的 β- 羟化酶（DBH）和谷氨酸脱羧酶（GAD）。水通道蛋白（负责调节脑水平衡的调节蛋白）基因异常也可能会使病人出现脑水肿。在一项针对越南战争老兵的大型研究中，伤前智力是穿透性脑外伤后认知结果的最一致预测指标。尽管只是猜测，一些研究建议应对有患 TBI 风险的个人，如军事人员和需要身体

接触的体育运动的参与者，进行基因筛查检测（表 3.2）。

（五）颅脑爆炸伤有多普遍？

脑爆炸伤的实际发生率我们尚不清楚。这种通常看不见的伤害是现代战争的特征，也是许多研究和争论的主题。的确，我们可以看到士兵因为被炸弹冲击波抛入空中受伤，和（或）因为被物体挤压受伤，这种由爆炸伤引发的三类钝挫伤，身体表现明显，与日常钝挫伤类似。正如前文定义，这种伤害常被称为爆炸 +TBI，意味着受害人除受到原爆冲击力作用外，还受到钝力冲击。然而，正如在日常运动损伤中发生的那样，轻微脑震荡可能被忽视，特别是当病人因为其他更明显的症状需要立即接受治疗，如截肢时，脑震荡就更容易被忽视。笔者清楚记

得在兰施图尔地区医疗中心（LRMC）和一位年轻士兵交谈的情景。这位士兵四肢四去其三，但却能够非常详细地向笔者描述整个爆炸过程，没有任何明显证据证明他患有 TBI，那么他的大脑真的没有受损吗？是不是只是没有诊断出来？或者像其他士兵一样，他的功能障碍要到后来才表现出来？在其他病人中，脑损伤以外并无外伤存在。颅脑爆炸伤的这些更微妙的病例，可能仅仅表现为持续性认知功能障碍，这种障碍可能要等到士兵返回家才开始出现。

炸弹破片造成的穿透性损伤（即二类爆炸伤）身体表现十分明显，这些情况下，毫无疑问，士兵受到外伤。穿透性战斗伤害不同于穿透性日常损伤，士兵受的这些伤害更可能是多发性损伤，更容易被污染，更可能有热伤害叠加。初始冲击波是否会加剧这些损伤目前尚不确定。凯夫拉头盔显著降低了穿透性 TBI 的发生率，但对于初始爆炸超压却提供不了多少防护，正如前文所言，也就无法防止爆炸导致闭合性脑震荡。事实上，凯夫拉防弹衣和头盔恰恰是 OIF / OEF 行动中士兵闭合性脑损伤比例比以前还高的原因之一。

与前文提到的穿透性（二类）和钝挫性（三类）爆炸 TBI 相反，一类爆炸性 TBI（即 BINT）的患病率尚不确定。如果士兵身体上出现了遭遇冲击力的表征，遭遇是否就等同伤害？这一问题需要大量研究才能弄清。传统上，BINT 被认为比较罕见，部分原因是因为初始冲击力随距离增加呈指数下降，且大多数爆炸发生在开放空间里。然而，当前冲突的特点是更多的城市战，这使部队离爆炸更近（如悍马车下的 IED 爆炸）。近来一些研究表明，从战时爆炸伤中存活下来的士兵中，BINT 的实际发病率可能高达 50%。BINT 发病率上升的一种解释是，防弹衣改进后，胸腹部爆炸伤相对减少，提高了士兵的生存率。与体育运动中的脑震荡情况相似，战场上的士兵在爆炸后可能看上去没事，但实际上则可能需要休息、治疗或康复训练。尽管人类与动物之间在解剖学和形体大小上存在差异，研究表明，许多在遭遇爆炸冲击波后的退伍军人中未确诊出 BINT，然而不幸的是，许多这类脑损伤可能只是我们目前检测不出。BINT 将在第 5 章四、中做进一步讨论。

另外值得一提的是，士兵（和运动员）都有一种根深蒂固的传统，为了顺利完成任务习惯掩盖他们身体上的痛苦和情绪问题。士兵们认为执行任务中被冲击波撞来撞去很正常，但随着时间的推移，每次轻度 TBI 的影响不断累积，最终越来越严重。这种心态让受伤士兵在已经暴露在冲击力之下时，很少离开战友身边。他们试图忍耐，但这会导致破坏性累积脑损伤。事实上，已经证明脑震荡发生率随服役次数和爆炸暴露次数增加而上升。另外，单一的轻度 TBI 在一段时间内使得大脑容易遭受二次伤害，这期间再次发生的轻度 TBI 会使预后恶化。因此，士兵遭受脑损伤后，可能过早返回战场，使得康复更加困难，并可能影响任务完成。一项研究发现，遭受爆炸伤的军人中 50% 以上会在 72 小时内返回工作岗位。极少数情况下，之后的脑损伤可导致二次撞击综合征，死亡率在年轻病人（如士兵）中高达 50%（图 5.48）。

（六）TBI 筛查

美军在 TBI 筛查手段上取得了巨大进步。2008 年，美国国防部正式批准使用一项筛选程序，用来发现影响军队部署的轻度 TBI 和相关的残留症状。战场上，美军使用军队急性脑震荡评价系统（MACE），士兵没有通过测试，不允许回到战场。MACE 中包含脑震荡标准化评估工具（SAC），这是一个广泛应用于体育领域，用来评估神经认知功能的有效工具。由于并非所有的士兵都会承认遭受 TBI，甚至并非所有人意识到自己已经遭受 TBI，一项 2010 年颁布的政策要求爆炸 50 米内的所有士兵必须进行医学鉴定。此外，士兵到达 LRMC 后，会进行常规部署前 TBI 筛查和部署后 TBI 筛查（图 3.24）。这些数据会被录入 TBI 注册系统。另外，美国退伍军人事务部要求所有出现在退伍军人医院的退伍军人，无论原因，都必须进行 TBI 筛查，事务部还建立起覆盖全美的多发性损伤 / TBI 护理机制，用来应对未被发现的病例。初步数据表明，超过 20% 服役人员（即超过 40 万士兵）在极有可能遭受 TBI 这项筛查中结果呈阳性，其中 45 000 ～ 90 000 名退伍军人有持续症状，需要专门护理。此外，至少有 20 000 名在伊拉克战争和阿富汗战争中未被列为受伤人员的美国士兵被发现有脑损伤迹象（几乎是美国国防部官方数据 4471 名的 5 倍）。美国国防部退伍军人脑损伤中心（DVBIC）称，2001 ～ 2010 年，约有 225 000 名美国军人被诊断出 TBI，其中超过 50% 是由于爆炸导致的。然而，由于许多可能患有 TBI 的军人未确诊或延误诊断，这一数字可能还会更高。在军队部署期间遭受 TBI 的服役人员，伤后数月甚至数年开始报告他们身上出现脑震荡后症状。因此，目前建议所有患有 TBI 且伴有多发性损伤的服役人员，无论在急性期是否出现症状，都要进行脑震荡后症状随访。从各种统计数据可以看出，对于战争中爆炸性 TBI 的患病率我们并不清楚。迄今为止，这一问题尚未有一个科学严谨的循证流行病学研究做解答。2011 年，美国国防高级研究计划局（DARPA）开始了一项监测士兵爆炸伤的研究，研究人员让士兵在胸部、头盔和肩膀处戴上传感器来检测超压数据。医务人员则携带爆炸剂量计对士兵爆炸暴露水平进行定量测量，从而更准确地评估每位士兵可能遭受的爆炸相关损伤，并为之提供相应治疗。但是这项研究的结果尚未公布。

（七）脑损伤后血清和脑脊液生物标志物已被证明与病人的预后相关

基因组学、蛋白质组学和生物技术的最新进展为寻找 TBI 的替代标志物提供了前所未有的机遇。人们可以生成分子数据对损伤进行检测和分类，并确定治疗靶点机制。正如第 3 章相关内容所述，急性脑损伤会引起一系列生化事件，导致细胞破坏和组织破裂，释出蛋白质进入血液，正是这些分解产品，可以作为脑损伤的替代生物标志物。研究最多的物质包括蛋白酶水解产生的胶质纤维酸性蛋白（GFAP）、神经元特异性烯醇酶（NSE）、S-100B 蛋白、泛素 C 末端水解酶、微管相关蛋白 tau 蛋白、乳酸脱氢酶、谷草转氨酶、髓鞘碱性蛋白（MBP）、肌酸磷酸激酶、环磷腺苷、白细胞介素 -10、血清儿茶酚胺、促分泌素和 CII 血影蛋白。例如，

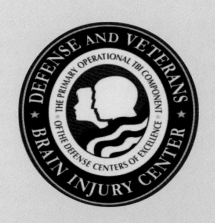

对 3 个美国国防部的退伍军人进行脑损伤调查研究

1. 你在服役过程中有没有受伤？（核对所有选项）

 A. □碎片

 B. □子弹

 C. □车载式（所有轮子类，包括飞机）

 D. □跌倒

 E. □爆炸（简易爆炸装置）

 F. □其他选择 _____

2. 当你部署时受伤是否导致以下任何一个？

 A. □短暂脑供血不足

 B. □不记得受伤

 C. □失去知觉不足 1 分钟

 D. □失去知觉不足 1～20 分钟

 E. □失去知觉超过 20 分钟

 F. □有任何脑震荡症状（如头痛、头晕、烦躁等）

 G. □脑外伤

 H. □以是均无

> 注：支持 A～E 符合颅脑外伤主动筛查标准

> 注：通过临床问诊确定 F～G

3. 可能头部受伤或脑震荡？

A. □头晕	E. □耳鸣
B. □头晕眼花	F. □易怒
C. □记忆障碍	G. □睡眠障碍
D. □平衡问题	H. □其他问题 _____

图 3.24　简易 TBI 筛查工具，用于检测从战场归来的士兵是否患有轻度 TBI

已经死亡或预后较差的病人身上 S-100B 蛋白、NSE、GFAP 水平显著升高。白细胞介素 -10 是颅内出血急性期早期炎性反应的分子生物标志物，其浓度与再次出血概率的增加存在独立相关性。在严重 TBI 病人身上往往可以观察到血清肌钙蛋白水平升高，肌钙蛋白水平与颅脑损伤严重程度相关，且为预后不良的独立预测因素；在这些病人中，β 受体阻滞剂治疗与提高存活率有关。

我们希望作为 TBI 的替代标志物，这些物质有助于确定损伤严重程度，预测病人预后，并加快诊断、分诊，以及对 TBI 病人的护理，尤其是那些采用镇静疗法、失去意识或患有多发性损伤的病人。生物标志物还可以帮助决定哪些病人需要成像（如脑震荡病人），为颅脑损伤后被改变的生物化学构成提供成功的药物治疗，从而推进人类 TBI 的早期药物治疗管理。不幸的是，尽管过去 10 年里这个领域内的动物实验和临床研究蓬勃发展，但在常规临床实践中尚未确立统一的 TBI 脑特异性生物标志物。若要实现这一目标，必须克服假阳性（在多发性损伤病人中尤其常见）、生物标志物半衰期短，以及与病人年龄、性别有关的差异带来的诸多困难。未来，临床医生有可能找到并使用由不同生物标志物组成，且能反映 TBI 多种机制的优化组合模板。

五、BINT 的生物标志物尚未明确

美国国防部目前正在资助一项关于脑损伤生物标志物的重大研究，研究涉及美国和海外 20 家医院超过 1000 名病人。这在此类研究中尚属首次，研究于 2011 年开始，将探索生物标志物能否可靠评估脑损伤程度，并帮助医生决定治疗方案。美国军方希望未来有一天能够开发出一个便携式血液检测和（或）设备，类似于目前用于心脏病诊断的心脏生物标志物肌钙蛋白，这样医生就可以带到战场上。改善预后，通过血清标志物浓度对损伤严重程度进行分级，以及在特异性颅内病变识别上取得进展，仍然是这些生物标志物研究的目标。

美国军方近来为筛查爆炸伤做的另一项努力是为 1145 名士兵配备了装有小型传感器的头盔，用来监测作用于颅骨的炸弹压力波。这些新的高科技头盔将收集数据，建立有关爆炸影响的数据库，并用来研发安全性能更好的头盔。

BINT 检测上的新进展也发生在神经影像学领域。众所周知，常规影像学在鉴定一类爆炸伤 TBI 上效果很差，而更先进的成像技术开始提供各种关于异常的证据，例如，在宏观解剖成像下并不明显的代谢紊乱。我们希望这些新的技术成果，如弥散张量成像（DTI）、功能性磁共振成像（fMRI）、高场 MRI（3～7T）、单光子发射计算机断层成像（SPECT）、正电子发射断层成像（PET）、脑磁图（MEG）及磁源成像（MSI），可以通过验证，帮助我们准确预测病人预后。这些先进的成像技术将在第 5 章四、十二、中讨论。

总之，爆炸伤是压力、破片和燃烧造成的综合性效应的产物。这些效应通过至少 5 个生物动力学变量的组合导致损伤。这 5 个生物动力学变量分别是：直接爆炸超压（组织应变）、身体位移、穿透伤、热损伤及心肺功能不全。BINT 的确切原因和发生率尚不清楚。决定脑损伤量的外部变量包括爆炸

峰值压力、爆炸持续时间、爆炸发生的介质、爆炸距离及身体防护。决定脑损伤发展和程度的内部变量，包括已有遗传因素和颅脑爆炸伤机制，人们才刚刚开始了解。这些变量之间可能相互作用，且作用方式不是简单叠加，而是协同促进，这就使得预测损伤变得更加复杂。这些损伤中一些损伤与日常冲击伤和穿透伤类似，但往往伴有更多水肿，伤势也更为严重，一部分原因是由于热损伤、组织污染和多发性损伤在一起的叠加效应。BINT 难以诊断，报道过少，需要血清和成像生物标志物来帮助识别受到爆炸伤伤害的士兵中是否存在这类损伤。

主要参考文献

［1］Centers for Disease Control and Prevention. Explosions and blast injuries: a primer for physicians. http://www.bt.cdc.gov/masstrauma/explosions.asp. Accessed March 13, 2011.

［2］Explosive forces of improvised explosive devices. SecurityDriver Web site. http://www.securitydriver.com/aic/stories/article-114.html. Accessed February 8, 2013.

［3］Cullis IG. Blast waves and how they interact with structures. J R Army Med Corps. 2001;147(1):16–26.

［4］Chaloner E. Blast injury in enclosed spaces. BMJ. 2005;331:119–120.

［5］DePalma RG, Burris DG, Champion HR, et al. Blast injuries. N Engl J Med. 2005;352(13): 1335–1342.

［6］Wolf SJ, Bebarta VS, Bonnett CJ, et al. Blast injuries. Lancet. 2009;374(9687):405–415.

［7］Centers for Disease Control and Prevention. Explosions and blast injuries: A primer for clinicians. CDC Emergency Preparedness & Response Web site. http://www.bt.cdc.gov/masstrauma/explosions.asp. Accessed February 7, 2013.

［8］Champion HR, Holcomb JB, Young LA. Injuries from explosions: physics, biophysics, pathology, and required research focus. J Trauma.

［9］Szul AC, Davis LB. Weapons effects. In Emergency War Surgery, Third United States Revision. Washington, DC: Office of the Surgeon General, Borden Institute, Walter Reed Army Medical Center; 2004.

［10］Ritenour AE, Baskin TW. Primary blast injury: update on diagnosis and treatment. Crit Care Med. 2008;36(7)(suppl):S311–S317.

［11］Xydakis MS, Bebarta V, Harrison CD, et al. Tympanic-membrane perforation as a marker of concussive brain injury in Iraq. N Engl J Med. 2007;357:830–831.

［12］Moore DF, Radovitsky RA, Shupenko L, et al. Blast physics and central nervous system injury. Future Neurol. 2008;3(3):243–250.

［13］Courtney A, Courtney M. Links between traumatic brain injury and ballistic pressure waves originating in the thoracic cavity and extremities. Brain Inj. 2007;21:657–662.

［14］Courtney M, Courtney A. The ballistic pressure wave theory of handgun bullet incapacitation. arXiv:0803.3053. [Physics.Med.PH].

［15］Ling G, Bandak F, Armonda R, et al. Explosive blast neurotrauma. J Neurotrauma 2009;26:815–825.

［16］Moss WC, King MJ, Blackman EJ. Skull flexure from blast waves: A mechanism for brain injury with implications for helmet design. Phys Rev Lett 2009;103:108702 .

［17］Cernak, I, Noble-Haeusslein LJ. Traumatic brain injury: An overview of pathobiology with emphasis on military populations. Journal of Cerebral Blood Flow & Metabolism, 2010;30:255–266.

［18］Irwin R, Lerner MR, Bealer JF, et al. Shock after blast wave injury is caused by a vagally mediated reflex. J Trauma. 1999;47: 105–110.

［19］Wang Y, Pan L, Fan W, et al. Influence of vagal injury on acute traumatic reaction after blast injury. European Journal of Trauma and Emergency Surgery. Online publication date: 3-Apr-2013.

2009;66(5):1468–1477.

［20］Bhattacharjee Y. Shell shock revisited: Solving the puzzle of blast trauma. Science 2008;319:406–408.

［21］Mayorga MA. The pathology of primary blast overpressure injury. Toxicology. 1997; 121:17–28.

［22］Cernak I, Wang Z, Jiang J, et al. Ultrastructural and functional characteristics of blast injury-induced neurotrauma. J Trauma. 2001;50:695–706.

［23］Siri KK, Egil O. Blast induced neurotrauma in whales. Neurosci Res. 2003;46:377–386.

［24］Branch CF, Adams J. Left ventricular rupture with resulting cardiac tamponade due to blast force trauma from gunshot wound. J Emerg Med. 2009;43(2):263–265.

［25］Cernak I, Savic J, Zunic G, et al. Involvement of the central nervous system in the general response to pulmonary blast injury. J Trauma. 1996 Mar;40(3 Suppl):S100–S104.

［26］Axelsson H, Hjelmqvist H, Medin A, et al. Physiological changes in pigs exposed to a blast wave from a detonating high-explosive charge. Mil Med. 2000;165:119–126.

［27］Koliatsos VE, Cernak I, Xu L, et al. A mouse model of blast injury to brain: Initial pathological, neuropathological, and behavioral characterization. J Neuropath Exp Neurol. 2011;70(5):399–416.

［28］Drobin D, Gryth D, Persson J, et al. Electroencephal ogram, circulation, and lung function after high velocity behind armor blunt trauma. J Trauma. 2007;63:405–413.

［29］McMahon CG, Kenny R, Bennett K, et al. Modification of acute cardiovascular homeostatic responses to hemorrhage following mild to moderate traumatic brain injury. Crit Care Med. 2008;36:216–224.

［30］Christ A, Kuster N. Differences in RF energy absorption in the heads of adults and children. Biol Electromagnetic. 2005;Suppl 7:S31–S44.

［31］Chen Y, Smith D, Meaney DF. In-vitro approaches for studying blast-induced traumatic brain injury. J Neurotrauma. 2009; 26(6):861–876.

［32］Suneson A, Hansson HA, Seeman T. Pressure wave injuries to the nervous system caused by high energy missile extremity impact: Part II. Distant effects on the central nervous system. A light and microscopic study on pigs. J Trauma. 1990;30(3): 295–306.

［33］Wang Q, Wang Z, Zhu P, et al. Alterations of myelin basic protein and ultrastructure in the limbic system at the early stage of trauma-related stress disorder in dogs. Journal of Trauma-Injury Infection & Critical Care. 2004;56(3):604–610.

［34］Nguyen H, Zaroff JG. Neurogenic stunned myocardium. Current Neurology and Neuroscience Reports. 2009;9:486–491.

［35］Axelsson H, Hjelmqvist H, Medin A, et al. Physiological changes in pigs exposed to a blast wave from a detonating high-explosive charge. Military Medicine 2000;165: 119–126.

［36］Nakagawa A, Manley G, Gean AD, et al. Mechanisms of primary blast-induced traumatic brain injury: Insights from shock wave research. J Neurotrauma. 2011;28(6): 1101–1119.

［37］Alford PW et al. Blast-induced phenotypic switching in cerebral vasospasm. PNAS. July 2011;108(3):12705–12710.

［38］Akimov GA, Odinak MM, Zhivolupov SA, et al. The mechanisms of the injuries to the nerve trunks in gunshot wounds of the extremities. Voen Med Zh. 1993;(9):34–36, 80.

［39］Dal Cengio Leonardi A, Bir CA, Ritzel DV, et al. Intracranial pressure increases during exposure to a shock wave. Journal of Neurotrauma. 2011;28(1):85–94.

［40］Wang Y, Pan L, Fan W, et al. Influence of vagal injury on acute traumatic reaction after blast injury. European Journal of Trauma and Emergency Surgery. 2013;39:385–392.

［41］Sundaramurthy A, Alai A, Ganpule S, et al. Blast-induced biomechanical loading of the rat: an experimental and anatomically accurate computational blast injury model. J Neurotrauma. 2012;29(13):2352–2364.

［42］Zhu F, Skelton P, Chou CC, et al. Biomechanical responses of a pig head under blast loading:

A computational simulation. International Journal for Numerical Methods in Biomedical Engineering. 2013;29(3): 392–407.

［43］ Long J, Bentley T, Wessner K, et al. Blast overpressure in rats: Recreating a battlefield injury in the laboratory. J Neurotrauma. 2009;26:827–840.

［44］ Abdul-Muneer PM, Schuetz H, Wang F, et al. Induction of oxidative and nitrosative damage leads to cerebrovascular inflammation in an animal model of mild traumatic brain injury induced by primary blast. Free Radic Biol Med. 2013;60:282–291.

［45］ Courtney A, Berg A, Michalke G, et al. History of blast exposure may affect the transmission properties of cranial bone. Experimental Mechanics. 2013;53(2):319–325.

［46］ Cernak I, Savic J, Malicevic Z, et al. Involvement of the CNS in the general response to pulmonary blast injury. J Trauma. 1996;40:100–104.

［47］ Koliatsos V, Cernak I, Xu L, et al. A mouse model of blast injury to brain: initial pathological, neuropathological, and behavioral characterization. J Neuropath Exp Neurol. 2011;70(5):399–416.

［48］ Bauman R, Ling G, Tong L, et al. An introductory characterization of a combat-casualty-care relevant swine model of closed head injury resulting from exposure to explosive blast. J Neurotrauma. 2009;26:841–860.

［49］ Kaur C, Singh J, Lim M, et al. The response of neurons and microglia to blast injury in the rat brain. Neuropathol Appl Neurobiol. 1995;21:369–377.

［50］ Kaur C, Singh J, Lim MK, et al. Macrophages/microglia as " sensor" of injury in the pineal gland of rats following a non-penetrative blast. Neurosci Res. 1997;27:317–322.

［51］ Kato K, Fujimura M, Nakagawa A, et al. Pressure-dependent effect of shock wave on rat brain: Induction of neuronal apoptosis mediated by a caspase-dependent pathway. J Neurosurg. 2007;106:1–10.

［52］ Säljö A, Bao F, Shi J, et al. Expression of c-Fos and c-Myc and deposition of beta-APP in neurons in the adult rat brain as a result of exposure to short-lasting impulse noise. J Neurotrauma. 2002;19:379–385.

［53］ Säljö A, Bao F, Haglid KG, et al. Blast exposure causes redistribution of phosphorylated neurofilament subunits in neurons of the adult rat brain. J Neurotrauma. 2000;17:719–726.

［54］ Alford PW, Dabiri BE, Goss JA, et al. Blastinduced phenotypic switching in cerebral vasospasm. Proc Natl Acad Sci U S A. 2011; 108(31):12705–12710.

［55］ Jung CS. Nitric oxide synthase inhibitors and cerebral vasospasm. Acta Neurochir Suppl. 2011;110(pt 1):87–91.

［56］ Cernak I, Wang Z, Jiang J, et al. Cognitive deficits following blast injury-induced neurotrauma: possible involvement of nitric oxide. Brain Inj. 2001;15:593–612.

［57］ Santucci CA, Purcell TB, Mejia C. Leukocytosis as a predictor of severe injury in blunt trauma. West J Emerg Med. 2008;9:81–85.

［58］ DeWitt DS, Prough DS. Blast-induced brain injury and posttraumatic hypotension and hypoxemia. J Neurotrauma. 2009; 26(6):877–887.

［59］ Cernak I, Noble-Haeusslein LJ. Traumatic brain injury: an overview of pathobiology with emphasis on military populations. J Cereb Blood Flow Metab. 2010;30:255–266.

［60］ Bala M, Rivkind A, Zamir G, et al. Abdominal trauma after terrorist bombing attacks exhibits a unique pattern of injury. Ann Surg. 2008;248(2):303–309.

［61］ Leininger BE, Rasmussen TE, Smith DL, et al. Experience with wound VAC and delayed primary closure of contaminated soft tissue injuries in Iraq. J Trauma. 2006;61(5): 1207–1211.

［62］ Navsaria P, Nicol A, Hudson D, et al. Negative pressure wound therapy management of the " open abdomen" following trauma: a prospective study and systematic review. World J Emerg Surg. 2013;8(1):4.

［63］ Burlew CC. The open abdomen: practical

implications for the practicing surgeon. Am J Surg. 2012;204:826–835.

[64] Yeoh S, Bell ED, Monson KL. Distribution of blood–brain barrier disruption in primary blast injury [published online ahead of print April 9, 2013]. Ann Biomed Eng.

[65] Ragel BT, Klimo P, Martin JE, et al. Wartime decompressive craniectomy: technique and lessons learned. Neurosurg Focus. 2010;28(5):E2.

[66] Das M, Mohapatra S, Mohapatra SS. New perspect ives on central and peripheral immune responses to acute traumatic brain injury. J Neuroinflammation. 2012;9:236.

[67] Bennett Colomer C, Solari Vergara F, Tapia Perez F, et al. Delayed intracranial hypertension and cerebral edema in severe pediatric head injury: risk factor analysis. Pediatr Neurosurg. 2012;48(4):205–209.

[68] Eastridge BJ, Costanzo G, Jenkins D, et al. Impact of joint theater trauma system initiatives on battlefield injury outcomes. Am J Surg. 2009;198;852–857.

[69] Pellman E, Viano D, Tucker A, et al. Concussion in professional football: reconstruction of game impacts and injuries. Neurosurgery. 2003;53:799–812.

[70] Benson RR, Gattu R, Sewick B, et al. Detection of hemorrhagic and axonal pathology in mild traumatic brain injury using advanced MRI: implications for neurorehabilitation. Neuro Rehabilitation. 2012;31(3): 261–279.

[71] Covey D. Blast and fragment injuries of the musculoskeletal system. J Bone Joint Surg Am. 2002;84:1221–1234.

[72] Marik PE. Rhabdomyolysis. In Handbook of Evidence-Based Critical Care. New York, NY: Springer; 2010:469–478.

[73] Gonzalez D. Crush syndrome. Crit Care Med. 2005;33(1)(suppl):S34–S41.

[74] Bloemsma GC, Dokter J, Boxma H, et al. Mortality and causes of death in a burn center. Burns. 2008;34:1103–1107.

[75] Nugent N, Herndon DN. Diagnosis and treatment of inhalation injury. In Total Burn Care. 3rd ed. Edited by Herndon DN. London, United Kingdom: Saunders Elsevier; 2007:262–272.

[76] Traber DL, Herndon DN, Enkhbaatar P, et al. The pathophysiology of inhalation injury. In Total Burn Care. 3rd ed. Edited by Herndon DN. London, United Kingdom: Saunders Elsevier; 2007:248–261.

[77] King MS, Eisenberg R, Newman JH, et al. Constrictive bronchiolitis in soldiers returning from Iraq and Afghanistan. N Engl J Med. 2011;365:222–230.

[78] Contant C, Valadka A, Gopinath S, et al. Adult respiratory distress syndrome: a complication of induced hypertension after severe head injury. J Neurosurg. 2001;95: 560–568.

[79] Advancedcombathelmet.globalsecurity.org. Accessed July 7, 2011.

[80] Nyein M, Jason A, Yu L, et al. In silico investigation of intracranial blast mitigation with relevance to military traumatic brain injury. Proc Natl Acad Sci U S A. 2010;107(48):20703–20708.

[81] Chaloner E. Blast injury in enclosed spaces. BMJ. 2005;331:119–120.

[82] Arnold J, Halpern P, Tsai MC, et al. Mass casualty terrorist bombings: a comparison of outcomes by bombing type. Ann Emerg Med. 2004;43:263–273.

[83] Skotak M, Wang F, Alai A, et al. Rat injury model under controlled field-relevant primary blast conditions: acute response to a wide range of peak overpressures. J Neurotrauma. 2013;30(13):1147–1160.

[84] Frykberg ER. Explosions and blast injury. In Shapira S, Hammond J, Cole L (Eds.). Essentials of Terror Medicine. New York: Springer; 2009.

[85] Love S, Louis DN, Ellison DW. Greenfield's neuropathology. 8th ed. Oxford, England: Oxford University Press; 2008.

[86] Diaz-Arrastia R, Baxter VK. Genetic factors in outcome after traumatic brain injury: What the human genome project can teach us about brain trauma. Journal of Head Trauma Rehabilitation. 2006;21(4): 361–374.

［87］Dikmen SS, Corrigan JD, Levin HS. Cognitive outcome following traumatic brain injury. J Head Trauma Rehabil. 2009; 24(6): 430–438.

［88］Xu M, Su W, Xu QP. Aquaporin-4 and traumatic brain edema. Chin J Traumatol. 2010;13(2):103–110.

［89］Raymont V, Greathouse A, Reding, K, et al. Demographic, structural and genetic predictors of late cognitive decline after penetrating head injury. Brain. 2008;131: 543–558.

［90］Dardiotis E, Fountas KN, Dardioti M, et al. Genetic association studies in patients with traumatic brain injury. Neurosurg Focus. 2010;28(1):E9.

［91］Han SD, Suzuki H, Drake AI, et al. Clinical, cognitive, and genetic predictors of change in job status following traumatic brain injury in a military population. J Head Trauma Rehabil 2009;24(1):57–64.

［92］Johnson VE, Stewart W, Graham DI, et al. A neprilysin polymorphism and amyloid-beta plaques after traumatic brain injury. J Neurotrauma. 2009;26:1197–1202.

［93］Yilmaz S, Pekdemire M. An unusual primary blast injury: traumatic brain injury due to primary blast injury. Am J Emerg Med. 2007;25:97–98.

［94］Okie S. Traumatic brain injury in the war zone. N Engl J Med. 2005;352:2043–2047.

［95］Tanielian T, Jaycox LH, eds. Invisible Wounds of War: Psychological and Cognitive Injuries, Their Consequences, and Services to Assist Recovery. Santa Monica, CA: RAND Corporation; 2008. http://veterans .rand.org. Accessed October 2011.

［96］Park E, Gottlieb JJ, Cheung B, et al. A model of low-level primary blast brain trauma results in cytoskeletal proteolysis and chronic functional impairment in the absence of lung barotrauma. J Neurotrauma. 2011;28(3): 343–357.

［97］Valiyaveettil M, Alamneh YA, Miller SA, et al. Modulation of cholinergic pathways and inflammatory mediators in blast-induced traumatic brain injury. Chemico- Biological Interactions. 2013;203(1):371–375.

［98］Garman RH, Jenkins LW, Switzer RC III, et al. Blast exposure in rats with body shielding is characterized primarily by diffuse axonal injury. Journal of Neurotrauma. 2011;28(6):947–959.

［99］Yarnell AM, Shaughness MC, Barry ES, et al. Blast traumatic brain injury in the rat using a blast overpressure model. Current Protocols in Neuroscience. 2013;62:9.41.1–9.41.9. Published online.

［100］Baalman KL, Cotton RJ, Rasband SN, et al. Blast wave exposure impairs memory and decreases axon initial segment length. J Neurotrauma. 2013;30(9):741–751.

［101］Warden, D. Military TBI during the Iraq and Afghanistan wars. J Head Trauma Rehabil. 2006;21(5):398–402.

［102］Prins M, Alexander D, Giza CC, et al. Repeated mild traumatic brain injury: mechanisms of cerebral vulnerability. J Neurotrauma. 2013;30:30–38.

［103］Wang Y, Wei Y, Oguntayo S, et al. Tightly coupled repetitive blast-induced traumatic brain injury: development and characterization in mice. J Neurotrauma. 2011; 28(10):2171–2183.

［104］Galarneau MR, Woodruff SI, Dye JL, et al. Traumatic brain injury during Operation Iraqi Freedom. findings from the United States Navy-Marine Corps Combat Trauma Registry. J Neurosurg. 2008;108:950–957.

［105］Ling G. Traumatic brain and spinal cord injuries. In Cecil's Textbook of Medicine. 23rd ed. Edited by Goldman L, Ansiello D. Philadelphia, PA: Saunders; 2007: 2646-2651.

［106］Cantu R, Gean AD. Second impact syndrome and a small subdural hematoma: an uncommon catastrophic result of repetitive head injury with a characteristic imaging appearance. J Neurotrauma. 2010;27: 1557–1564.

［107］Coldren RL, Kelly MP, Parrish RV, et al. Evaluation of the Military Acute Concussion Evaluation for use in combat operations more than 12 hours after injury. Mil Med. 2010;175:477–481.

［108］McCrea M, Kelly JP, Randolph C. Standardized Assessment of Concussion (SAC): Manual for Administration, Scoring, and Interpretation. 2nd ed. Waukesha, WI: Oxford University Press; 2000.

［109］VA Polytrauma System of Care Home. Available at: http://www.polytrauma.va.gov. Accessed September 2011.

［110］Evans CT, St Andre JR, Pape TL, et al. An evaluation of the Veterans Affairs traumatic brain injury screening process among Operation Enduring Freedom and/or Operation Iraqi Freedom veterans. PM R. 2013;5(3):210–220.

［111］Terrio H, Brenner LA, Ivins BJ, et al. Traumatic brain injury screening: preliminary findings in a US army brigade combat team. J Head Trauma Rehabil. 2011;24:14–23.

［112］Williams CS. Blast related TBI: The Iraq/Afghanistan experience. Presented at the Cleveland Clinic Conference on Neuroimaging in Traumatic Brain Injury; October 31, 2008; Cleveland, OH.

［113］Lange RT, Brickell TA, Ivins B, et al. Variable, not always persistent, postconcussion symptoms following mild TBI in U.S. military service members: A 5-year cross-sectional outcome study. J Neurotrauma. 2013;30(11):958–969.

［114］Schwab KA, Baker G, Ivins B, et al. The Brief Traumatic Brain Injury Screen (BTBIS): investigating the validity of a selfreport instrument for detecting traumatic brain injury (TBI) in troops returning from deployment in Afghanistan and Iraq. Neurology. 2006;66(5)(supp 2):A235.

［115］Vos PE. Biomarkers of focal and diffuse traumatic brain injury. Crit Care. 2011;15(4):183.

［116］Jia L, Xue-Yuan L, Dong-Fu F, et al. Biomarkers associated with diffuse traumatic axonal injury: Exploring pathogenesis, early diagnosis, and prognosis. J Trauma. 2010;69(6):1610–1616.

［117］Mukherjee S, Katki K, Arisi GM, et al. Early TBI-induced cytokine alterations are similarly detected by two distinct methods of multiplex assay. Front Mol Neurosci. 2011;4:21.

［118］Wang KW, Cho CL, Chen HJ, et al. Molecular biomarker of inflammatory response is associated with rebleeding in spontaneous intracerebral hemorrhage. Eur Neurol. 2011;66(6):322–327.

［119］Honda M, Tsuruta R, Kaneko T, et al. Serum glial fibrillary acidic protein is a highly specific biomarker for traumatic brain injury in humans compared with S-100B and neuron-specific enolase. J Trauma. 2010;69(1):104–109.

［120］Thelin EP, Johannesson L, Nelson D, et al. S100B is an important outcome predictor in traumatic brain injury. Journal of Neurotrauma. 2013;30(7):519–528.

［121］Manley GT, Diaz-Arrastia R, Brophy M, et al. Common data elements for traumatic brain injury: recommendations from the Biospecimens and Biomarkers Working Group. Arch Phys Med Rehabil. 2010; 91(11):1667–1672.

［122］Salim A, Hadjizacharia P, Brown C, et al. Significance of troponin elevation after severe traumatic brain injury. J Trauma. 2008;64(1):46–52.

［123］Zongo D, Ribéreau-Gayon R, Masson F, et al. S100-B protein as a screening tool for the early assessment of minor head injury. Ann Emerg Med. 2012;59(3):209–218.

［124］Svetlov S, Larner S, Kirk D, et al. Biomarkers of blast-induced neurotrauma: profiling molecular and cellular mechanisms of blast brain injury. J Neurotrauma. 2009;26:913–921.

［125］Jeter CB, Hergenroeder GW, Hylin MJ, et al. Biomarkers for the diagnosis and prognosis of mild traumatic brain injury/ concussion. J Neurotrauma. 2013;30(8):657–670.

［126］Bazarian JJ, Zhong J, Blyth B, et al. Diffusion tensor imaging detects clinically important axonal damage after mild traumatic brain injury: a pilot study. J Neurotrauma. 2007;24(9):1447–1459.

第4章 战争和恐怖袭击中的武器

在过去的战斗中，使用的武器类型与造成的创伤类型密切相关。因此，回顾现有武器的特点有助于了解创伤的性质。现代战斗形式比较常规，且敌对双方力量往往不对等（恐怖分子力量较弱），在这些战斗中使用的不同武器造成的 TBI 分类结果如下：IED 70%、枪弹 9%、迫击炮 8%、火箭推进榴弹（RPG）3%、地雷 5%、手榴弹 1%、其他 / 未知类型 4%。受伤类型的差异主要取决于武器类型、防护装备、地形和军事行动类型的差异。简言之，伊拉克战争和阿富汗战争的主要武器包括：

1. 简易爆炸装置（IED） 是伊拉克战争和阿富汗战争的标志性武器，是叛乱分子最常用的爆炸型弹药。

2010 年，暴徒在阿富汗安装了近 15 000 个 IED，比前一年增加了 62%，情况令人担忧。IED 的引爆方式多样，包括电气、定时、拉发线、手机、数码相机、铜线等。为了实现伤害最大化，IED 除了化学炸药外，往往还添加了多种物体，如钉子、滚珠、金属螺栓、石块、玻璃和金属棒碎片（图 3.15、图 4.1、图 4.2 和图 5.73）。有些为了增加继

发性感染的概率甚至加入了人体排泄物。"自杀式炸弹袭击者"的身体也可以成为携带污染源的次生炸弹。IED 的危险性很高，因为它可以放置在任何地方伪装成任何样子。这些炸弹曾被伪装成垃圾放置在路上、麻袋中、低洼处，甚至动物尸体内。因此，开车搜索此类炸弹是很难有所发现的。而伊拉克的路边本来就堆满了普通垃圾，这就使得情况更加复杂。通常情况下，IED 爆炸后还会有暴徒利用轻型武器和火箭推进榴弹进行伏击。IED 通常是独立安置的，但有时也会放置在小轿车或公共汽车中［称为车载简易爆炸装置（VB-IED）或汽车炸弹］或建筑物中［称为房载简易爆炸装置（HB-IED）］。这样，爆炸的汽车或房屋碎片就会成为次生弹丸。为了造成更大的烧伤，VB-IED 通常会配有丙烷罐或其他有毒化学物质（图 4.3 和图 4.4）。尽管做工粗糙，但 IED 攻击的无差别性和不可预测性使其成为 21 世纪恐怖分子的有力武器。2013 年波士顿马拉松爆炸案就是一个例证，恐怖分子使用的炸弹只是一个藏在路边垃圾桶里的高压锅。

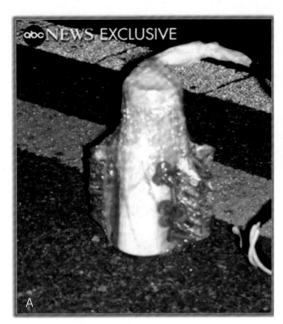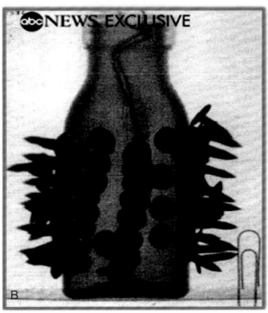

图 4.1　自制简易爆炸装置（IED）
暴徒往往在自制炸弹中加入穿透性较强的物体，如图中盛装炸药的瓶子里放入了钉子。这些碎片四处飞溅会导致大量穿透伤，如图 3.13 所示（图片由加州洛杉矶迪士尼公司子公司美国广播公司新闻网授权）

2．爆炸成型弹丸（EFP）　也被称为爆炸成型穿透物，是一种自锻成型弹头，由一个装填爆炸材料的金属管或圆柱体，以及浅盘形状的铜衬垫构成（图 4.5）。爆炸力将铜盘变成一个巨大的气动弹丸。当这个弹丸击中坦克或悍马军车时，会产生冲击波，并以压缩波的形式穿透车辆。压缩波力量极大，破坏车辆内部金属，金属层裂碎片会对人员和设备造成威胁。弹丸本身也可击穿坦克，并在坦克内部喷射铜垫碎片。EFP 命中物体时威力会部分削减，同时产生大量的小型碎片。EFP 损伤没有典型的 IED 损伤爆炸性强，实际上它更类似于大型枪弹伤口。但是 EFP 极其危险，即使对于新一代的防地雷车和许多坦克而言，它都是致命的。

（1）火箭推进榴弹（RPG）：是一种便携式、可手持、可肩扛的反坦克武器，可发射含有爆炸性弹头的非制导型火箭（图 4.6A 和图 4.7）。

它本质上是一个手持榴弹发射器，有时被称为火箭筒。RPG 包含两个部分：发射器和火箭（包含榴弹）。火箭中的锥形金属周围装满爆炸物。由于没有制导系统，操作人员必须在离目标较近时才能开火，当然这也增加了被发现的概率。大多数现代军队都装备反坦克导弹作为步兵的主要反坦克武器，但 RPG 对装甲车依然威胁巨大，尤其是在城市或丛林作战等情况下，RPG 多为游击队所青睐。它也是伊拉克和阿富汗叛乱分子最喜欢的武器。

（2）手榴弹：是一种个人手持投掷的炸弹（图 4.6B 和图 5.73）。按照设计，手榴弹爆炸时会四处喷射弹片（弹片来自手榴弹外壳及内部的易燃物）。手榴弹虽然大小不一，样式各异，但有两点共同之处：一是都是中空，可以填充炸药；二是都有引信。大多数手榴弹都有坚硬的外壳，可以在爆炸前在坚硬表面（如墙壁）上反弹。手榴弹的致命距

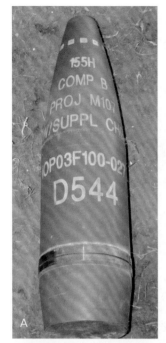
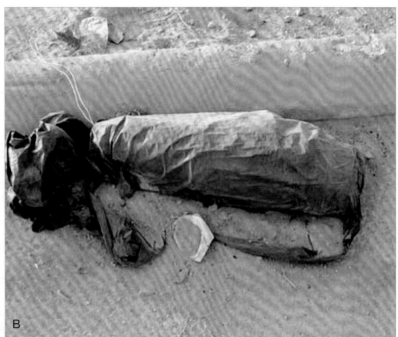
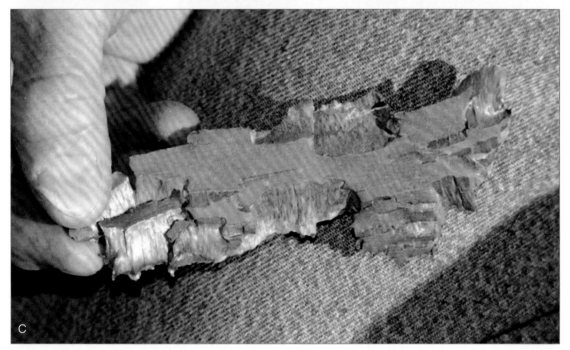

图 4.2 典型 IED 和弹道破片

A. IED 炸弹常用的 155 毫米炮弹（榴弹炮），由装满爆炸材料的 80 磅锻钢瓶制成；B. 路边经过伪装的 IED，由炮弹制成；C. 图 A 中所示炮管的爆炸残骸。该碎片来自图 3.1 的实验。注意该碎片形状不规则且边缘尖锐可以造成最大程度的组织伤害（照片由 Tim Imholt 博士提供）

★ **要点**：IED 是伊拉克战争和阿富汗战争的标志性武器，是全世界恐怖分子最常用的爆炸型弹药。

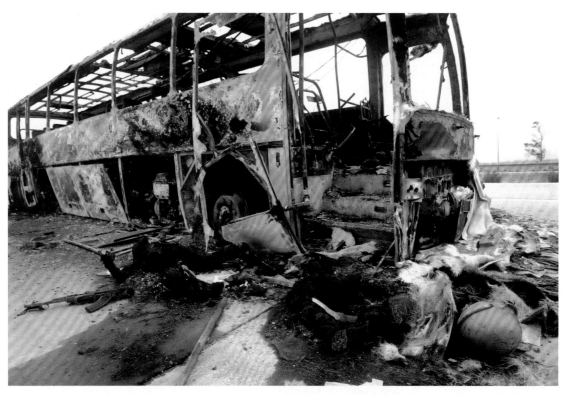

图 4.3 VB-IED

照片中是恐怖分子汽车爆炸的残骸。请注意大范围的高温爆炸损伤。汽车炸弹可以携带大量的炸药且不引起怀疑。汽车油箱中的汽油使得爆炸威力更加强大。**VB-IED** 也会产生大量碎片，对旁观者造成二次伤害。这种炸弹被自杀式炸弹袭击者普遍采用。炸弹激活方式有开车门、启动引擎、踩油门，或设置定时装置（照片由以色列哈达萨医院 Guy Rosenthal 提供）

★**要点**：将一个对方熟悉或需要的东西送入对方内部，破坏其安全系统，爆炸并破坏其力量，这一想法由特洛伊城木马衍生而出，一直以来都非常有效。VB-IED 仅仅是这一古老理念的现代重现，不同的是破坏是致命的。VB-IED 通常携带 110 ~ 1100 磅的炸药，但并不绝对，有时炸药重量甚至可以超过 12 000 磅，其威力是自杀式炸弹袭击的数倍。

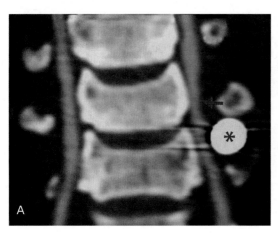

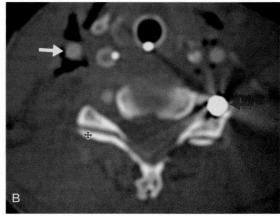

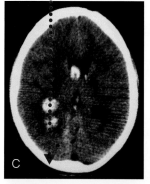
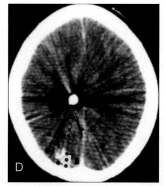
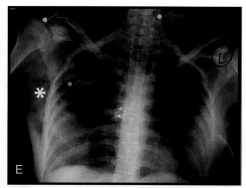

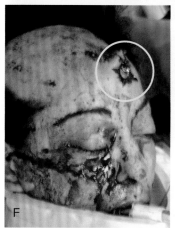
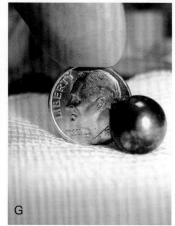
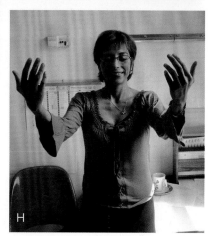

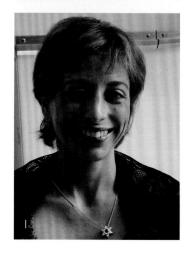

图 4.4　VB-IED 爆炸伤

A. 由 CT 血管造影（CTA）得到的冠状位最大强度投影（MIP）影像显示左颈处的滚珠（星号位置）紧邻椎动脉。可见轻微不规则边缘（箭头位置），与血管痉挛、夹层和（或）血管周出血一致。B. 较大窗宽的轴位增强 CT 图像中可见病人间期插管，皮下气肿并伴有右颈总动脉周围积气（黄色箭头位置），以及左方横穿孔内的滚珠（红色箭头位置）。C、D. 入院时脑部 CT 显示出一侧脑半球的"从前至后"的穿透伤。弹珠从受害者右前额进入，撞击右颅顶内板后反弹，停留在右半卵圆区（箭头显示弹珠的运行轨迹）。其他跳弹病例见图 4.21～图 4.23。E. 前后位（AP）胸部 X 线平片可见右侧胸肌区（星号位置）上方纵隔气肿和皮下气肿，以及三个滚珠（箭头位置）。F. 术中照片显示射入伤口（圆圈位置）和大面积的面部损伤。G. 异物滚珠照片。H、I. 数月后的随访照片（照片由以色列哈达萨医院 Guy Rosenthal 提供）

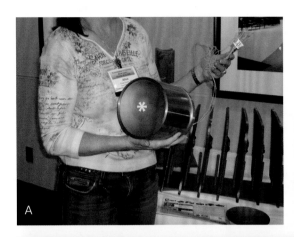
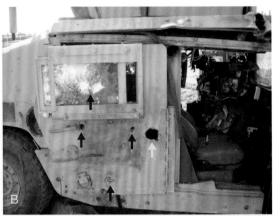
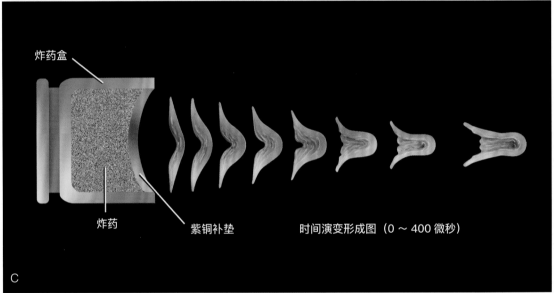

图 4.5　爆炸成型弹丸（EFP）

A. 预先引爆型 EFP 及其引信。请注意图中的铜盘（星号位置），最后它会变成弹头。圆柱形金属桶中装满了爆炸物。B. 照片中是悍马军车，车辆受到了远距离 EFP 的波及。注意强化金属门上的大洞（黄色箭头位置），它是弹丸射入口。较小碎片对车门和车窗的破坏同样显而易见（红色箭头位置）。C. EFP 构成图解。注意紫铜衬垫如何一步步变形最终成为大型弹丸

★**要点：** 同 IED 和 VB-IED 一样，EFP 的爆炸控制十分简单，可以由钢丝绳、无线电、手机、电视或红外（IR）远程控制，或通过被动红外运动探测器实现远程操控。

离是 5 米，致伤距离是 20 米。除了前面描述的"破片型杀伤手榴弹"，还有化学手榴弹和气体手榴弹，如烟雾弹和燃烧弹。与杀伤手榴弹不同，化学和气体手榴弹的设计初衷是为了燃烧或释放气体而不是爆炸。

3. 迫击炮　是一种带有 10 厘米短筒的前装式武器(图 4.6C)。同其他弹道武器相比，迫击炮炮弹的射击速度更低，弹道弧更高。2 名士兵即可操作，每分钟可以发射 20 发炮弹。后坐力直接作用到地面，因此易于使用。

迫击炮（和大多数野战火炮）是间接火力的一种，也就是说，它并不直接瞄准目标，炮手需综合考虑距离、高度、大气条件、弹丸速度和其他因素，对弹片的抛物线轨迹做出预测。间接火力的最初目的是为了能够从隐蔽的位置发射，保证射手不被敌人发现。在智能弹药出现之前，炮弹一旦发射其弹道轨迹将无法改变。

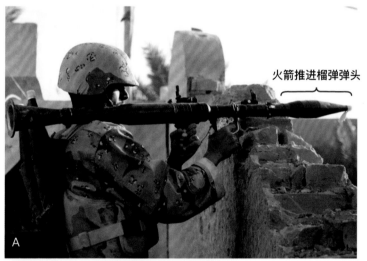

火箭推进榴弹弹头

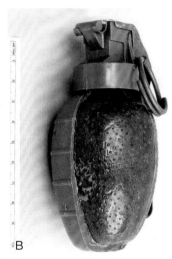

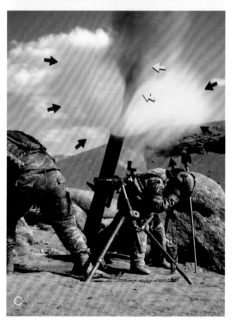

图 4.6　普通战斗武器

A. 火箭推进榴弹（RPG）。注意该武器同火箭炮的相似之处。RPG 是直接射击武器，它的瞄准线路是武器和目标间的直接连线。B. 手榴弹。该图是现代手榴弹的照片，外壳已切掉，显示出内部镶嵌的无数小型球轴承。坚硬的外壳使得手榴弹在爆炸前能够从撞击表面弹开。当手榴弹爆炸时，这些球轴承和外壳破片都会变成炮弹。C. 迫击炮。注意弹头（黄色箭头位置）从炮管发射出来时伴随着热量和火药粉末向四周喷射（红色箭头位置）。迫击炮是间接射击武器，弹头不直接瞄准目标。炮手需综合考虑距离、高度、大气条件、弹丸速度和其他因素，对弹片的抛物线轨迹做出预测。爆炸声音极大（注意士兵捂住了耳朵）

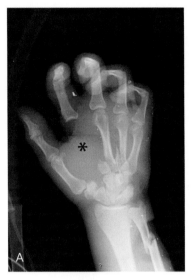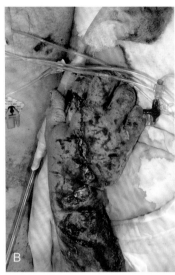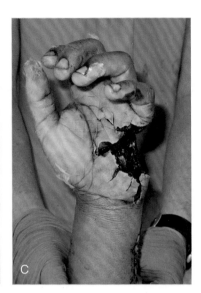

图 4.7　火箭推进榴弹（RPG）损伤
A、B. 第二掌骨创伤性截肢（星号位置）、手腕粉碎，严重烧伤。同时可见多个射线无法穿透的小型残留异物。
C. 另一名病人遭遇典型的局灶性 RPG 损伤，小鱼际隆起缺失

　　4. 诡雷，地雷，未爆炸弹药

　　（1）诡雷：是经过伪装的爆炸装置，某个物体看似无害，但是一旦触碰就会引爆。启动装置都很显眼，因为敌人希望受害者触碰该物体并引爆炸弹（如战争纪念品）。

　　（2）地雷：是一种静置的由压力引信引爆的爆炸性火器，有多种不同大小和形状及爆炸压力阈值（图 4.8）。例如，一个反坦克地雷的炸药填充达到 4～5 千克，仅仅踩到并不会引发爆炸。大多数地雷都很小（含100～200 克炸药）且价格低廉，会导致部分或完全创伤性截肢，最常见的是足中段或胫骨远端。更近端处则会出现身体组织从骨骼剥离并和破片一起沿着筋膜层被向上推动，形成所谓的阳伞效应。地雷和诡雷的伤害本质上都是局灶性爆炸伤，由于掩埋在地下，两者都能制造出高速的次生弹丸。因此经常能看到伤口里满是灰尘、鹅卵石和大块的植物。受伤的程度主要取决于地雷中炸药

的数量、地雷埋藏深度和地雷上覆盖碎片的数量。其他影响损伤严重程度的因素还包括伤者所穿鞋子的类型、足的接触点、腿的大小和形状。

　　据国际红十字协会统计，地雷每年导致26 000 人伤残和死亡。全世界有约 78 个国家埋藏着地雷，都是几年前甚至几十年前战争的遗留物。其中阿富汗是世界上埋藏地雷最多的国家之一。据估计，自 1979 年以来阿富汗的埋雷数量超过 64 万个，这些地雷不仅威胁着美国军队，也威胁着超过 400 万的阿富汗人。2008 年的 6 个月期间就有 1445 人被地雷炸伤或炸死，其中 50% 是儿童。由于75% 的地雷都埋在农业用地中，许多阿富汗农民也被炸伤，并失去了他们赖以为生的田地。阿富汗有近 3% 的人口是"严重残疾"，其中 9% 是地雷造成的。伊拉克也是世界上受地雷威胁最大的国家之一，之前的政府在数次冲突中毫无节制地使用地雷，这些冲突

包括为保护边境同伊朗展开的漫长的两伊战争（1980～1988 年）、防止入侵的波斯湾战争（1990～1991 年）及对伊拉克北部的库尔德人的镇压行动。大多数地雷主要填充炸药及少量的金属和塑料（以逃避地雷探测器），这就增大了放射学对异物的识别难度，并且妨碍了它们的清理和消除工作。未来若能借助氨感应无人机，情况可能会有所改善。

（3）未爆炸弹药（UXO）：是指已经发射但未爆炸的火箭、手榴弹和迫击炮。由于塔利班和多国部队之间的战斗，许多地区都受到了 UXO 的波及。UXO 通常布置在地面上，因此比地雷更易发现，更易躲避。然而也正是由于 UXO 容易发现，它对儿童和青少年构成了特殊的威胁，因为这一人群特别容易被不熟悉的、令人好奇的物体吸引。

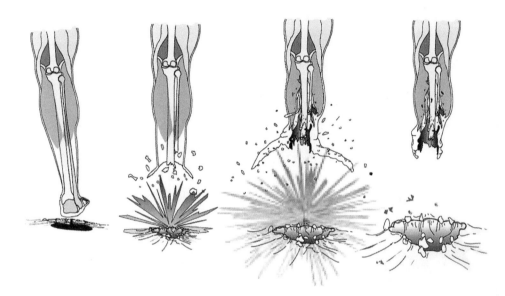

A

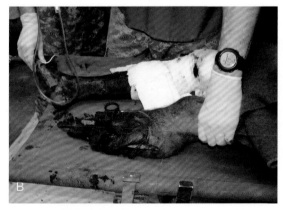

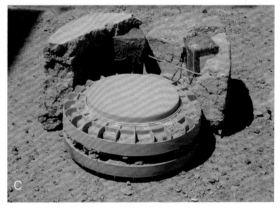

图 4.8　地雷造成的创伤
A. 对杀伤性地雷造成的阳伞效应图解。人一踩到地雷，其远端肢体组织就会遭到破坏，并在肌肉和软组织因爆炸从骨骼脱离时波及到近端肢体。这样的伤害远远大于单纯的远端肢体损伤，因为其中还有近端伤害，而近端伤害临床表现不明显（引自《战时紧急手术》美国第三版中 Szul AC 和 Davis LB 撰写的"武器效果"部分）。B. 下肢伤口的浸软和污染是典型的地雷创伤。C. 照片中是一个部分埋在混凝土中，通过遥控引爆的路边反坦克地雷。这种大型地雷造成的往往是钝伤而非爆炸伤，受害者在地雷爆炸后由于冲击力在车内四处碰撞，因此上下肢和脊柱的闭合性骨折是常见损伤

UXO 进入体内，大部分伤患在 UXO 移除后都能存活。然而，UXO 在手术移除过程中可能会被引爆，因此伤患和医生都面临着遭遇爆炸伤的危险。

5．枪弹伤及其他头部穿透伤　从旧金山街道到巴格达战场，枪弹伤持续危害着平民和军队。日常创伤中 11% 是穿透伤，而在战场上穿透伤发生率超过 68%。在美国，城市中随处可见帮派暴力和民用枪支伤害，其严重程度超过其他任何发达国家。而在发展中国家，使用武器杀人或自杀的人数也在增长。在美国，每年有 50 万起枪弹伤事件，5 万人因此死亡。在许多州，枪弹伤死亡率超过了机动车车祸死亡率。当人们将注意力全部集中在 TBI 造成的死亡上，却忽略了其实枪弹伤才是导致死亡的首要原因。枪弹伤造成的死亡中大部分是由于强暴和自杀行为。同其他创伤相似的是，超过 80% 的受害者是男性，平均年龄约为 30 岁。据估计，枪弹伤每年给美国增加了 23 亿美元的财政负担。

弹道学是研究子弹运动的科学，分成三个分支：内弹道学、外弹道学和终端弹道学。内弹道学研究子弹在枪支内部的运动。外弹道学则侧重子弹在空中的运行。终端弹道学研究子弹击中目标时的运动，显然它对临床医生最为重要。

（1）内弹道学（枪支内部）：枪弹伤和导致二次爆炸伤的弹丸遵循基本弹道学规则：动能（KE）$=1/2mv^2$，其中 m 是弹丸的质量，v 是弹丸的速度。任何移动物体都有能量。注意，根据该方程式，子弹质量加倍动能翻番；若速度加倍，动能增加 3 倍，因此，子弹的速度比质量更能影响其伤害能力。此外，子弹射出速度部分取决于枪膛的长度（枪膛越长，子弹加速时间越长，动能越大）。连发左轮手枪的出口速度约为每秒 150 米，手枪是每秒 300 ～ 360 米，猎枪是每秒 400 米，步枪是每秒 400 ～ 1500 米，AK-47 每秒达到约 900 米。然而我们必须明白有关杀伤力的研究不仅仅是简单的物理学研究。最终决定损伤程度的是从子弹传输到身体组织内的能量。从弹道学角度来看，猎枪同手枪和步枪截然不同。后两种枪支的子弹都拥有最理想的状态，即弹道剖面好、截面密度高、速度快、穿透深、扩张小。而猎枪为了扩大攻击区域，从而能够击中体积小、移动快的目标，上面所有这些理想属性都被牺牲了。

（2）外弹道学（从枪到目标）：外弹道学研究弹头离开枪口后的情况。弹头从枪膛射出后在空气中并不是沿着稳定不变的轨道做直线运动，而是以其弹道为轴呈螺旋状前进的。这个沿着弹头飞行直线的纵轴偏差被称为弹头偏航角。偏航角一般用来衡量弹头偏离目标的多少，对短距离内的高速弹头非常重要。弹头的偏航角是造成目标组织伤害程度的一个重要决定因素。若偏航角增加，则子弹进入组织时的旋转增加，伤口创面也随之增大（图 4.9、图 4.10、图 4.12、图 4.14、图 4.21）。除了偏航角，子弹在空气中的运动也受到进动和章动的影响。**进动**是指子弹围绕质心的旋转运动，而**章动**是指子弹尖端的小圆周运动。在造成组织破坏方面，两者重要性都不及偏航角。

外弹道学中其他的重要因素包括风速、空气密度、空气温度、弹头的质量和重力作用，甚至地球引力。在打击某个具体目标时需要考虑所有这些因素，并进行复杂的数学运算。

（3）终端弹道学（目标内部）：偏航角增加了弹头和身体组织的接触面积，加大了阻力系数。这导致从弹头到组织的能量转移率大大提高。组织内部的偏航角能够部分解释为什么一个射入创口（偏航角较小）可能非常小，但其相应的射出创口却呈裂开状且较大。这个较大的射出创口就是弹头在射出时偏航角较高造成的(图4.10、图4.13、图4.14、图4.31C)。同样地,变形(因此加大了表面积)的弹丸穿过组织也会加重损伤。此外，弹丸的大小和形状对损伤程度也有一定影响。相对于一个简单的球体，不尖锐的或不规则的

弹丸与组织的接触面积更大，从而增加了致伤可能。体积大的弹丸,受伤表面积也会越大。

动能向组织的扩散取决于几个因素。其中一个是目标组织的黏弹性（如皮肤、脂肪、骨骼、肌肉、大脑）。皮肤弹性好，能较好吸收空腔（也就是说它可以拉伸并回到原来的形状，而不会坏死）。肌肉弹性较差会被直接压碎。相比之下，骨头没有弹性，会把能量传递到相邻的肌肉，导致肌肉坏死。最后，如果不考虑组织损伤的速率依赖性，组织损伤程度与动能扩散成正比。这一点能够通过弹性橡皮泥得到很好的解释：橡皮泥慢

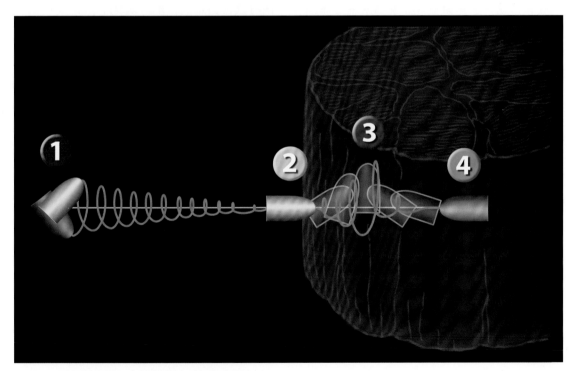

图 4.9　弹头射出后，在软组织中的理想运行状态
这是一颗有明显偏航角的出膛子弹。1. 步枪弹头。枪膛内膛线凹槽的回转稳定性可以校正弹头的长轴使其保持直线飞行。2. 类似于旋转的足球。然而就手枪而言，弹头在空中的滚摆是目标组织破坏程度的重要决定因素。偏航角增加，弹头进入组织时的旋转增加，伤道面积也随之增大。弹头进入密度较大的目标组织后便迅速失去平衡，开始摇摆。3. 偏航角增加了弹头路径的横截面积，增大了阻力，导致更多的动能扩散到组织，造成更多的组织损伤。通常情况下,弹头最后都会呈水平位置(因为弹头周围的创道崩溃了)但方向却逆转了。4. 这也就解释了为什么最后弹头的方向往往指向射入点

★**要点**：弹头偏航角是弹丸在其运动方向的基础上向左或右的旋转。偏航角会增加损伤的程度，因为弹头命中目标组织时横截面积有所增加。突然的阻力和（或）在组织内的滚摆给弹头施加了应力，并且有可能使其碎裂。

慢拉伸，可以无限延伸，但如果迅速拉伸它就会撕裂。比起橡皮泥，人体组织的速率依赖性显然要低得多，但这个速率效应可以更好解释为什么高速武器能够造成更大伤害。

与日常创伤中的低速子弹相比，高速军用子弹和高能爆炸装置往往会造成更严重的组织创伤。然而，远程高速子弹造成的枪弹伤比短程低速子弹程度轻。前者直接穿透组织，不会引起动能扩散，造成的伤害只相当于刺伤。所以为了实现最大的组织损害，理想的子弹设计是保证所有动能都可以传递给目标组织。最好的例子就是下文描述的所谓开花弹，这种子弹命中目标就会发生爆炸。

（一）武器相关基本词汇

对枪炮类专业术语的初步了解有助于更好地了解枪弹伤（GSW）。一般情况下，枪支分为手枪、步枪和猎枪。由于机械动作不同手枪也分别被称为单手手枪和左轮手枪。这些武器造成的弹道伤分为低能创伤和高能创伤。**低能**创伤由飞行速度每秒 1200 英尺的子弹造成（低于空气中的声速）。大部分手枪都是低速的，造成颅外组织创伤时通常仅仅损伤弹道周围组织。手枪造成的颅骨创伤比较复杂，将在稍后详述。步枪属于**高能武器**（每秒 2500 英尺），能够造成弹道周围组织的损伤，以及颅内和颅外组织损失。与手枪和猎枪等无膛线武器不同，步枪的枪膛里有螺旋槽（即膛线），能够使子弹产生陀螺状旋转并保持稳定飞行。其结果有二：①通过消除随机漂移增加精准性；②同一口径枪膛可以发射更长、更重的子弹，增加射击范围和力量。步枪和手枪的子弹是单一的，每个子弹只能制造一个伤口。相比之下，猎枪弹药由弹壳和多个不同大小的金属颗粒

（即霰弹）构成。大多数猎枪损伤有多个创道。猎枪是短程武器。目标出现在 30 码外，一般猎手就很难击中。若距离上升到 40 码，即使是最好的射手也会感到力不从心，因为霰弹团在扩散过程中，速度迅速放缓，子弹效力下降。猎枪的设计初衷是为了打击体积小、移动快的猎物，如野生飞禽。典型的鸟弹，在射击时弹丸飞散而出，并在飞行中形成扇形，从而增加击中目标的机会。早期的美国殖民者多使用猎枪，因为滑膛枪（即无膛线枪）准确性较差，而分散的弹丸更容易击中移动目标和灌木中的目标。尽管猎枪被归到低速武器的行列，但它造成的近距离损伤可以是致命的，特别是在使用鹿弹的时候。

步枪和手枪通过口径划分。武器的口径是枪口孔（膛内）的直径，同子弹的直径是一样的。美国枪支通常以英寸或毫米为单位。例如，45 口径手枪子弹的直径是 0.45 英寸（1.14 厘米）。猎枪也按大小（即口径或内膛）分类，最常见的口径号有 12、16 和 20。口径号的划分要看一个和枪膛相同直径的铅弹的重量是一磅的几分之一。也就是说一个 12 号猎枪适用的铅弹，应该是一磅铅弹的 1/12。由于口径号是重量分数的分母，因此小口径猎枪的枪膛直径比大口径猎枪要大；也就是说，口径号越小，枪膛直径越大。

（二）弹药结构剖析

现代武器弹药由预制发射筒构成，通常被称为子弹或炮弹（图 4.11 和图 4.12）。手枪和步枪的子弹由两部分组成：弹壳和弹丸（即弹头）。子弹的第一个组成部分是弹壳，其常见材料是黄铜，其次是钢。射击时它会自动从枪膛飞离。弹壳的点火系统包含火药和装配在弹壳底部的底火，其主要成分是硝

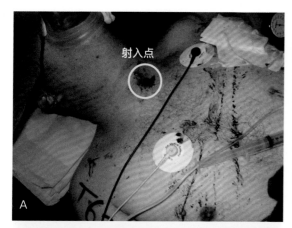

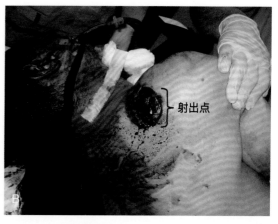

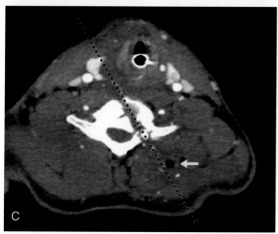

图 4.10　颈部枪弹伤

这名 20 岁悍马炮塔机枪手被狙击手射中颈部。他的初始格拉斯哥昏迷评分（GCS）是 10 分，其中睁眼反应（E）4 分，运动反应（M）6 分，并出现四肢瘫痪。A 和 B 分别是病人颈部伤和胸部伤的前后照片，可以看到典型的小射入点创伤和大射出点创伤。C. 颈胸段轴位 CTA 图像显示投射物从前到后穿透 C_7 椎体造成弹道骨折。虽然主要血管都未受阻，但由于弹道靠近脊髓，使得脊髓易受到爆炸冲击力的伤害。注意椎旁肌左后方少量积气（黄色箭头位置）。在此案例中，可以通过射入伤口和射出伤口推断子弹轨迹。但是在其他 GSW 案例中，若射入点和射出点不太明显，则可借助软组织附近的空气状态来帮助判断创道

★要点：请注意，该伤患不宜进行磁共振成像（MRI），因为病人体内异物可能具有铁磁性。

化纤维素。弹壳内大部分空间由火药填充，充当可燃的推进药或炸药。第二个组成部分是弹头，位于子弹的顶端。弹头在口语中有时也笼统地表示弹药或子弹，综合了弹头、弹壳、火药和底火。这个词来源于法语单词 boulette，意思是小球。弹头一般是铅制的。铅是金属弹头的首选材料，首先它密度大，因而单位体积质量大、动能大。其次，铅价格低、易获得、熔点低、易于铸型，可以制成不同形状的弹头。

有时弹头外面会有一层铜或其他金属层全部或部分包覆弹头。如果弹头被完全包覆，就称为全金属被甲弹（FMJ）。高速武器经常使用被甲弹头，这样可以防止它们在枪膛内破碎、融化。如果弹头被部分包覆，称为半金属被甲弹或部分金属被甲弹。有些弹头被甲没有延伸到弹头顶端，顶端铅头通常会露出。这样的半金属被甲弹头称为软头型弹头。有些弹头在顶端有空洞，被称为空尖弹头或扩张性弹头。由于顶端有可收缩的空间，空尖弹头在命中目标时会产生形变（呈蘑菇形）。总体来说，所有半被甲弹的设计初衷都是为了让弹头在命中目标时能够变形或碎裂。这样可以增加弹丸的有效破坏面积，使其在组织中滚摆，实现更大的动能传递。这种弹头在穿过组织时不仅会扩张，还会从内部发射碎片，从而造成更广泛的组织伤害。高速的半被甲弹会留下一条沿着伤道的碎片

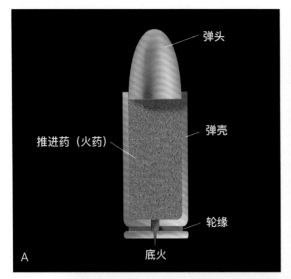
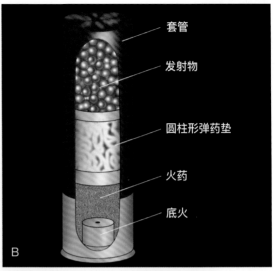

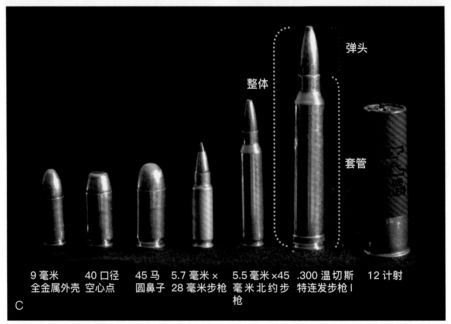

图 4.11　现代武器弹药基本部件图解

A. 步枪和手枪弹药被称为子弹（也称炸药筒或弹药筒）。每发子弹由弹壳、底火、推进药和弹头组成。发射药也被称为炸药或火药。底缘是弹壳上用于装填弹药的部分。底缘的中心是底火，用于点燃推进药。B. 猎枪弹壳通常由一个塑料盒与黄铜包裹的弹底组成。火药和底火被压缩在弹壳底部的黄铜弹底中。火药和子弹间是填充物（译者注：弹塞）。C. 几种常见子弹。图中用来承装子弹各组成部分的弹壳由黄铜制成，实际中的弹壳是镀铜的

★ **要点**：注意，实际中弹丸（即弹头）位于弹壳的尖端，并且通常有铜制被甲。执法人员、猎人和大多数犯罪分子使用半被甲弹药，但这在战斗中是禁止使用的。

轨迹，该轨迹会随着与射入点距离的增加而不断变宽。相比之下，低速的半被甲弹碎片较少，且常伴有蘑菇形形变。

1899 年签署的首个《海牙公约》禁止在战斗中使用半被甲弹。弹头变形时的扩张越大，弹头速度越缓，而造成的穿透越少。由于有些弹头在射击后有过分穿透或跳弹现象，因此执法过程中通常使用半被甲弹，这样可以降低旁观者的危险同样可以使目标人物更快地丧失行动能力。半被甲弹也深受猎人和罪犯"青睐"，因为它可以使目标迅速丧失行动能力，而这正是他们想要的。可以这样说，所谓的开花弹是将所有动能转移至目标组织的典型弹头，这种弹头一旦命中就会爆炸。开花弹的恶名为人熟知主要是因为 1981 年约翰·欣克利试图刺杀里根总统时使用的就是这种弹头。在当时的情况下，一个动能较小的细口径（22 号）手枪弹头造成了极大的组织伤害，由于是在短距离内射击，弹头所有的动能都作用到了目标身上。开花弹的顶端是无包裹的中空尖端，并装填有额外的起爆药，大大增强了弹头的变形性、阻滞力和致伤力。这种弹头在 20 世纪 70 年代被开发出来，当时美国空警用它来制服空中劫匪，同时降低弹头击穿飞机机身的风险。由于近期的一连串国际事件，这种弹头似乎开始重回大家的视线。

全金属被甲弹比半金属被甲弹更具穿透力，因此只有部分子弹动能作用于组织损伤和伤口形成。与半被甲弹不同，FMJ 弹头击中人体后往往完好无损（图 4.19、图 4.25、图 4.30）。但如果弹头击中骨骼，弹头的铅制部件就会从破碎的铜制被甲中脱离（图 4.12C、图 4.22～图 4.24）。如果没有击中骨骼，弹头是否碎裂取决于它的速度和偏航角大小。如果弹头偏航角大，横截面积就会增加，导致弹头阻力随之增加。这些阻力就会给弹头施加巨大的应力造成弹头破裂。这种情况下弹头的铅芯也有可能被挤出。由于弹头核心的质量较大，被甲和核心可能随即分开。而且被甲由于质量轻，降速快，就会偏离弹头核心轨道，转向其他方向。

猎枪弹药被称为猎枪弹（图 4.11B）。现代猎枪弹通常有一个塑料盒，一个黄铜弹底。火药和底火被压缩进子弹底部的弹底。塑料或纸质的弹塞放置在火药之上弹丸之下。弹塞的主要作用是防止弹丸和火药混合，并保证气流不会穿过弹丸而是会推动弹丸前进。弹丸位于弹塞的上方，有多种类型，包括铅、钢、铋、锡、钨铁和钨基合金。在北美，禁止使用铅弹猎捕水鸟，因为铅是一种有毒物质，会污染土壤、地表和地下水，导致不同物种的铅中毒，破坏生物栖息地。猎捕大型猎物时，猎枪可以装配含单个固体金属发射物的子弹，称之为独头弹。独头弹由金属块、尼龙或塑料塑模制成。实际上，它把猎枪变成了粗糙的步枪。独头弹像其他弹头一样被单独射出，而不是像鹿弹和鸟弹一样一组射出。弹丸或独头弹被一个薄的纸制或塑料垫压缩在弹壳中，然后弹壳的顶端被卷曲下来。猎枪射击时，弹丸和药垫一起飞离枪膛。常见的弹丸尺寸从 8 号到 00 号鹿弹不等，12 号弹壳中可装填约 500 个 8 号（0.23 厘米）弹丸或 9～15 个 00 号鹿弹（0.83 厘米）。按经验来看，子弹直径越小，子弹型号数字越大。猎枪通常用不同颜色代表不同口径的弹壳。例如，20 号弹壳通常是黄色的。大多数 12 号弹壳是红色的，但有时也会有红色、绿色、紫色、黑色和其他颜色的各种型号弹壳。不论什么颜色，弹壳的尺寸都会印在黄铜弹底上。注意口径或口径号并不代表弹壳内装填的炸药量。炸药量是除弹丸尺寸外另一个决定动能和致伤能力的重要变量。

1. 扣动扳机时发生了什么　首先，枪的撞针撞击并点燃弹药筒底部的底火。随后，点火火焰引爆弹药筒中填充的火药。这种从固体到气态的转变引发燃烧气体体积的快速膨胀。施加的压力作用于弹药筒内部和弹头底部。最终，压力使弹头脱离弹药筒飞出枪膛。弹头飞出枪膛时，其后伴随着火焰喷射、燃气、粉末、烟尘、底火残留、自弹头剥离的金属颗粒和弹头，以及弹药筒和子弹中被蒸发的金属，所有这些在法医病理学研究中都很重要。步枪枪膛内的金属凹槽（膛线）

使得弹头沿着纵轴旋转。这种陀螺效应能够稳定弹头在空中的飞行，防止其头尾颠倒。其他武器，如大多数手枪，在弹头飞离枪膛时会立即出现偏航角，如前文所述。

2. 弹头如何毁坏人体　组织受损主要有两种机制：瞬时空腔和路径中组织的直接碎裂（图4.13和图4.14）。音速震动波在弹头穿过组织之前和过程中出现，造成瞬时空腔。弹头周围的组织突然向外（放射状）运动，造成周边组织的拉伸、撕裂和切割。从最初的快速扩张到坍塌，这个真空腔只持续几毫秒。在最初的扩散力量散去后，组织空腔经历一系列重复的扩张和收缩，变得越来越小，直到逐渐消失（即它一直有规律地震动直到能量完全释放到周围的组织）。然后组织会重新迅速回弹至弹道旁

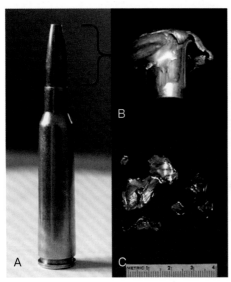
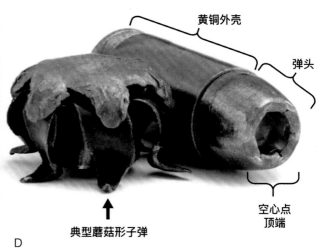

图4.12　射击后弹头发生形变

A. 未发射的步枪子弹装配了铜制半被甲中空弹头（括号区域）。B. 已发射子弹弹头典型的蘑菇形变形，顶端向下剥落，露出铅芯。这不仅增加或扩大了弹头的有效表面积，也会促使弹头在组织内滚摆，从而增加组织损伤。半被甲弹在穿过组织时除了扩张还会变形，弹头分裂成小碎片四处飞散，引起更广泛的组织损伤。C. 图中显示了已发射弹头的核心碎裂出的多个碎片和弹头铜被甲的残片。这些碎片很容易通过CT扫描平片成像发现。D. 平放的是一发未发射的铜制半被甲中空手枪子弹，旁边是该子弹发射后弹头变形的形态。注意已发射子弹弹头中黑色的圆柱形铜弹底上铅已经变形为扁平状，且向下展开露出了更大的表面

★要点：弹头变形量增大则致伤力增强，这是因为弹头的所有重量得以保留的同时命中面积增加了一半多。

的真空，这个收缩受周围脑组织的弹性和质量的影响。几乎所有的子弹都会还原为弹头向前或弹底向前，因为它们在瞬时空腔收缩后都会调整位置以适应伤道（图 4.9 和图 4.30）。瞬时空腔的快速扩张会产生一个负压力梯度，这个负压力将空气和各种碎片吸入空腔内，碎片主要包括弹头命中造成的头皮、骨头、衣服和污垢等物的碎片。当然，这些碎片所携带的细菌也会随之进入空腔，并导致大脑组织腔的污染。在头部 GSW 中，骨头、头发和头皮组织（如果受害人戴着帽子的话还有布料）将被吸入伤道。穿透伤后的感染往往是由有机材料而不是无机的金属弹片造成的。高速弹头经常导致受伤组织从射入点向后喷射，这种现象被称为尾部飞溅（图 4.13）。

　　瞬时空腔的大小取决于弹头的大小、滚摆和速度及所遇到组织的性质。由于瞬时空腔具有声波特性，因此弹头的口径越大，速度越快，造成的伤口的大小和直径就越大。总的来说，组织损伤程度同目标组织弹性是成反比的。在大脑和肝等弹性较小的组织中，低速的弹头都可能引发瞬时空腔。而颅外创伤中，低速的手枪弹头几乎不会引发瞬时空腔创伤。这是因为肌肉或肺部等有弹性组织在组织外移时可以瞬时拉伸，并有效地将其复位。我们可以将它比作飞溅的水：它发生了位移却未被破坏。相比之下，高速步枪子弹引起的颅外损伤可以产生多达 200 个大气压的冲击波，造成极深的伤害。相反，高速步枪子弹引起的颅外损伤若伴有尾部飞溅或受伤组织从射入口向后喷射，则会造成肌肉和其他组织内的巨大瞬时空腔。不管是颅内 GSW 还是颅外 GSW，当弹头有最大偏

航角并造成最多的动能转移时，由其造成的瞬时空腔直径最大。最大偏航角一般在弹头偏离弹道和（或）碎裂时发生（图 4.9）。同样的，弹头变形也可以增加瞬时空腔的体积（图 4.12）。因此，尽管中空弹头的穿透深度不及同等非扩张型弹头的 1/2，但它造成的创腔要更大。

　　弹丸最终留下的创道被称为永久空腔。永久空腔体现了两种组织创伤的结合，一种是由瞬时空腔形成时的放射状拉伸和切割力量造成的，一种是由弹丸直接作用于组织时造成的永久创伤。骨骼和（或）弹片在弹头命中并削弱周围组织后从其主要路径分散并向四周辐射，随后造成次生空腔，同之前的作用一起进一步扩大最终空腔的尺寸。永久弹痕通常都是射入口更大，但射出口更大甚至中间更大的情况也有。创伤呈锥形，且锥底在射入口处是最常见的外观形态（图 4.15G、图 4.31B、图 4.36 F）。损伤面积沿弹丸路径逐渐缩小，最近 Folio 及其同事将这种现象定义为锥形模型，造成这种现象的多种复合因素为："弹头命中时传递到大脑的能量是最多的，碎片静止后，能量转移开始减少。弹丸冲击波的减少是由动能部分转移造成的。弹头外弹道受进动影响沿轴旋转，但进入组织后其运动轨迹就变为各种各样的滚摆，而造成这种现象的原因有许多。碎片的破坏性在其静止时开始减少。尽管互连神经通路受损严重会最终导致脑软化，但这样的损伤作用是慢性的，且在最初不易察觉。射入口附近的神经外科清创术也会造成圆锥形的创伤外观"。

　　除了以上两种创伤类型，还有在自杀和谋杀创伤中常见的接触枪创。这类创伤由于

枪口炸震（子弹出膛时热空气和燃烧气体急剧增加）具有额外的杀伤力。武器对着皮肤发射时逸散的火药气体可以达到每平方英寸数千磅，通常会导致毁灭性的创伤。

最后，弹头命中胸部产生的弹道压力波会造成脊髓的远程伤害，而四肢的 GSW 可能会对大脑产生类似脑震荡的影响。弹道压力波甚至可以击碎骨骼（表 4.1）。这种由穿透弹丸造成的远距离创伤被称为远达效应，该效应是由充满液体的组织受到液压影响而

产生的。Krajsa 及其同事通过人类解剖研究已经证明胸部遭受枪弹伤后会出现脑出血，即使只是使用手枪子弹"在几个精心选定的案例中，人们对大脑进行组织结构研究；样本取自大脑半球、基底神经节、脑桥、延髓和小脑。所有样本都出现了小脑血管周的袖套状出血。这是由于侵彻弹头引起的冲击波压缩胸内大血管，进而导致血管内血压突变并引发了以上出血状况"。

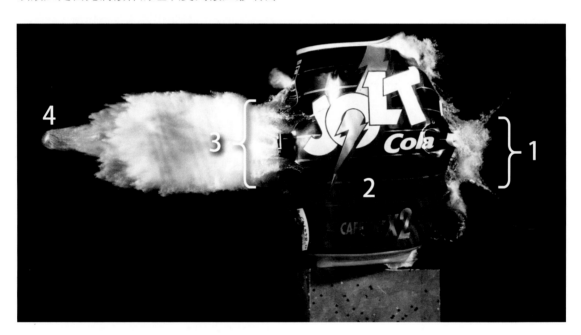

图 4.13　高速摄影展示了弹头击穿可乐罐的瞬间
1. 射入点的回火（类似弹头射入人体组织时在射入点造成的组织向后飞溅）；2. 可乐罐的极速膨胀和破裂（类似于后文讲述的环状隆起骨折）；3. 射出口较大，同射入口不成比例；4. 已发射的弹头变形极小（图片由 Andrew Davidhazy 提供）

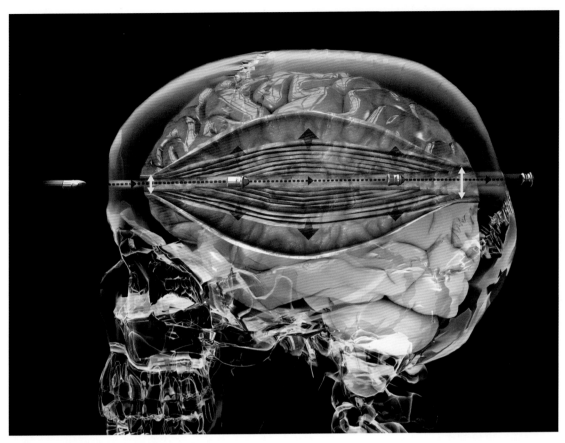

图 4.14　弹头击穿大脑的理想化行为

弹头穿过大脑时造成其路径上的组织粉碎，形成所谓的永久空腔。同时，它又造成路径周围组织的暂时性向外位移，形成临时空腔。现实中，临时空腔比较不均匀，散布在不同的组织平面。最终创管的大小是这两种空腔的结合。沿创管的能量损失并不均匀，因此射入点总是比射出点小（黄色箭头位置）。这是因为弹丸在穿过组织时经历了变形、膨胀和偏航。还有一点要注意的是临时空腔总是比永久空腔大，尤其是在高速创伤中。在组织内创腔扩张造成了负压力梯度，导致异物被吸入空腔。这样受污染的坏死组织就会填入最终创管（图片由 Graham Hutchings 提供）

★**要点**：与颅外枪弹伤不同，头骨限制了脑组织的向外运动，可以避免瞬时空腔，但不幸的是，头骨无法阻止脑组织的曲线运动，从而无法避免由此引发的严重脑组织损伤。总之，动能从弹丸向组织的转移及组织适应该能量的能力最终决定了永久空腔的大小和形态。

表 4.1　创伤弹道学要点
射入口总是小于射出口
颅骨内板在射入点呈斜面，颅骨外板在射出点呈斜面
最终创伤的大小由瞬时空腔和永久空腔决定
异物被吸入瞬时空腔，被污染的坏死组织遍布最终创道
创道的直径总是大于弹丸的直径
动能从弹丸向组织的转移，以及组织适应该能量的能力最终决定了永久空腔的大小和形态
弹丸的杀伤力取决于口径（口径越大杀伤力越大）、成分（铅弹或合金弹）、形态（软头或中空）、速度（火药装填量）及是否被甲或被甲程度（例如，大口径、高速度、半被甲弹造成的创伤最严重；同扩张型半被甲弹相比，流线型的全金属被甲弹在穿透组织时遇到阻力较小，减速较少）
弹丸变形、碎裂及偏航角都会使创口增大
如果弹丸飞出组织，那么它转移的动能比滞留在组织内的弹丸要少，因为滞留弹丸的所有动能都释放在了组织内
目标组织的黏弹性对创伤程度有一定影响。同颅外组织不同，大脑不具备弹性且位于颅骨内部，因此会引发更大的瞬时空腔
目标组织结构越紧实，对弹丸的阻力越大，动能转移越多，因而造成的组织伤害和杀伤力越大。组织密度的增加同样会增加弹丸的偏航角，缩短回旋期，进而造成弹丸速度减缓，动能转移增多及更严重的组织伤害

（三）猎枪创伤

猎枪子弹包含多个弹丸，因此会造成多个伤道。鹿弹弹丸沿着发射方向飞行时粘在一起，能够将所有能量转移到目标上。而像鸟弹这样的小型弹丸更倾向于向外扩散。猎枪伤口的临床特点和其他枪伤明显不同。事实上，猎枪可能造成的损伤范围太大，我们能观察到的只是一小部分。人体被一个比塑胶子弹猎枪弹小的弹丸击中，几乎不会受伤，除非击中的是眼睛。猎枪的打击范围小于 20 米时较容易出现人员损伤，其中大部分的弹丸都能击中受害者。猎枪创伤的典型特征是入口伤较大，特别是当创伤发生在近距离时。在目标组织内，猎枪霰弹会制造一个锥形的瞬时空腔，锥底在射入点处，空腔的直径随着霰弹速度降低而逐渐减小。一旦进入组织

内，霰弹弹丸比其他弹头减速更快。这是由于霰弹弹道特性不佳，换句话说，相较其质量，霰弹的横截面积过大。

猎枪霰弹由于空气动力阻力较大，在飞行过程中损失了大量的动能。由于这个原因，射程就成为猎枪造成损害的决定性因素。因此，猎枪创伤通常根据枪管到受害者的距离进行分类。Ⅰ型猎枪损伤（射程小于 5 米）中，霰弹击中头部，导致大量的动能转移、组织撕裂和高死亡率（85%～90%）。Ⅱ型损伤（5～12 米）造成的组织破坏较少。在这个距离内，霰弹飞散显著，能量流失较多。头皮软组织有穿透伤，但头骨骨折并不常见。常见眼部受伤和弹丸栓塞，但死亡率低于Ⅰ型损伤（15%～20%）。Ⅲ型损伤，距离在 12 米外，弹丸通常只穿透皮肤，

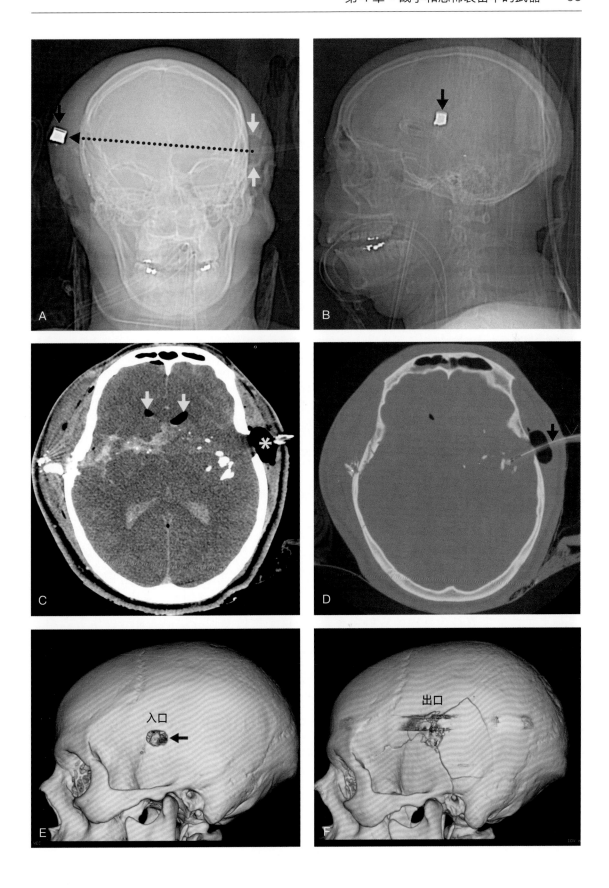

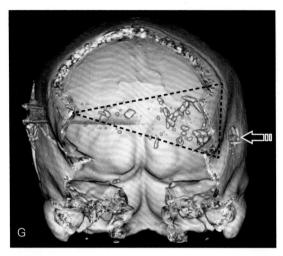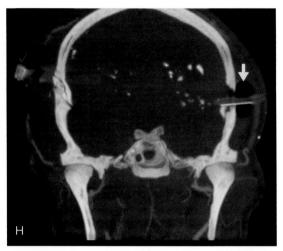

图 4.15　致命的枪弹 TBI

前后位（图 A）和侧位（图 B）定位扫描图显示了 GSW 弹道方向（虚线箭头位置）、卡在头皮软组织中的主要弹片（红色箭头位置）和射入点的福莱导尿管（Foley catheter）阴影（黄色箭头位置）。插入福莱导尿管是因为射入点出现大量出血。C. 轴位 CT 图像显示多个头骨和弹片与中线呈对角线，伴有弥漫性脑水肿和双额脑积气（箭头位置）。福莱导尿管（星号位置）被再次标出。D. 骨窗显示射入点颅骨内板的典型斜切面和福莱导尿管（箭头位置）。E、F. 体绘制三维 CT 图像清晰地显示出射入点（箭头位置）和射出点粉碎性骨折。这是一个典型的例子，展示了弹头击中头骨造成射入口的圆形创口，并将头骨碎片带入大脑。这些头骨碎片偏离主要路径飞散，形成次生创道并造成其他组织损伤。G. 冠状位三维剖面 CT 图像展示了从左到右的 GSW 轨迹，可见大量碎片散布在大脑中，其中大部分接近射入口（箭头位置）。注意颅内碎片呈锥形分布，且锥底以射入口为中心（三角形区域）。H. CTA 的冠状位 MIP 图像同样显示了上述发现，包括穿过射入点的福莱导尿管（黄色箭头位置）、颅骨内板斜切面、沿 GSW 轨迹的多个骨碎片、射出点的粉碎性骨折和右侧额颞区头皮软组织内的弹道片段（红色箭头位置）

★ **要点：**一些影像结果能够预测 GSW 和其他穿透性脑损伤后预后不良，这些结果包括：①多个脑叶受到波及；②存在双弹道；③弹道穿过脑室；④弹头穿过间脑或脑干。

死亡率极低（0% ～ 3%）。由于临床医生通常无法获知目标（即病人）同猎枪的距离。为了弥补这一信息缺失，人们开发了一个以弹丸扩散最大直径为基础的放射系统来划分猎枪创伤。

在 CT 图像上可以看出，无数的霰弹弹丸显示出类似台球散布格局的特征，每个弹丸辐射出大范围的金属射束硬化伪影。在近距离内，击中受害者的不仅仅是弹丸，还有药垫、塑料外壳和弹壳碎片，这些都可以影响识别。在 CT 图像上还可以很容易地测量出目标点附近飞散的弹丸的直径。简单来说，Ⅰ 型损伤中弹丸的扩散直径为 25 厘米。

Ⅱ 型损伤为 10 ～ 25 厘米（图 4.16）。Ⅲ 型损伤为 10 厘米。霰弹颗粒分散范围的直径和猎枪同目标之间的距离成反比。因此，在这个影像学划分法中，Ⅲ 型损伤大致相当于以射击距离为基础的系统中的 Ⅰ 型损伤（图 4.17）。经证明，这种影像分级法也能很好地反映发病率和死亡率。霰弹弹丸减速比子弹更迅速，这是由于霰弹弹道特性不佳，换句话说，相较其质量，霰弹横截面积过大。相比之下，高速步枪创伤造成的瞬时空腔可能比弹丸直径大数倍。

1. **枪弹伤成像方法**　不幸的是，CT 和 CTA 在评估 GSW（和 IED 爆炸）时存在不

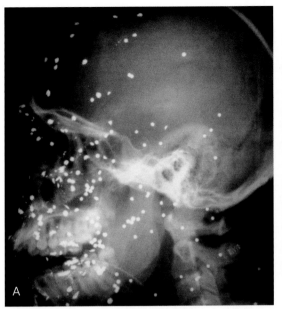
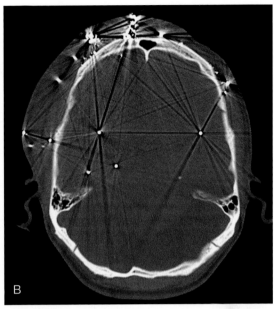

图 4.16　面部 II 型猎枪创伤（急性期）
A. 颅骨的侧位 X 线片显示大量小金属异物覆盖大脑和面部。B. 同类创伤病患的轴位 CT 骨窗图像清晰显示出颅内和颅外区域及典型的台球状弹丸分布形态。成像结果符合 II 型猎枪创伤（即 10～25 厘米的弹丸扩散）。分散弹丸的直径与猎枪和目标之间的距离成反比（图片由英国伦敦皇家医院的 Curtis Offiah 提供）

★要点：铅弹在命中时会变形；钢弹仍保持球形。在此例中，注意金属碎片略呈不规则状（X 线平扫图片上观看效果最佳），证明弹丸并非纯钢制成。

足：残留金属碎片的条形伪影。因此，一开始就检查前后位和侧位 CT 的内存储信息位置图（即定位扫描）可以帮助鉴别金属碎片的位置，评估伤口轨迹，并帮助确定使用的弹头类型（图 4.15～图 4.17、图 4.23～图 4.25）。同样的，专用的前后位和侧位 X 线片也很有帮助（图 4.19 和图 4.30）。三维 CT 同样可以更好显示骨碎片和金属碎片的路径（图 4.15 和图 4.36）。除了直接影响病患的治疗和预后，GSW 弹道分析对法医取证也很重要。除非能够确定病人体内的是非铁磁性弹丸（如铅弹），否则不能进行 MRI。尽管大部分警察、商业体育赛事和罪犯使用的美国制造的子弹都是非铁磁性的，但军事和准军事部队使用的弹药通常都含有铁磁材料，最典型的就是带被甲的锑芯或铅

芯。同 CT 中标出的条状伪影不同，MRI 时，非铁磁性弹头造成的伪影极微小，对影像质量影响不大。然而，新的 CT 技术如双能 CT（DECT，即光谱 CT）能够减少金属条状伪影且辐射量较低（图 4.18）。DECT 在同一个托架上安装了 2 个 X 线管和 2 个数据采集系统。每个源都有独立的高压发生器，因此速度翻了一番。DECT 的三维成像更加自动化、准确和快速（传统的 64 排 CT 扫描机上每秒成像 20 张，而新型扫描机可达到 40 张）。未来 DECT 在脑损伤中的应用可能包括：①提供组织成分的信息；②预测软组织损伤的发展；③生成虚拟平扫影像；④帮助确定异物的铁磁特性；⑤提高低能影像上含碘物质的检测，从而在辐射量减少的情况下改善头部创伤的 CTA 和 CT 灌注成像（CTP）效果。

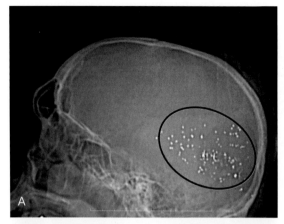

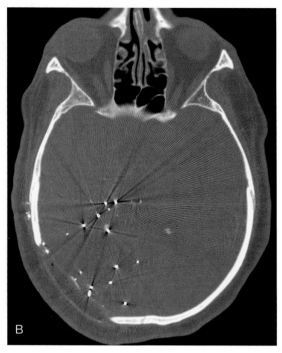

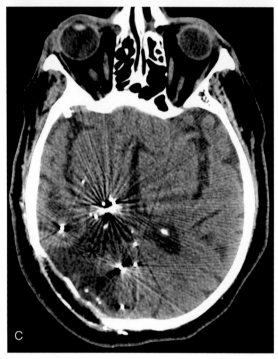

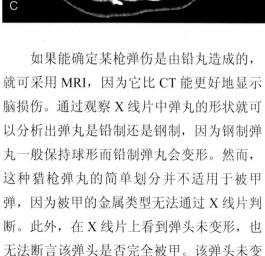

图 4.17　枕骨部Ⅲ型猎枪创伤（慢性期）
A. 侧位 CT 定位扫描显示一组点状异物局部覆盖枕骨区域（圆圈位置）。B. 轴位 CT 骨窗显示右前方枕部的颅骨成形术和留存的弹丸。C. 对应的脑窗显示右枕脑软化（星号位置），受残留异物的金属伪影影响，部分影像较为模糊。注意，紧密的弹丸分散模式（即 10 厘米）符合Ⅲ型猎枪创伤。值得庆幸的是，这位近距离创伤的病患最终活了下来

　　如果能确定某枪弹伤是由铅丸造成的，就可采用 MRI，因为它比 CT 能更好地显示脑损伤。通过观察 X 线片中弹丸的形状就可以分析出弹丸是铅制还是钢制，因为钢制弹丸一般保持球形而铅制弹丸会变形。然而，这种猎枪弹丸的简单划分并不适用于被甲弹，因为被甲的金属类型无法通过 X 线片判断。此外，在 X 线片上看到弹头未变形，也无法断言该弹头是否完全被甲。该弹头未变形可能是因为击中目标时弹头速度不够快，或是目标不够坚硬未能引起弹头变形。因此，弹头是否变形无法帮助人们判定弹头是完全被甲还是部分被甲，通过弹头是否变形来判定病患进行 MRI 是否安全是不可行的。当然，若是手术中能够取出弹丸碎片，就可以判断弹头类型，但这种情况极其少见。

　　如果伤道擦过或穿过大脑侧裂、床突上段、海绵窦或大静脉窦，就需要开展进一步

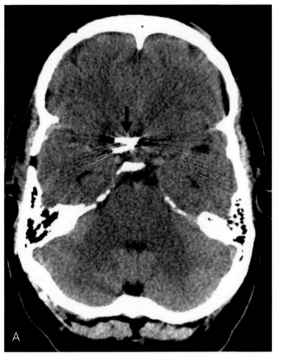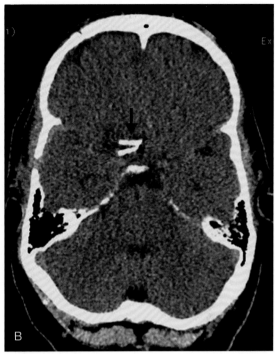

图 4.18　双能 CT 提高异物可视化程度
A. 例行的 110 千电子伏特（keV）CT 平扫显示出病人的两个前交通动脉瘤夹（箭头位置）。注意：金属伪影使局部解剖变模糊了。B. 同一个病人的 70 keV 扫描显示金属伪影减少了（箭头位置）。然而，脑实质中灰白质分界不如 DECT 图像中清晰

★**要点**：DECT 成像可以减少由爆炸性 TBI 造成的颅内金属弹丸的伪影。

的多排 CTA。如果是颈部 GSW，即使 CTA 显示动脉并未受损，一切正常，仍需要考虑由动脉周积气、动脉血肿、周边脂肪减少或附近（在 5 毫米内）的弹丸碎片引起的潜在血管损伤。这种情况下，应该进行常规血管造影，更仔细地评估血管损伤的可能性。如果无法进行常规血管造影，则应进行 CTA 随访，一般要求尽早进行，几天到 1 周内最佳，并且最好在接下来的 1 个月内再做 1 次，以便获取任何血管形态变化。随着时间的推移，受伤血管可能发展成创伤性假性动脉瘤。若出现实质性或原因不明的蛛网膜下隙出血（SAH）或延迟颅内出血，则必须进行脑血管造影，以排除创伤性假性动脉瘤的发展和

破裂。血管造影术在脑动脉瘤病人筛查方面非常重要，然而，若病人患有多囊性肾病或与动脉瘤近似的疾病，这种无创筛查就无法胜任延迟创伤出血病人的检查了。创伤性假性动脉瘤通常较小，不同于位于大脑动脉环的非创伤性假性动脉瘤，创伤性假性动脉瘤通常位于血管树的外围。脑血管造影术必须要达到必要的敏感性和特异性，才能够对体积小，位处外围的假性动脉瘤进行可靠检测。后面第 5 章中的三、四、十、推荐了其他的穿透伤成像方法。

2. 头部枪弹伤同身体其他部位枪弹伤有极大差异　坚硬的头骨可以保护大脑免受钝器伤和某些穿透伤的伤害。然而，若

穿透伤确实击穿头骨，那么封闭的颅腔就使得大脑成了人体中最易受到穿透弹道伤伤害的器官。因为其他组织在辐射力的作用下能够形成瞬时空腔，而压力闭合、容积闭合的头骨限制了这种膨胀。因此同颅外 GSW 相比，脑组织在弹头穿击时的跳动受到的限制更多，产生的瞬时空腔效应也就更少。不幸的是，这种限制不仅没有降低创伤程度，反而增强了传递到大脑的弹道动能。瞬时空腔产生的径向压力唯一的释放途径就是"冲破"大脑组织和颅盖。形成空腔的力被转移至组织对大脑造成了严重的剪切应变创伤（大部分人体其他部位的组织都比大脑更能够适应这种力量）。骨碎片和弹丸碎片这些二次投射物产生同样的力，又加重骨折、破裂等创伤。

想要了解瞬时空腔对最终形成的永久创道的影响，可以向空的头骨发射一颗高速子弹。这时，头骨上只留下射入口和射出口两个小洞，没有骨折发生。而同样的子弹击穿带有大脑组织的头骨时，则会造成大范围的骨折和破裂创伤。若是射击距离短，创伤还会更严重，因为气体进入头骨并在封闭空间中迅速膨胀，作用于颅腔的压力会进一步增加。打猎、自杀或谋杀造成的头部创伤比军用子弹更加严重，因为即使两种子弹命中目标时动能相同，民用子弹由于易变形，传递到头部的动能更多，而军用被甲弹则可能直接穿透头部。

影响颅骨 GSW 的一个事实是：大脑不仅被头骨包裹，还被小脑幕和大脑镰分隔开。因此，脑损伤不仅发生在伤道附近，距离弹道较远距离的大脑也会被冲击力推向硬脑膜、脑镰或小脑幕，从而造成类似对冲伤的伤害。曾有报道描述了额下眶回、乳头体、海马回钩、小脑扁桃体和延髓的远程挫伤。

除了前面描述的穿透机制，颅脑弹道创伤还可能受到非穿透性 TBI 中冲击伤和对冲伤机制的影响。弹丸突然命中头部会引起头骨突然加速，产生剪切应变力和挫伤性脑损伤。硬脑膜分区的非球形隔室内产生了剪切模式，该模式随着身体方向和弹道的不同而改变其旋转方向。这些剪切力可能在某个意想不到的远离命中点的地方造成创伤。近距离的钝器打击同样可以造成创伤，如橡胶弹或大的爆炸碎片。通常，旋转产生的损伤是颅骨骨折和穿透伤共同作用的结果。这往往使得人们专注于明显的骨折和局部脑损伤而忽视了剪切损伤。

颅脑 GSW 按照损伤的深度分为表层型、穿透型和贯通型。一般来说，损伤的严重程度也是依次加重的。

（1）表层枪弹伤：表层或切向创道位于颅外且头骨完好无损。有一个例外被称为环状隆起骨折，会在后文讨论（图 4.33 和图 4.34）。因为皮肤有弹性，弹头可能被像弹簧垫一样的皮肤滞留在头皮的皮下软组织内。然而，即使弹道在颅外，且头骨未受损，弹头命中头皮软组织后仍然可能造成内层大脑的损伤（图 4.19）。相比高速弹头，低速弹头发生这种情况的概率更大，因为弹头更容易由于冲击力在头皮中变平后再恢复原状。因为弹头的破坏性动能等于其质量的一半乘以其速度的平方，一个较大的低速子弹可能不会穿透头骨但仍可能导致潜在的脑血肿和脑死亡。同样的，远距离猎枪创伤中，霰弹也可能滞留在头皮表层的局部区域内，但内层大脑可能遭受重大的冲击波挫伤，而

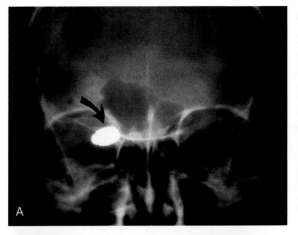

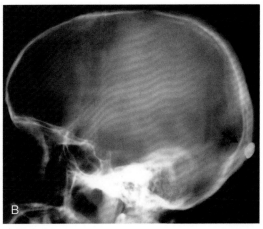

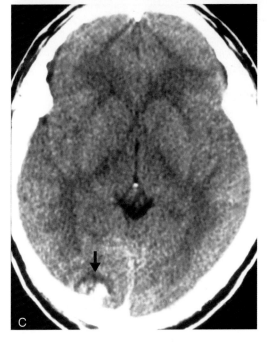

图 4.19　表层枪弹伤

一名 26 岁男性头部被击中，24 小时后出现头痛和左同向偏盲。A、B. 头骨的前后位和侧位 X 线片显示一颗弹头停留在右枕部软组织中。C. 通过一个简单的头皮切口移除弹头，创伤层面的轴位 CT 平扫显示出下枕叶挫伤（箭头位置）。骨窗图像中未发现颅骨骨折

★ **要点**：表层 GSW 即使不穿透头骨仍可能造成脑实质创伤。

弹丸随着速度的增加可能会造成颅骨凹陷性骨折和下层脑实质的损伤。

（2）穿透性枪弹伤：大部分弹道伤都会穿透头骨、脑膜和大脑，引起穿透性枪弹伤，即弹丸射入头骨但未射出（图 4.20 ～图 4.26 和图 4.30）。此类情况下头皮软组织和头发往往会被嵌入大脑中。弹丸击中头骨后飞行减缓，变形和碎裂会加剧。一旦弹头射入头骨，剩余的速度会推动弹头继续深入大脑，其深度同弹丸密度及其速度平方成正比。弹丸穿过大脑时，脑组织被压缩向弹道壁并通过射入口和射出口喷射而出。正如前面提到的，由于瞬时空腔，永久创道通常比弹丸直径大数倍。一般来说，弹头击中头骨后不会偏离原来的轨道。但是后面我们会谈到，弹头有可能会从颅骨内板弹回并终止在意想不到的位置。静止后，弹丸依然可能随着时间的推移而改变位置。

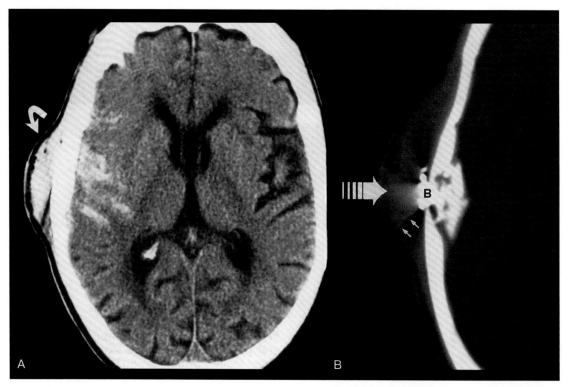

图 4.20　穿透性枪弹伤
A. 轴位 CT 平扫显示出右额颞叶后头皮软组织肿胀（箭头位置），以及下层的颞叶挫伤、SAH、右额颞叶沟消失（同正常的左大脑侧裂相比较）。B. 穿过创伤的 CT 骨窗放大图显示来自颅骨内板的多个微小骨碎片。一个大的弹头碎片（字母 B 标注处）卡在颅骨外板。该碎片引起明显的条状伪影（白色小箭头位置），由此可断定并非骨碎片（转自 1994 年出版的《头部创伤成像》，作者是 Gean AD）

（3）贯通性枪弹伤：击穿头骨的弹丸如果速度很高，则有可能从头骨的另一边射出，造成贯通枪创（图 4.14、图 4.15、图 4.27 ～图 4.29、图 4.31 ～图 4.36）。这样的贯通伤只在大脑中留下一个创道。射入点和射出点可以通过破损头骨斜切面的方向来判断：射入点的颅骨内板缺损呈斜面，而射出点的颅骨外板斜切面更大。另外，不管是颅内 GSW 还是颅外 GSW，射出点总是比射入点大。决定弹头穿透还是贯通头骨的因素有很多：距离长短、速度高低、弹丸和头骨之间的接触面积（可变形弹头或被甲弹）、弹头的质量和直径、弹头和头骨间的角度及命中点头骨的厚度。近距离发射的大直径被甲弹

更有可能穿透或贯通。穿透伤和贯通伤的共同特点是沿弹道可见混杂一处的完整或变形的弹丸及头骨碎片。向内飞散的骨碎片或弹片会导致额外的脑损伤，因为它们向组织转移了附加的径向力，无异于次生弹丸。同时它们还可能造成心脏、肺和脑血管的栓塞（图 3.9B 和图 5.76）。

颅内弹丸会产生弹跳和移位。弹丸在大脑中最后停留的位置未必是在主伤道附近。因为大脑相对较软（如果冻一样），穿透头骨的弹头有 25% 会在颅腔内弹跳。受剩余动能影响，弹头可能从头骨的侧表面转向，继续沿着头骨的内曲面移动或弹跳回脑实质（图 4.4、图 4.21 ～图 4.23）。若弹头沿内切

线方向移动，伤口可能看起来较浅，这会引起对损伤程度的错误判断。因为若弹头沿切向路径移动可能会撕裂蛛网膜下隙的动脉和静脉，并造成惊人的大范围脑损伤。弹头甚至可能在颅骨内板上进行一次或多次反弹，产生 2 个或 2 个以上弹道，且每个弹道角度都不同。弹头撞击头骨会导致二次生成骨/弹碎片的产生并造成额外伤害。颅内跳弹并不局限于骨表面，在其他硬质结构中也可能发生，如脑镰和小脑幕。按照一般规则，铅和细口径子弹的内部跳弹更加常见（如 22号铅弹）。

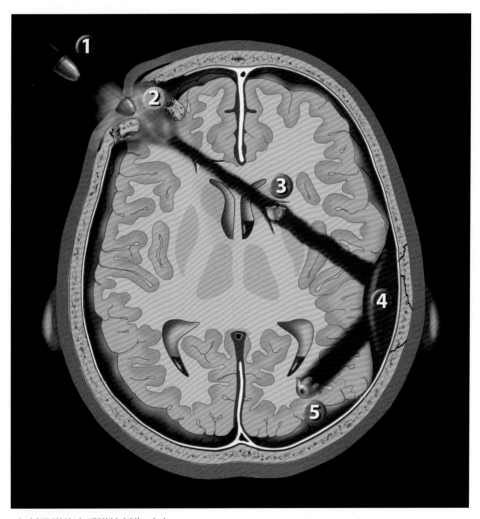

图 4.21　入射子弹体内反弹枪创伤（1）
图示为典型的头部入射子弹遇到颅骨反弹的枪创。请注意弹丸的最终位置并不是在预期的创道轨迹上。在这幅图中，弹头进入右额叶颅盖，穿过中线，击中左颞颅盖，然后反弹进入左枕叶。左额枕角内有少量的脑室内出血，并伴有枕角内出血。1. 颅外弹头；2. 弹丸命中右额叶颅盖后轻度变形，颅骨粉碎性骨折，其骨碎片成为次生弹丸；3. 弹丸在穿过大脑组织过程中变形有所加剧；4. 弹丸命中颅骨内板后造成硬膜外出血和左颞颅骨骨折；5. 从颞骨弹射后，弹丸变形达到最大，失去所有动能

★**要点**：注意，弹丸在穿过大脑组织时弹道有轻微扩张。这是由于弹丸在穿过大脑时变形增加且发生滚摆（图 4.9）。不过在其他情况下创道可能会呈圆锥形且锥形底部在射入点处（图 4.15G、图 4.31B 和图 4.36F）。造成锥形创道的原因是射入口附近的骨碎片和弹片吸收了大量的弹头动能，因而创口较小。

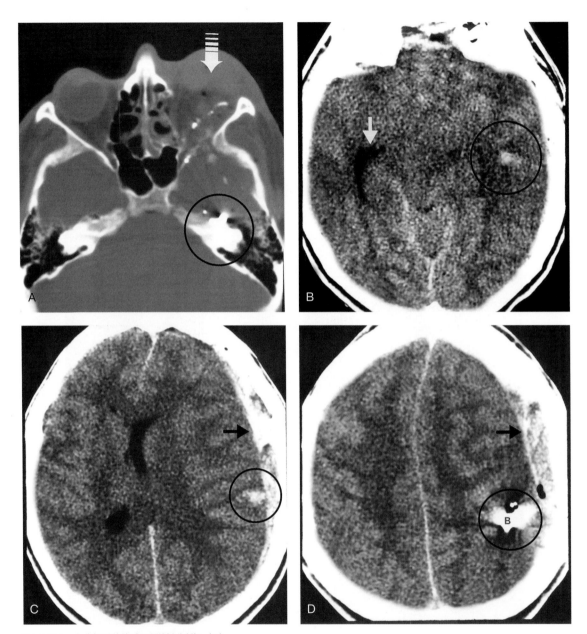

图 4.22　入射子弹体内反弹枪创伤（2）

弹头通过左眼眶射入头盖骨（白色箭头位置），直接穿过后方的蝶骨大翼，击中左岩嵴（圆圈位置），然后弹向上方穿过左颞叶（圆圈位置），终止于后额叶（字母 B 标注处即为弹头）。注意左岩骨附近的多个金属碎片是弹丸击中目标时脱落的部分外壳。还要注意左额硬脑膜下血肿（红色箭头位置）、中线移位和中脑周围池消失。右颞角可见不成比例的膨胀，判定有急性阻塞性脑积水（黄色箭头位置）

★ 要点：受剩余动能影响，弹头可能从头骨的侧表面转向，继续沿着头骨的内曲面移动或弹跳回脑实质。

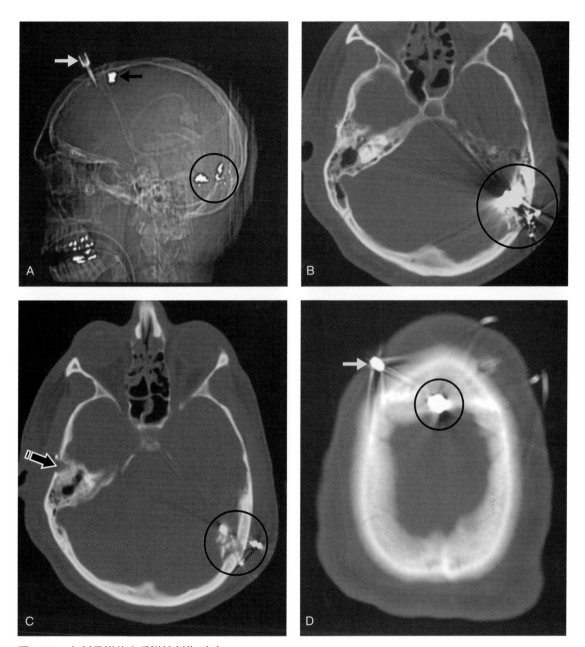

图 4.23　入射子弹体内反弹枪创伤（3）

A. 侧位 CT 定位扫描显示多个不规则的金属碎片覆盖后窝（圆圈位置）。这些碎片来自弹壳。弹头紧邻额叶颅骨的内表面下方（红色箭头位置），在颅内压（ICP）监护仪后方（黄色箭头位置）。B、C. CT 轴位影像显示射入点（箭头位置）和命中点（圆圈位置）的金属弹壳碎片。D. 大脑凸面轴位影像显示弹头位于颅骨内板附近（圆圈位置）。同样标出的还有右额叶 ICP 监护仪（箭头位置）

★ **要点：**弹头在击中枕骨和岩骨这样的硬质表面时经常会从金属弹壳脱离（图 4.12C、图 4.22），因此经常可在命中点处发现金属碎片。

　　除了弹跳，有时弹片还会在引发最初创伤后在大脑中改变位置。因此，在 CT 图像上除了要记录弹片的存在与否、大小和形状，还要确定所有弹头和弹片的精确位置。弹头随时间位移是头部 GSW 延迟发病的重要原因，因此精确定位对位移评估至关重要。据估计颅内弹头的位移比例约为 4%。弹片从软组织向血管迁移造成远端器官栓塞的情况可能在最初受伤的多年后才发生。弹头定位同样有助于确定弹道，同临床信息和病人治疗结果相结合可能会帮助人们更好地理解创伤机制并提供预后信息。一般情况下，若弹头位于脑室系统或毗邻大脑的坏死 / 液化区域，如脑脓肿区域，则弹丸可能会发生迁移（图 4.24、图 4.25、图 5.72）。而通常情况下，弹头 / 弹丸移位即符合移除手术指征。脑室中的弹丸位移后再停止移动可能阻塞脑脊液的流出通道，造成急性阻塞性脑积水。若动力足够，弹头还有可能从颅后窝落入椎管，导致急性脊髓损伤。因此，若颅后窝的脑脊液间隙中有大颗的弹头，则应考虑采取颅骨切开术取出弹头，否则会有急性脊髓损伤的风险（图 4.25）。

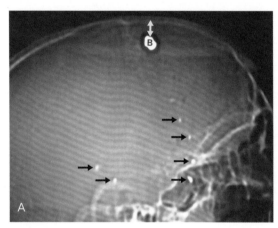 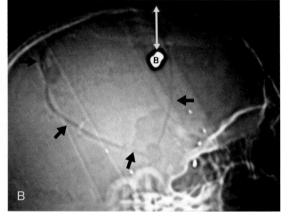

图 4.24　弹头迁移

A. 入院 CT 的侧位定位扫描显示多个颅内金属碎片（箭头位置），最大的碎片位于颅顶附近（双向箭头位置）。
B. 受伤 3 周后额顶骨切开术（箭头位置）的随访图像。手术中并未移除弹片，可以看出弹片同颅盖的距离有所增加

★**要点：**位于脑室系统或大脑的坏死 / 液化区域的弹片发生位移比较常见。随访影像检查应该对所有碎片位置的改变进行评估。

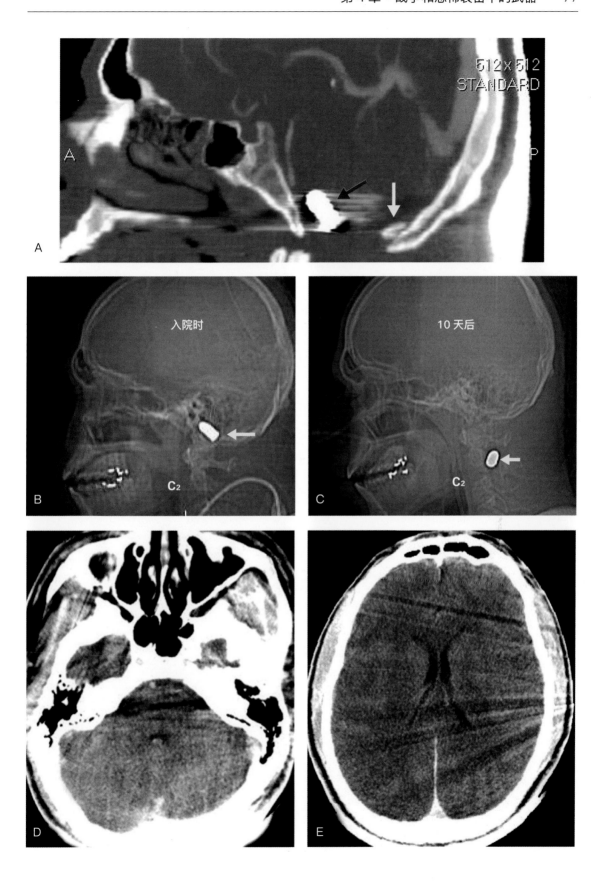

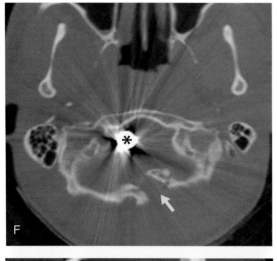

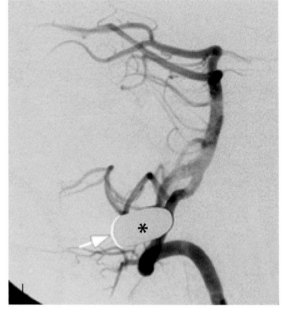

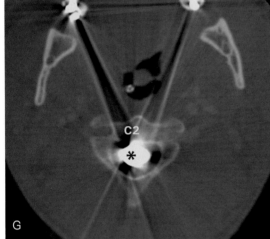

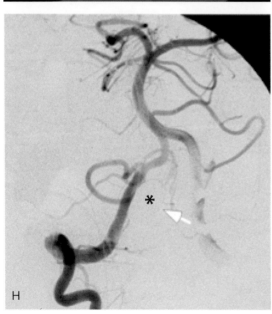

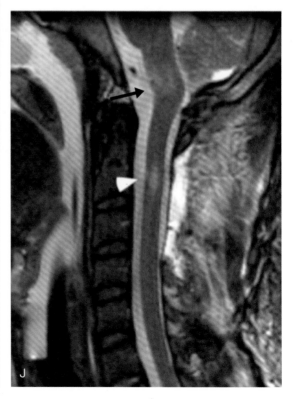

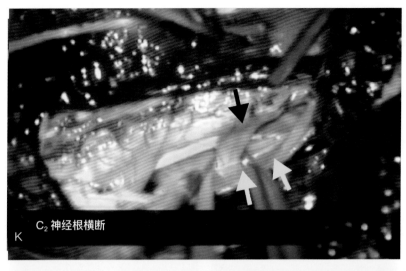

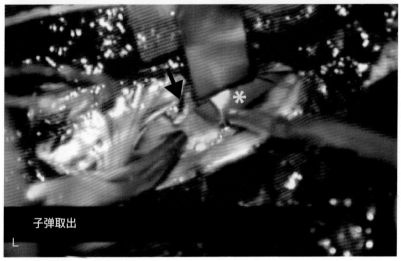

图 4.25　延迟的弹头迁移

这名 21 岁男性病人在 GSW 后出现急性左轻偏瘫。弹头自左肩胛骨射入，穿过枕骨部的鳞状部分，停在右侧延髓池。从轻偏瘫恢复 10 天后，他突然四肢瘫痪，原因是弹头落入了前椎管。病人进行了 C_2、C_3 椎板切除术，取出了弹丸，术后 MRI 证实和弹头位置同水平的索状组织中有信号的变化。病人神经恢复良好。A. 入院时中矢状位 CTA 重建显示在下斜坡后方有一颗弹头（红色箭头位置）。金属伪影导致弹头边缘模糊不清。同时可见枕骨碎片（黄色箭头位置）。B. 相应的侧位定位扫描。注意弹头并未变形，证明弹头是被甲弹。C. 10 天后的随访定位扫描图像显示弹丸迁移至上颈椎（黄色箭头位置）。D、E. 入院对比增强 CT 图像显示大脑较正常。条状伪影使得左大脑半球可视化效果不佳。F. 入院轴位 CT 图像显示射入点在左侧枕骨部（黄色箭头位置），弹头（星号位置）在枕骨大孔上方。G. 10 天后病人突发四肢瘫痪，随访 CT 图像显示弹头下沉至 C_2 椎骨（星号位置）。H、I. 术前的前后位和侧位减影导管造影显示弹头（星号位置）靠近右椎动脉血管，但未见血管损伤迹象。J. 根据术后 T_2 加权正中矢状 MRI 图像，弹头最初停留的右侧延颈髓交界处（箭头位置）可见异常 T_2 高信号，弹头迁移后到达的高位脊髓内（箭头位置）同样可见异常 T_2 高信号。K. 取出弹头之前的术中照片。硬脑膜已经打开，露出脊髓和 C_2 神经后根（黑色箭头位置）。隐约可见下方脊髓前的弹头（黄色箭头位置）。L. 取出弹头（星号位置）的术中照片，该弹头位于硬膜内和延髓外的空隙处。图中 C_2 神经根已被切断（箭头位置）以便看清并取出弹丸［图片来自 Cheng J，Richardson R，Gean AD，et al. Delayed acute spinal cord injury following intracranial gunshot injury. Journal of Neurosurgery，2012，116（4）:921-925，经作者同意进行了修改］

★**要点**：弹丸移位常被认为是弹丸的手术移除指征。

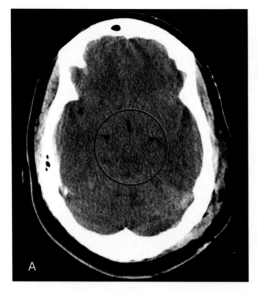
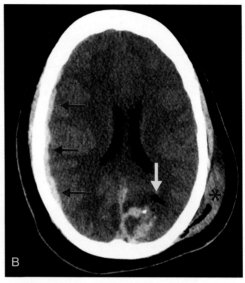
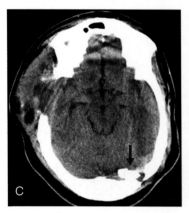
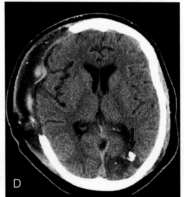
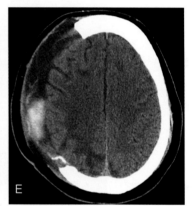

图 4.26　单侧半球的非致命枪弹伤

这名 37 岁女性病患遭受后脑 GSW 后 GCS 评分为 3 分。手术室中的初步治疗包括移除失活大脑和可及异物、抗生素溶液冲洗、水密封闭硬脑膜、放置外脑室引流管。次日病患情况有所改善，只感到局部疼痛，但药物治疗已达到最大剂量，病人 ICP 仍然继续上升。因此，对病人施行了去骨瓣减压术。6 个月后病人格拉斯哥预后评分（GOS）为 4 分。A、B. 入院 CT 图像显示脑沟和基底池（红色圆圈位置）消失、左枕叶出血、右侧硬脑膜下血肿（红色箭头位置）、小型颅腔积气病灶（黄色箭头位置）及射入口处头皮软组织广泛损伤（星号位置）。由于创伤邻近左横窦，给病人进行 CT 静脉造影，未见静脉损伤迹象。C～E. 受伤后 3 周的术后 CT 图像显示右侧偏侧颅骨去除减压术痕迹、左枕叶脑软化和脑萎缩。注意，残留骨骼和金属碎片发生位移进入左枕叶（箭头位置）。与过去的战伤手术不同，如今穿透性 TBI 的治疗方法强调尽可能保留有活性的脑组织，只移除可以手术取出的碎片。在有些案例中，可以考虑在病人恢复后再进行大块金属碎片的移除手术

★**要点：**移除颅内异物的原因包括碎片迁移、感染、癫痫、潜在的铅中毒及为年轻病患之后做 MRI 做准备。

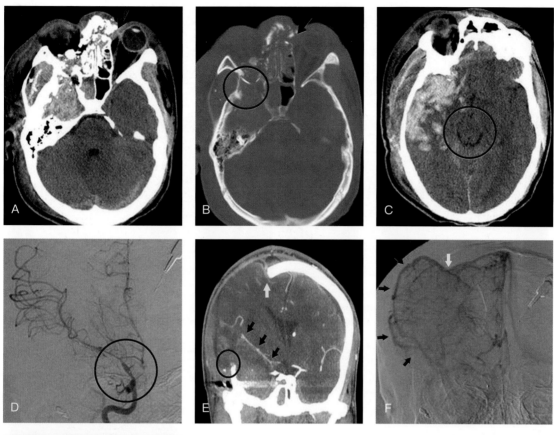

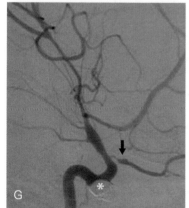

图 4.27　单侧半球的非致命贯通性枪弹伤，伴有脑血管痉挛、脑肿胀和外疝

A. B. 入院脑窗和骨窗 CT 图像显示鼻眶交界射入口处粉碎性骨折（箭头位置）。弹道穿过筛窦气房、右侧眼眶、右侧蝶颞隆起（圆圈位置），从下颞窝射出（没有显示）。C. 上脑干层面的入院 CT 显示广泛内出血，但中脑周围池（圆圈位置）完好无损。随后，病人出现顽固性颅内高压症状，给予急诊偏侧颅骨去除减压术。D. 病人出现颈内动脉床突和大脑前中动脉近端（MCAs）（圆圈位置）的严重脑血管痉挛，图片为发作 5 天之后的动脉相导管血管造影前后照。E. 冠状位 CTA 重建显示右侧大脑中动脉（红色箭头位置）M1 段缩小、矫直和上移。注意，脑外疝和脑实质压迫了颅骨切除术缺损处边缘（黄色箭头位置和红色圆圈位置）。F. 同一导管血管造影（图 D）静脉相的前后位视图显示皮质静脉产生位移并穿过颅骨切除术缺损处（红色箭头位置），符合脑外疝表现。注意，血管向颅骨切除术边缘方向出现扭转，同 CTA 发现（黄色箭头位置）一致。G. 早期动脉相的放大侧位照显示眼动脉近端直径严重缩小，存在一个小型假性动脉瘤（箭头位置）。颈动脉虹吸部的明显缺损是已去除弹片（星号位置）的伪影

★要点：血管痉挛是战斗和日常 TBI 中爆炸伤的常见并发症。

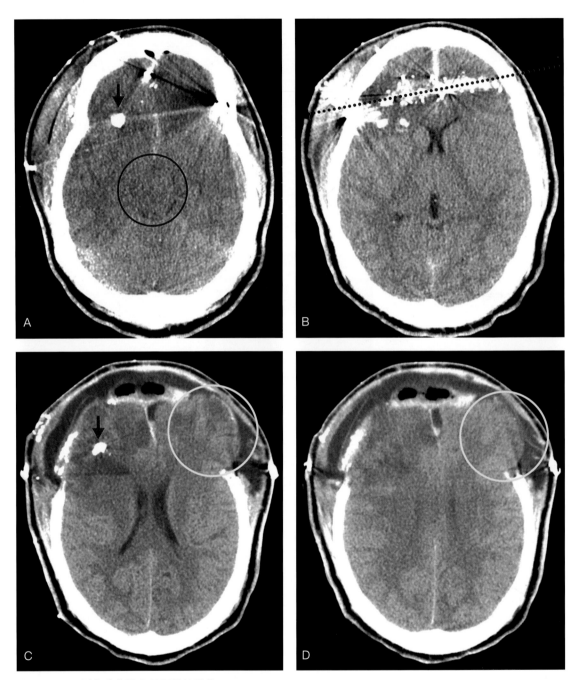

图 4.28　双侧半球非致命贯通性枪弹伤

一名 18 岁男子在帮派斗争后 GCS 评分为 3 分。到达医院时病人 GCS 评分升高到 6 分（其中睁眼反应 1 分，语言反应 1 分，肢体运动 4 分）。一开始，病患被带去手术室进行了伤口清创术和脑室外引流（EVD）安置。当时病人的 ICP 在 18～25。由于 ICP 进一步升高，且病人对药物治疗产生耐受性，因此给予该病患双额开颅减压术。A、B. 入院 CT 平扫图像显示出双侧额下 GSW，基底池（圆圈位置）和脑沟几乎完全消失。沿伤道发现多个骨碎片和弹片（箭头位置），并有少量硬膜下和蛛网膜下隙出血。C、D. 双额开颅减压术术后状况，可见颅顶缺损处外疝（圆圈位置）。注意故意没有移除的剩余金属碎片（箭头位置）。病人 GOS 评分为 5 分，已经复学

★ **要点：**贯通性 GSW 是弹头射出头骨造成的对穿创伤。穿透性 GSW 指弹头射入头骨但未射出。表层 GSW 中头骨则完好无损。

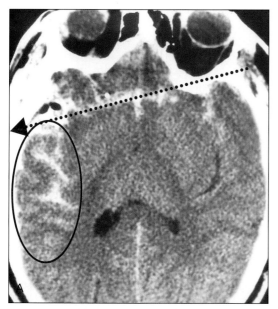
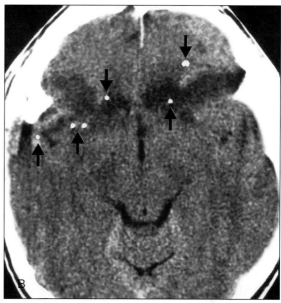

图 4.29　双侧半球非致命贯通性枪弹伤
A. 急性双侧额叶 GSW 病后状态的入院 CT 平扫显示右外侧裂蛛网膜下隙出血（圆圈位置）。弹道由红色标出。
B. 1 年后随访 CT 显示低信号衰减线性轨迹，代表沿创道的脑软化。几个点状金属异物（箭头位置）仍滞留在伤道附近

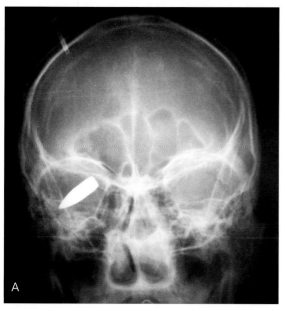
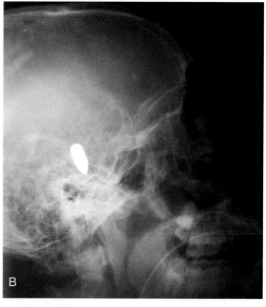

图 4.30　狙击步枪造成的双侧半球致命穿透性枪弹伤（全金属被甲弹）
前后位（图 A）和侧位（图 B）平扫 X 线片显示双侧半球经脑室 GSW。可见右额叶处 ICP 监控器，该士兵接受了插管治疗。此案例比较独特，因为弹头滞留在颅骨内。而在多数情况下，由于被甲弹不易变形，加上步枪的高速度，往往造成对穿，即贯通创伤（图片由 Rocco Armonda 提供）

★要点：弹头被完全包覆称为 FMJ 弹头。高速武器的弹头多是被甲的，以防止弹头变形或在枪膛中融化。同半被甲弹不同，全金属被甲弹通常不会变形。然而，如果击中骨骼，弹头的铅制部分有时也会变形并脱离已经破碎的铜套。

（四）枪弹伤造成的颅骨骨折

GSW 有几种典型的骨折类型。在穿透性和贯通性 GSW 中，射入点表现为颅骨内板上的圆形、穿凿样骨折，带有小的、漏斗状的斜切面缺损（图 4.31A、图 4.31C、图 4.36B 和图 4.37）。贯通性 GSW 有一个射出创口，穿透性 GSW 则没有。射出口和射入口的骨缺损外观有明显差异。射出弹头在颅骨内板造成较小缺损，而在颅骨外板造成较大的斜切型缺损（图 4.31C、图 4.32 和图 4.36B）。造成斜面效应的原因是骨骼在张应力作用下比在压应力作用下更脆弱。在射入点，颅骨外板承受压应力而内板承受张应力，因此，内板缺损大于外板缺损。在射出口，颅骨内

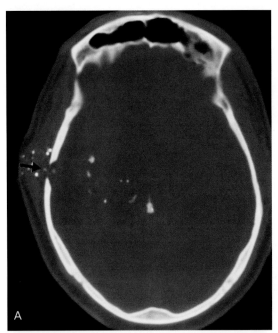

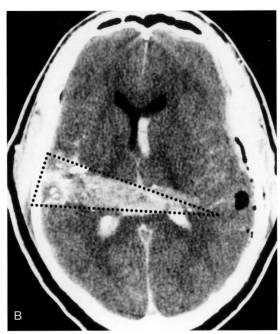

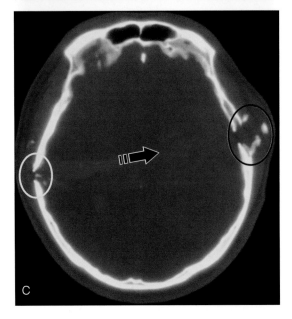

图 4.31　致命枪弹伤

A. 轴位 CT 骨窗显示出典型的穿透性 GSW 射入点。注意颅骨内板的斜切面（箭头位置）。B. 稍靠上的 CT 切片脑窗显示出沿弹道的出血迹象、四散的骨片和弹片。可见脑室、蛛网膜下隙和硬膜下出血，并有少量积气。请特别注意标志性的锥形创道，锥底位于射入点（红色三角区域）。最大的颅内弹片紧邻左顶叶内板（未标出）。C. 另一个病人的对穿（即贯通性）GSW 的 CT 骨窗影像显示射入点处典型的颅骨内板斜面（黄色圆圈位置）及射出点处颅骨外板的较大斜面（红色圆圈位置）。出口处的颅骨碎片被掀离颅盖表面

★**要点**：间脑水平的双侧半球 GSW 是致命的。

板承受压应力，外板承受张应力，因此，外板缺损大于内板缺损。体积较大，速度较慢的弹丸造成的颅骨骨折类似于楔形悬臂梁的断裂，类似人踩在水上的坚硬冰层时造成的断裂模式。但如果弹头击中的是年轻病人（他们往往颅骨较薄）或成人颅骨的某些部位（如颞骨的鳞状部分），则无法做出这种区分，因为头骨太薄，无法产生漏斗状的创口，因此无法区分射入口创口和射出口创口。

颅骨的骨折模式可以帮助确定 GSW 中的射击顺序和方向。例如，通过交叉型骨折模式可以预测弹丸击中和骨折哪一个先发生，因为骨折在颅骨中的传播速度比弹丸穿过大脑的速度快。具体来说，弹丸射入颅骨产生径向骨折，随即导致颅骨内陷。如果弹丸射出颅骨，骨折从射出点反向扩展，可能同射入点骨折相交叉。能量沿着之前的射入点骨折痕迹消散，射出骨折不再扩张，也就是说射出骨折的扩张在射入骨折处停止。因此，射出点的典型线性骨折终止于射入弹丸造成的既存线性骨折。此外，射入口的放射状骨折较长，并且不会因为与其他骨折交叉而停止，因为它们发生在射出点骨折之前，并在颅骨缝处停止。同样地，后面讨论的隆起性骨折也比射出创口的骨折更多且半径更长。若射出点没有次生径向骨折，则可以判定弹丸的动能较低或动能已经在颅骨缝或既存的骨折处消散。骨折线不会与既存骨折线交叉，因此如果发射的弹丸超过一颗，可以借此确定骨折的时间顺序（和射击顺序）。第二颗弹丸射入产生的骨折会被第一颗弹丸射入点的放射状线形骨折阻挡。所有这些特性都有助于法医进行神经病理学研究。

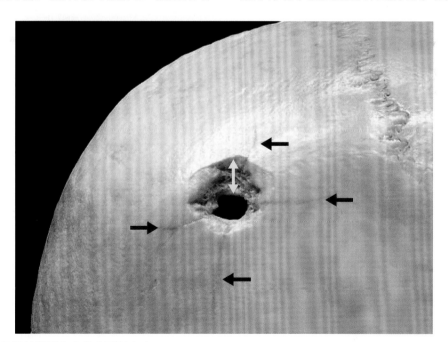

图 4.32　贯通性枪弹伤中的典型射出点
这个解剖标本展示了贯通性 GSW 射出点的典型坑状缺损。造成这个外观的原因是 GSW 射出点（黄色箭头位置）在颅骨外板造成了斜切面。创伤缺损（红色箭头位置）处呈现向外辐射的多元线性骨折。可同图 4.31 比较

★**要点**：贯通性 GSW 中，颅骨内外板的斜切面可以用来区分射入点和射出点，并判断射击的方向。

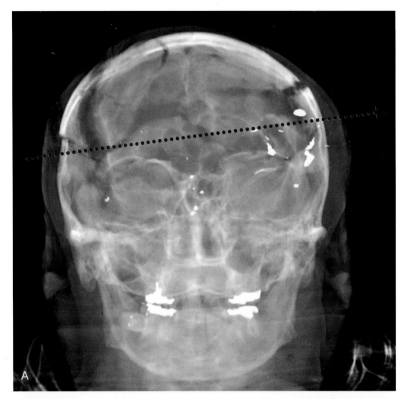

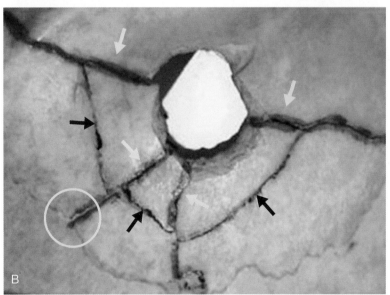

图 4.33　枪弹伤的颅骨环状隆起骨折

A. 前后位 X 线片显示出双侧颅穹窿的广泛粉碎性骨折。颅骨看起来就像爆炸了一样。可见多个颅内弹片，大部分位于射出点附近。B. 另一个病人的尸检标本显示出射出点附近典型的环状隆起骨折（红色箭头位置）。注意环状隆起骨折垂直于径向骨折（黄色箭头位置）。另外注意环状隆起骨折在与径向骨折交叉处突然终止。其中一个径向骨折终止于颅骨缝（圆圈位置）

★**要点:** 环状隆起骨折是由 ICP 的大幅增高间接引起的，而径向骨折线是由弹丸打击直接造成的。径向骨折可能单独发生，而环状隆起骨折总是和径向骨折相伴发生。

环状隆起骨折是 GSW 特有的骨折类型。顾名思义，这种类型的 GSW 骨折表现为从射入孔和射出孔辐射而出的多个由弧连接的线性骨折。这种骨折只有在大脑中有足够的瞬时空腔力量和 ICP 升高时才会发生（图 4.33 和图 4.34）。环状隆起骨折看上去像是头骨粉碎或爆炸。颅骨的一部分被掀离，这也是

为什么使用隆起这一术语。

弹丸穿过大脑时的 ICP 峰值同弹丸的预计横截面积及弹丸速度的平方成正比，同武器和目标之间的距离成反比。因此，隆起骨折常见于近距离创伤、步枪或大口径手枪创伤。与大多数弹道骨折不同，射入点的放射状骨折不会受颅缝影响。

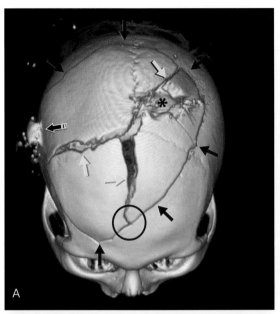

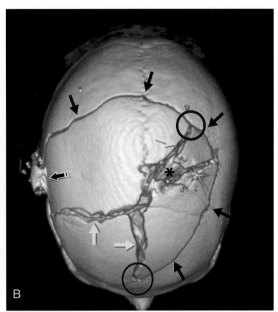

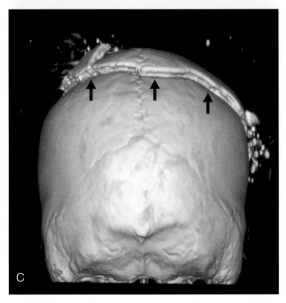

图 4.34　枪弹伤中的颅骨环状隆起骨折

某病患遭受致命的头部 GSW 后的三维 CT 重建影像。射入口位于左顶叶凸面（星号位置）。射出点位于右顶叶颅盖处（黑色箭头位置）。注意，颅骨顶部出现了较大的环状隆起骨折（红色箭头位置）。由射入点发散出多个径向骨折（黄色箭头位置）。与钝器脑损伤造成的颅骨骨折（即闭合性骨折）不同，GSW 引起的骨折有时会穿过颅骨缝。此案例中可见环状隆起骨折穿过矢状缝和冠状缝。注意，本例图中可见径向骨折在环状骨折处消失（圆圈位置），由此可见环状骨折先于径向骨折出现，这种情况并不常见。造成这样的结果可能是由于径向骨折在穿过或同颅骨缝合并时发生了延迟

★要点：多数情况下，骨折不会穿过其他骨折线或颅骨缝。骨折线的交叉模式可以用来评估颅脑多发 GSW 中子弹的射击顺序和方向。

弹头进入颅腔会导致 ICP 突然增高，颅盖较薄的病人因此受伤的概率非常高。在这种情况下，可能会出现距离射入点和射出点较远的骨折。若武器是在近距离射击颅骨，那么颅骨较厚的病人可能会遭受远距离二次骨折（在气体被射入颅骨之后发生）。这时大块的颅骨和大脑被击飞，残余大脑发生浸渍（maceration）。在远距离 GSW 中，即使气体进入颅盖也不会引发骨折，骨折是由瞬时空腔造成的压力增加和 ICP 升高引起的。空腔效应转移的大量能量同样能够导致眶顶等相对较薄区域发生远程骨折（图 4.35 和图 4.36）。

弹丸以切线击中颅骨表面会引发**锁孔**

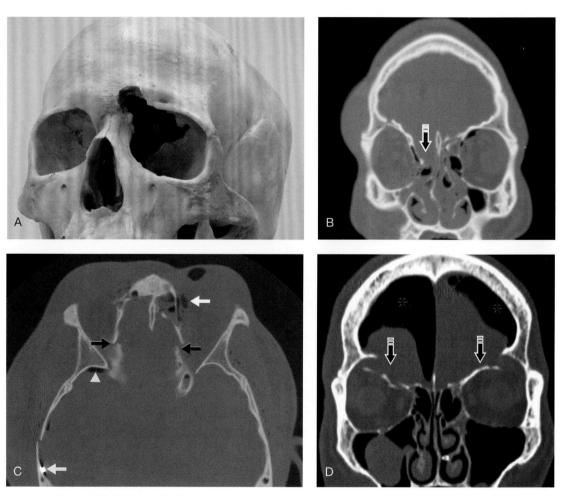

图 4.35 "爆裂性"枪弹伤骨折

A. 一名年轻病患的颅内 GSW 病后情况显示出左眶顶颅骨有较大缺损（星号位置）。B. 另一位病人的冠状位 CT 显示出典型的从眶顶到筛窦的爆裂性骨折（箭头位置）。C. 同一病人的轴位影像显示骨折从眶顶一直延伸到双侧眶壁（红色箭头位置）；眶隔前软组织积气（黑色箭头位置）；后隔膜积气，即眼睑气肿（白色箭头位置）；颅内积气（蓝色箭头位置）；和一个靠近颞鳞骨折处的残留小弹片（黄色箭头位置）。D. 另一位病人的颅内 GSW 病后冠状位 CT 显示双侧爆裂性眶骨骨折及双侧颅内积气（星号位置）

★**要点：**爆裂性骨折是颅内压 ICP 突然大幅上升时出现的一种特有损伤。因此，它几乎被视为颅内 GSW 独有的损伤形式。爆裂性骨折是由阻力最小点（即薄眶顶和筛窦气房）处 ICP 升高引起的一种颅骨骨折。眶顶被破坏可以导致眼眶到颅腔的互通，进而导致脑脊液漏、颅内感染、脑膨出、眼肌麻痹，此时需要进行复杂的眼眶和前颅穹隆重建术。

状骨折，有时也被称为沟状骨折。它的标志性外观同时也展示了射入点和射出点的特征（图 4.37）。锁孔状骨折具有圆形的射入口缺损和三角形射出口缺损（这就是将其比喻成锁孔的原因）。伤口外部表现同时具备射入型创伤和射出型创伤的特点，会对创口检查造成误导。体积受限产生的空腔能量会引起剪切力，锁孔骨折也会产生同样的剪切力，同时还会引发骨碎片次生弹丸，此类情况在穿透性和贯通性 GSW 中比较典型。因此，锁孔骨折造成的脑损伤往往是毁灭性的，比通过射入口外观预估的伤情严重的多，因为锁孔骨折的射入口呈切线型，会导致预估错误。

有趣的是亚伯拉罕·林肯总统的尸检报告同前面描述的许多颅骨方面的发现是非常一致的。

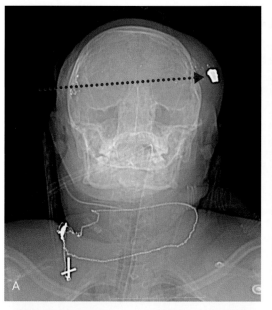
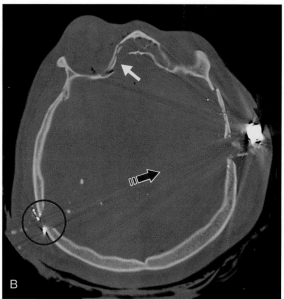
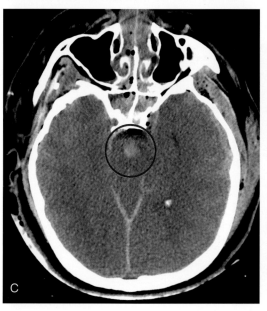
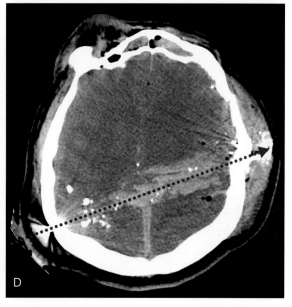

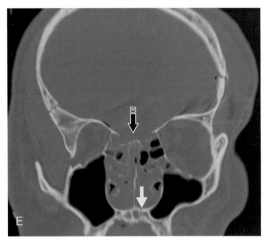
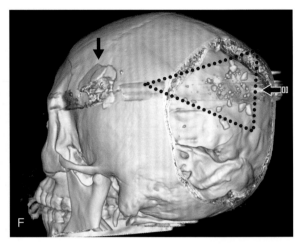

图 4.36　致命枪弹伤

A. 前后位定位扫描显示 GSW 从右至左，主要弹片位于左前额头皮内（箭头位置）。B. 轴位 CT 骨窗显示弹道（红色大箭头位置）从右至左，射出口较大，射入点（圆圈位置）可见典型的颅骨内板斜切面。主要弹片嵌入左前额头皮软组织（红色小箭头位置）。眶筛区（黄色箭头位置）可见爆裂性骨折。C. 中脑周围池层面 CT 平扫影像显示中央脑桥存在一个高密度区，符合脑干出血（Duret hemorrhage）。可见灰白质分界清晰度降低，符合弥漫性脑水肿。D. 较高层面 CT 显示弹道自右向左，沿弹道可见骨片和弹片散落（箭头位置）。可见脑沟消失，灰白质分界初步消失。E. 冠状位骨窗显示筛窦气房前（红色箭头位置）爆裂性骨折。另外注意病人被击中时颅面突然变形造成了左上颌骨折。F. 三维 CT 剖面图显示在射入点（红色箭头位置）有多个颅内骨片和弹片，呈锥形分布（三角形区域）。射出点在额叶左后方（黑色箭头位置）

★要点：此案例说明了颅内 GSW 的几个典型影像学表现：①射入点和射出点呈典型斜面；②致命损伤中灰白质分界初步丧失；③弹道骨折远离射出和射入点（特别是眶顶）；④ICP 大幅升高引发脑干出血。

　　"颅骨可见枪弹伤，创口周围头皮因组织内出血而增厚。弹丸穿过距中线左侧一英寸的枕骨，位于左横窦上方，且左横窦呈开放状。枕骨伤口光滑，呈圆形，有斜面边缘……穿过颅骨内板的开口大于外板开口。弹道中充满血块和多个骨碎片，射出口附近可见多个小型弹片。额骨的两个眶板均有骨折"。

　　——1865 年亚布拉罕•林肯尸检报告

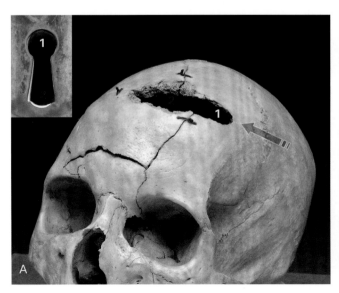
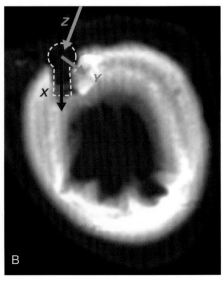

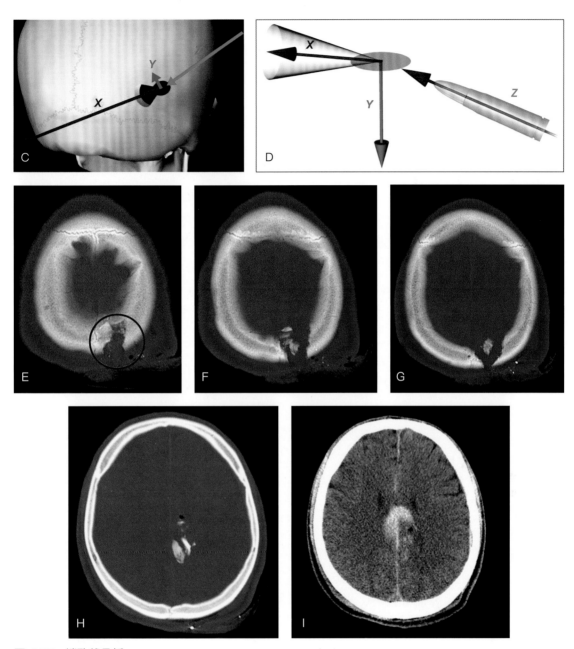

图 4.37　锁孔状骨折

A. 颅骨照片显示命中点具有典型的射入口和射出口特征。注意射入点的锋利边缘（1）和伤口末端的颅骨外板不规则斜面（2）。射出点的射孔大小和斜面大小均大于射入点处的射孔和斜面（图片由美国国家医学图书馆提供）。典型的锁眼照片代表了圆形射入点缺损和三角形射出点缺损。B. 锁孔状骨折的 CT 案例，已描出弹道轮廓。C. 颅骨的锁孔机制图示。注意，弹丸并未进入颅骨，但切向力造成了严重的颅内损伤。D. 锁孔状骨折的机制。注意，弹丸呈切向命中颅骨（Z），但并未进入大脑内部。但弹丸击中颅骨使得骨碎片呈垂直角进入大脑（Y）。弹丸继续飞行，擦过颅骨表面，造成颅骨外板斜切（X）。E ～ H. 连续轴位骨窗图像显示骨碎片向内位移。注意图 E 中上下倒置的锁孔状骨折（圆圈位置）。I. 脑窗显示颅内出血延伸至胼胝体［图片来自 Jackson A，Searcey B，Smirniotopoulos J，et al. Keyhole fracture of the skull. Mil Med，2008，173（12）：XIX，征得作者同意后进行了修改］

★要点：锁孔状骨折，有时称为沟状骨折，弹丸以切线击中颅骨表面时发生。由于体积受限而产生的空腔能量会产生剪切力，加上骨碎片产生的次生弹丸，使得锁孔骨折造成的脑损伤具有毁灭性，其严重性远超过根据切线型射入口做出的错误预估。

治疗和预后。穿透伤的治疗模式经历了50年的演化。越南战争前采用的是激进性清创。后来黎巴嫩战争和以色列战争中转为保守性清创。"当前的方法是积极减压，这也正是脑损伤急需解决的问题，同时针对射入口和射出口采取保守管理方法。保守的伤口管理包含温和冲洗、伤口清创术和水密封闭硬脑膜，如果可能的话还包括水密封闭头皮"。

在许多情况下，脑肿胀会妨碍硬脑膜修补，因此头皮封闭是防止颅内感染的最佳第二道防线（图 4.26～图 4.28）。在第一次海湾战争（1990～1991 年）和沙漠风暴行动中，外科医生发现，颅脑霰弹伤最初的治疗目标应该是最大程度地保护脑组织。这意味着外科手术在不必要时可以只清洗伤口或在清创时进行有限的伤口清创。这一方法更为保守，即要求对受伤肿胀的大脑进行最小操作，并要求若在温和清洗和止血阶段未发现弹片，则应避免过早地进行弹片搜索。

而针对保守方法的主要反对意见认为，如此做法可能导致颅内脓肿形成和慢性发作性疾病的发展。而对这一担忧的反驳是，保守的清创技术会降低皮质组织损伤和皮质体积减少，进而降低穿透伤引发创伤后癫痫的风险。要知道脑外伤后 40% 以上病人会出现创伤性癫痫。此外，有些人认为脑脓肿不太可能在金属弹片、浸渍的大脑组织或其他异物碎片附近形成，因为金属碎片散发的热量有灭菌效果。若无显著肿块效应，头部的小型射入口一般采取局部伤口护理，而坏死的头皮、骨骼或硬脑膜等广泛伤口则在封闭创口前行切除术。若出现肿块效应，则切除坏死的脑组织，但目前尚未发现弹道清创手术可以很好地改善预后。

弹片的位移可能发生在受伤的几天甚至几年后，若发生弹片位移则符合移除手术指征，但前提是该弹片可以通过手术取出。受伤期间，不建议在最初的伤口管理和手术时在大脑内寻找弹头。然而，若弹丸在颅骨切开术或部分颅骨切除术的脑表面可见，则应予以清除。若弹片停留在脑室或脑池则应考虑预防性切除术，因为这类弹片随后迁移的可能性较大。此类情况下的弹片清除术时机比较个性化，主要由脑损伤严重程度、脑肿胀程度和位移可能性等因素来决定，因为这些情况会导致脑损伤加重，弹片更难取出或手术风险加大。弹片及其他异物同颅内血管结构并列时，若手术具备可行性则应仔细分析并予以清除。

穿透性损伤的预后也遵循房地产行业规则：位置决定一切。对于脑干，即使是小口径子弹或冰凿造成的创伤都是致命的。同样的，双侧半球或多脑叶损伤、脑室内出血都会产生不良后果。横向贯通伤造成的后果通常是最坏的，若贯通伤穿过致命环带（zona fatalis 约在丘脑水平）则更是如此。这是自杀式 GSW 的典型轨迹，其本质是一种高能接触损伤，死亡率很高。不论是日常创伤还是战场上的穿透伤，若弹道穿过大脑中线结构，则死亡率均接近 100%。然而，若病人双侧损伤仅局限于大脑皮质浅层，那么病患一般恢复良好（图 4.28、图 4.29 和图 5.24）。这可能是因为大脑皮质的穿透伤，即使是双侧的，也未损伤基底血管和脑干。相比之下，颅后窝损伤一般预后较差，因为脑干受损可能性较大。脑室受损死亡率也较高。

一般来说，穿透性 GSW 总体死亡率约为 85%。入院时 GCS 评分、瞳孔状态和血流动力状态是治愈情况的重要临床预测指标。若病人 GCS 评分为 8 分,瞳孔反应正常,仅有单叶脑损伤,那么早期的积极管理有极大可能获得良好效果。经过外科手术治疗后,颅脑 GSW 死亡率约是 10%。然而,对现场病人伤情采取更有效的稳定和管理,更快地将病人送至三级创伤中心,并明智地使用积极的手术治疗可以使 GCS 评分在初诊、早期干预和改善预后阶段有更好的表现。最后,正如前面所提到的,GSW 的严重程度不由弹头动能决定,而是由弹头流失在组织中的动能决定。也就是说,组织损伤是由动能从移动的弹丸向目标转移造成的。而决定弹丸转移的动能多少及其杀伤力大小的主要因素是:①弹头形状;②命中时的偏航角角度;③弹头穿过大脑时在创道中位置的改变;④弹头构造;⑤弹头穿过组织的生物特征。

大脑 GSW 的伤害带来许多病理生理过程,包括 ICP 升高、脑肿胀和缺血性血管损伤(图 4.27)。直接的脑干损伤或更常见的压力波冲击造成脑干损伤可能导致窒息和缺氧性脑损伤。冲击波造成的创伤性血管痉挛和(或)血管血栓也可能导致缺氧损伤。在这两种情况下,弹头瞬间造成的损害在未来几分钟到数小时内会由于颅内压增高变得更为复杂。在伤后早期进行的初始影像上,颅内压增高的迹象可能不存在或很细微。而脑沟消失、基底池受压及灰白质分界模糊程度加深等现象都预示着 GSW 后极短时间内将发生脑疝,并有可能致命。

总之,弹丸直接作用于脑组织的粉碎、撕裂和拉伸的力量,以及弹片和骨碎片的次生伤害能够造成穿透性的综合伤害。这些原发性和继发性的破坏力共同作用,造成颅内压突然增加达到高峰,并引发冲击波的冲击力和对冲力将大脑挤压向颅骨、脑硬膜和其

他坚硬的结构。相比之下,刀伤造成的脑损伤可能是局部的,并且没有任何附加的瞬时空腔。而 GSW 造成的损伤则要复杂得多,损伤的严重程度不仅同弹丸的发射速度和质量有关,还同弹丸转移到组织的动能相关。如果弹头进入组织后没有射出,那么所有的动能都作用于组织,进而造成创伤。如果弹头射出组织,那么运动的弹丸还保有一些动能,转移后引起脑损伤的动能就会相对较少。整个过程中头骨只会对弹丸的局部撞击和突然的颅内压增加做出反应。受颅骨厚度和撞击倾角的影响,颅骨会出现一些穿透性 GSW 特有的标志性骨折类型(表 4.2)。

表 4.2　头部枪伤成像检查表
弹片(多个弹片)在什么位置?采用 CT 定位扫描
创伤类型是浅层型、穿透型还是贯通型
如果是贯通伤,射入点和射出点分别在什么位置
弹丸完整还是破裂
是否保留了未清除的(骨骼、弹丸、玻璃或其他物体)碎片
创伤波及单侧半球还是双侧半球?是否伤及多脑叶?是否经脑室
弹道是否穿过鼻窦和(或)乳突气房
从三个维度描述头轨迹(即前或后、左或右、上或下);定位扫描帮助较大
弹头路径是否有弹跳迹象
基底池是否消失?中线是否偏移
是否有初始创伤的远端出血现象
最初的射入点和射出点的远端是否有骨折(如眶顶)
描述颅骨骨折:线性、粉碎性、压迫性、锁孔状或隆起状
骨折是否穿过颈动脉管或硬脑膜静脉窦
是否需要进行 CTA 或导管造影
随访影像中是否有骨片或弹片的位移
随访影像中是否有新的颅内出血或出血增多,这是否意味着创伤性假性动脉瘤的发展

(五) 非弹道穿透伤

我们经常看到出现在急诊室（ED）的非弹道穿透伤伤患身上的穿透性武器仍然留在伤处（图 4.38～图 4.44）。通常一开始会通过 CT 平扫，偶尔也利用 X 线片来确定创伤的位置和深度，通过 CTA 排除潜在的血管损伤，尽管穿透性武器的金属伪影可能会影响以上方式的有效性（图 4.40 和图 4.44）。CTP 有助于识别缺血性脑组织（图 4.46）。如果 CTA 无法排除血管损伤，则应在武器移除的正式手术前进行导管造影（图 4.39、图 4.41 和图 4.44）。这样也有助于避免预后阶段创伤性假性动脉瘤的发展（图 4.40；另参见第 5 章，三、和十、的内容）。手持型穿透性武器（如刀、锤、气动钉枪）造成损伤的严重程度取决于武器的性能、锋利与否、光滑与否及命中点颅骨的物理特性。多数情况下，此类武器会撕裂硬脑膜和软脑膜蛛网膜，将骨碎片带入伤口，将脑组织击碎，并破坏其路径上的血管结构。最终创伤常表现为小管出血型伤道（图 4.41、图 4.42、图 4.47 和图 5.24）。"同 GSW 不同，这种损伤没有瞬时空腔，最终伤口完全是由永久空腔造成的"。手持武器的伤害程度取决于武器穿透的深度。像锤子之类的钝器造成的脑损伤往往较浅。这些武器通常造成颅骨骨折和皮质挫伤等伤害。然而，如果该武器打击导致骨折，造成下方大静脉窦血栓或撕裂，那么即使是表层损伤都可能是致命的（图 4.45）。同样地，一把锋利的手持武器如果刺入深度足够深会导致严重的血管损伤。浅表性锐器伤同样可能使硬脑膜静脉窦受损。与钝器不同，锐利的手持武器穿透较深能够造成主要静脉及动脉血管的损伤（图 4.43 和图 4.46）。

手持武器如果足够尖锐那么它刺入大脑造成的创道可能引起周围和介入血管的痉挛和抽搐，因此伤口可能不会出血或出血极少。若在采用止血法将血管断裂部分封闭之前，痉挛持续时间太短、停止太早，那么血液可能会流入创道。另一方面，若血管痉挛程度严重，持续时间长，则向下方脑组织灌入的血液可能会减少，进而导致受伤动脉区域的梗死（图 4.46）。非手持武器同样可能造成毁灭性的非弹道穿透性 TBI（图 4.48）。颈部穿透性损伤不仅可能导致局部血管损伤也可能是脑血管血栓栓塞并发症的来源（图 4.50）。血管受伤数月甚至数年不就医很可能导致假性动脉瘤（图 4.49）。颈部外伤通常会先进行低阀值 CTA 成像，若出现伪影遮蔽血管影像，不确定是否存在轻微异常，创伤需要进一步定义和（或）血管内介入治疗时，则应进行脑血管造影随访。在慢性期，大脑与脑硬膜之间可见大量的中层神经胶质瘢痕和粘连，这会增加穿透性 TBI 创伤后癫痫的发病率。

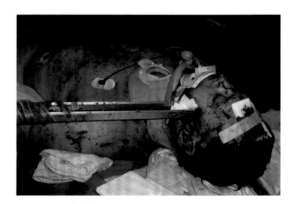

图 4.38　穿透性 TBI
2003 年联合国驻巴格达办事处遭遇恐怖袭击时的一名受害者照片。爆炸时，一个窗框成为次生弹丸刺穿受害者头部。在弹丸清除和颅底修复过程中，病人经历了颈动脉近端暴露和颅面暴露（照片由 Rocco Armonda 提供）

★**要点：** 正如图 4.38 到图 4.44 所示，穿透伤病人在进入急诊室时异物仍残留体内，移除手术前要行血管造影。

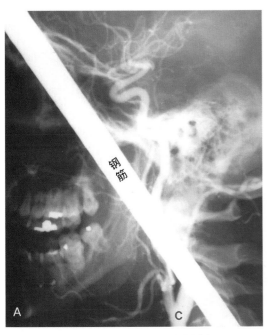
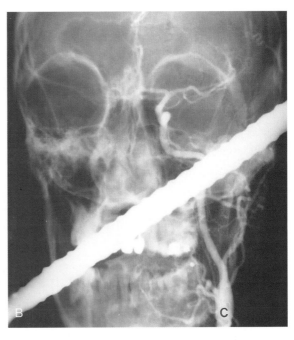

图 4.39　非弹道穿透性 TBI（钢筋刺穿）

一名 30 岁建筑工人从三楼跌落至金属钢筋混凝土框架（即钢筋）上。CTA 未见明显动脉损伤迹象，条状伪影使得脉管系统无法达到最优的可视化效果，严重妨碍了检查。侧位（图 A）和前后位（图 B）视图的左颈总动脉造影显示金属棒从左侧面部刺穿至右颈部。值得注意的是，即使是在脑血管造影中也未发现明显的血管损伤。字母 C 标注处为颈总动脉

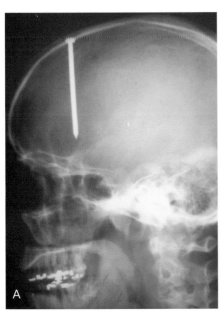
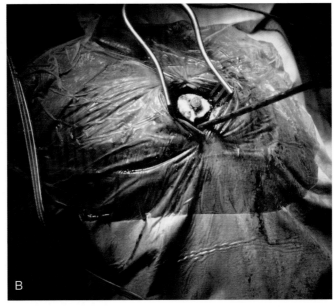

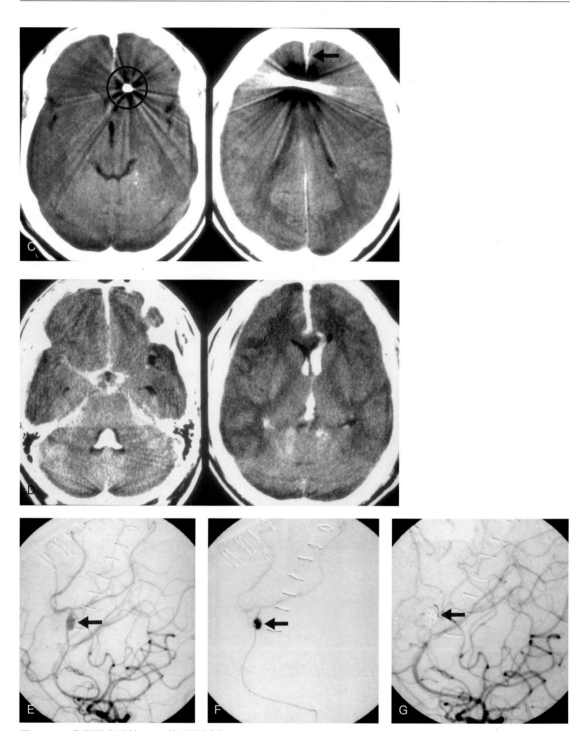

图 4.40　非弹道穿透性 TBI（钉子刺穿）
A. 侧位 X 线片显示一枚大钉子的穿透深度。B. 术中照片可见钉子位于一个小的、圆形开颅环钻的中央，该
环钻可用于去除钉子。C. 入院轴位 CT 平扫图像可见沿着脑前镰（箭头位置）有极少的硬膜下出血，但没有
明确的脑内出血。钉子（圆圈位置）的条状伪影影响了检查效果。D. 手术移除钉子后立即进行术后 CT 平扫，
图像显示蛛网膜下隙弥漫性出血和脑室内出血的间隔发展，其中掺杂了术后造影的放射对比造影剂材料。E.
术后颈内动脉导管造影侧位图显示胼缘动脉（箭头位置）有假性动脉瘤。F. 胼缘动脉的选择性插管显示出假
性动脉瘤（箭头位置）中微导管的尖端。半减影模式下可见开颅手术皮钉。G. 栓塞后的血管造影显示出治疗
动脉瘤的弹簧圈栓塞（图片由 Chris Dowd 提供）

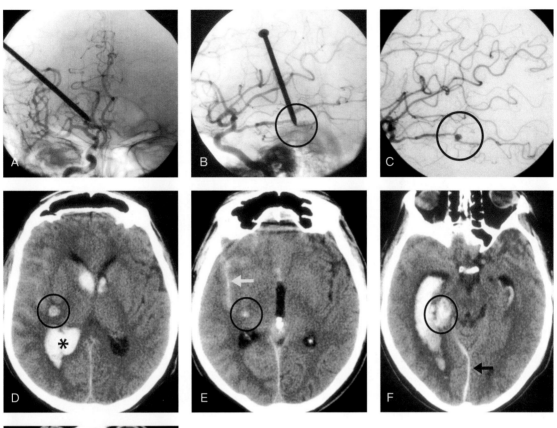

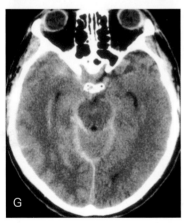

图 4.41　非弹道穿透性 TBI（钉枪损伤）

A、B. 未减影的右颈内动脉导管造影正面（图 A）和侧位（图 B）视图中可见颅内一枚大钉，穿透方向从右到左，自上而下，稍许从前到后。注意图中的胚胎型大脑后动脉（PCA）。钉子尖端紧靠 PCA，但未见明确的血管异常。C. 钉子去除后的术后造影侧位减影图像显示 PCA（圆圈位置）存在创伤性假性动脉瘤和轻度脑血管痉挛。D ～ G. 对应术后 CT 平扫图像显示出钉子（圆圈位置）的出血轨迹。另外注意脑室（星号位置）、蛛网膜下隙（黄色箭头位置）和大脑镰硬膜下（红色箭头位置）有出血。F. 钉子沿创道的出血痕迹在中脑水平最大，同 PCA 和假性动脉瘤位置一致，由此表明假性动脉瘤破裂是造成以上出血的原因。肿瘤样脑室出血引起了急性梗阻性脑积水

★**要点：**前三个案例强调了弹丸靠近大血管时有必要进行术前和术后导管造影。

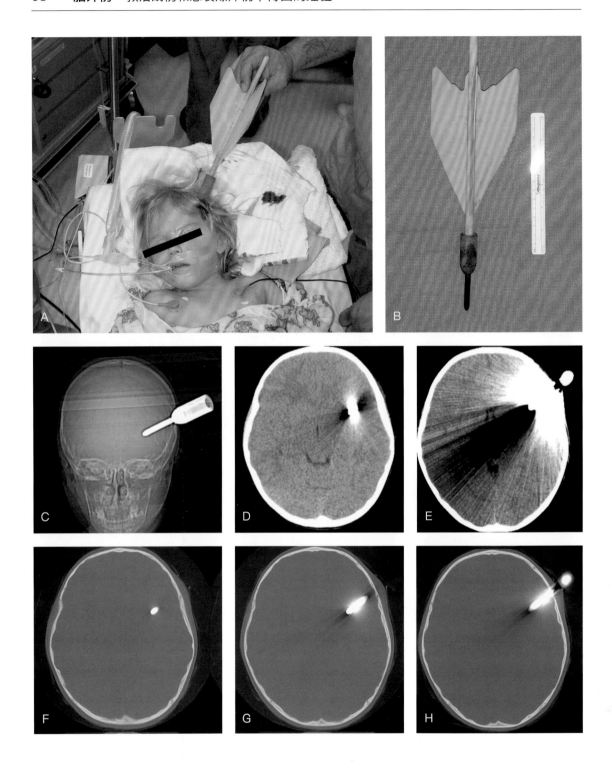

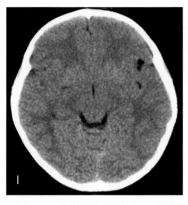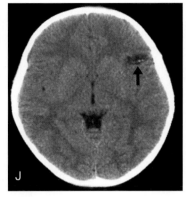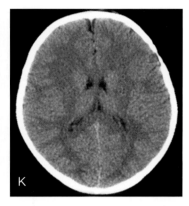

图 4.42　非弹道穿透性 TBI（草地飞镖创伤）
A. 照片中一个小女孩被飞行的草地飞镖刺穿了左额区。B. 照片中为取出的飞镖。C. 前后位入院 CT 定位扫描图像。D、E. 软组织的 CT 窗显示出明显的条纹伪影，妨碍了脑实质最优观察效果。F ～ H. 骨窗显示颅骨受损最小时的穿透深度。I ～ K. 1 个月后病人癫痫发作，随访 CT 显示出脑软化（箭头位置）的残余线性小病灶（图片由 Howard Rowley 提供）

★**要点：**由于手持武器穿透伤不会形成空腔，因此脑组织损伤比较小。

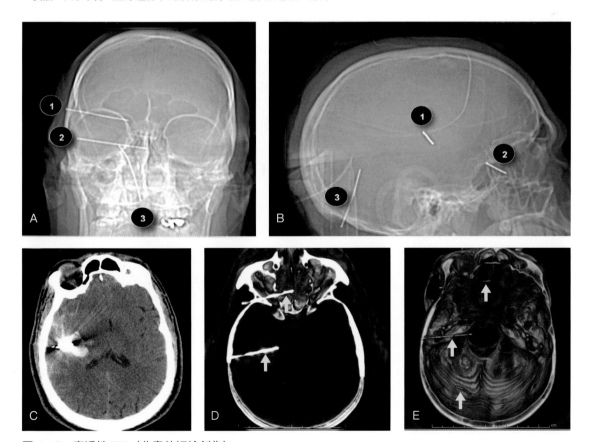

图 4.43　穿透性 TBI（非意外钉枪创伤）
A、B. 前后位和侧位 CT 定位扫描图像中可见三颗颅内钉。C. 轴位 CT 脑窗显示由右颞叶穿透性损伤导致脑实质内出血和蛛网膜下隙出血。D. 厚层二维多平面重建及利用三维容积（图 E）再现、遮蔽表面显示法得到去除颅骨穹窿的虚拟图像有利于实现每个钉子轨迹的可视化（箭头位置）（图片由 Pete Hildenbrand 提供）

★**要点：**钉枪作为典型的手持式非弹道穿透武器，造成的创伤区可能比预期要大，因为气动发射机制能够引起后续的空腔损伤。

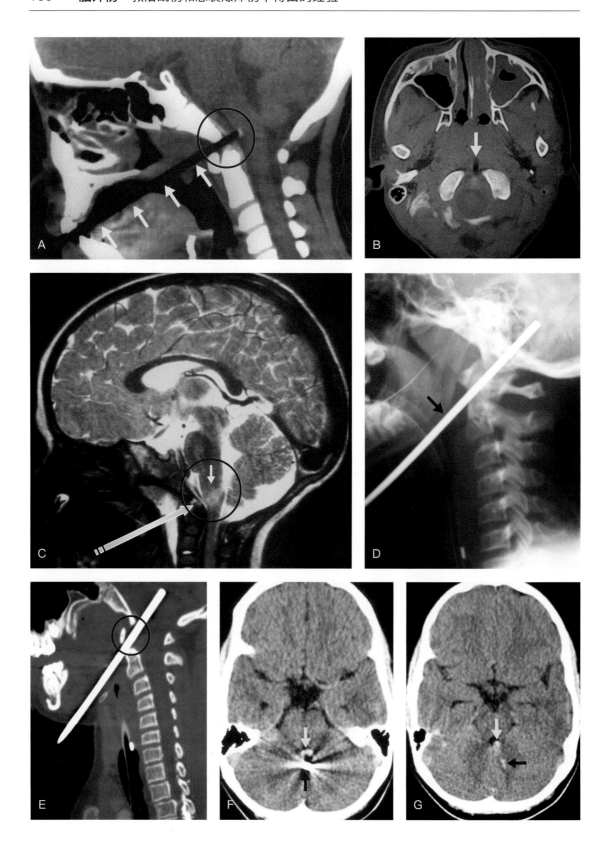

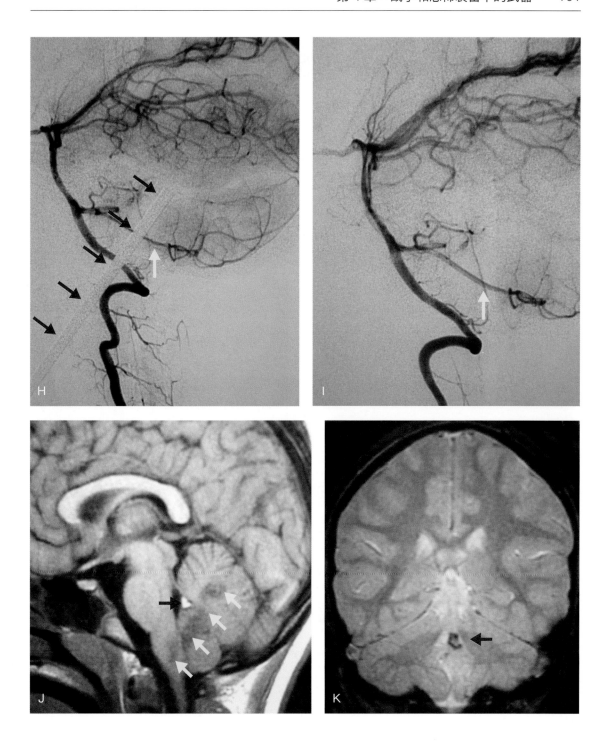

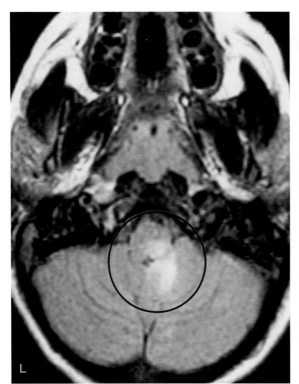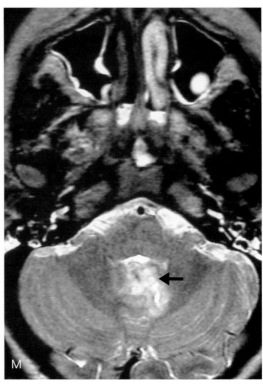

图 4.44　颅颈穿透伤（三名年轻伤者）

伤者 1（筷子）：A. 一名年轻女孩送入 ED 时有根筷子插在她的嘴中，此图为该伤者的矢状位 CT 重建图像。在口咽部可见线状透光异物（黄色箭头位置），穿过鼻咽并穿透颅颈交界区（圆圈位置）。筷尖紧靠延髓腹。注意，干木在 CT 中同空气相似（因此其密度射线可穿透）。B. 轴位 CT 骨窗显示筷子的一部分（箭头位置）在枕骨髁水平。伤者 2（筷子）：C. 矢状 T_2 加权 MRI。伤者送入 ED 时筷子不在原处。注意髓质内的局部 T_2 高信号病灶（黄色箭头位置）和鼻咽部软组织肿胀（红色箭头位置）。大的黄色箭头标出了假设轨迹。伤者 3（筷子般的金属杆）：D. 侧位片显示异物进入上颈并穿过颅颈交界区（箭头位置）。E. 矢状位 CT 图像显示异物终止于颅后窝。注意金属杆同样经颅颈交界区进入大脑（圆圈位置）。F. 术前轴位 CT 平扫显示异物（红色箭头位置）尖端辐射出的大范围金属伪影，终止于第四脑室后部。可见少量的脑室内出血（黄色箭头位置）。G. 创伤上方的相邻轴位 CT 平扫图像显示小脑（红色箭头位置）内左胼胝体内存在出血的微小病灶。可见少量脑室出血（黄色箭 头位置）。H. 左椎动脉的侧位导管造影显示覆盖了椎动脉近端 V4 段的杆子的影像已被"减去"（红色箭头位置）了。值得注意的是，未发现血管有破裂性损伤（血管夹层、假性动脉瘤或血管断裂）的迹象。可见小脑后下动脉（PICA）的极微小的脑血管痉挛（黄色箭头位置）。请注意，PICA 来源于病人的显性小脑下前动脉（AICA）。I. 手术取出异物后的术后视图显示 PICA 的灌注状态改善（箭头位置）。J. 伤后第二天的矢状 T_1 加权 MRI 显示第四脑室（红色箭头位置）出现小的出血性分层病灶（病人为仰卧位）。注意，在延髓和小脑内有形状类似管道的 T_1 低信号区同提取出金属杆部位的水肿症状相符。K. 冠状位梯度回波（GRE）图像证实第四脑室（箭头位置）内存在细胞内高铁血红蛋白。L. 液体衰减反转恢复（FLAIR）轴位图像显示左后延髓和小脑扁桃体（圆圈位置）内有异常的 T_2 高信号。M. 较高水平的轴位 T_2 加权图像显示左胼胝体、扁桃体和小脑蚓部结节（箭头位置）T_2 高信号。该水平脑干显示正常。病人已完全康复（图片由 Eduard Michel 提供）

★**要点**：颅颈交界是穿透性异物的常见刺入点。以上三个案例展示了异物穿过斜坡尖端（即颅底穴）和寰枢关节的过程。

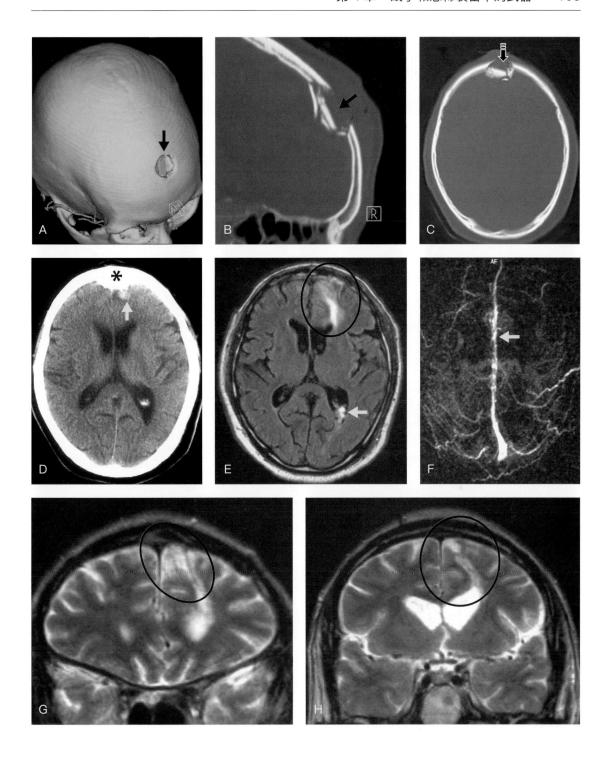

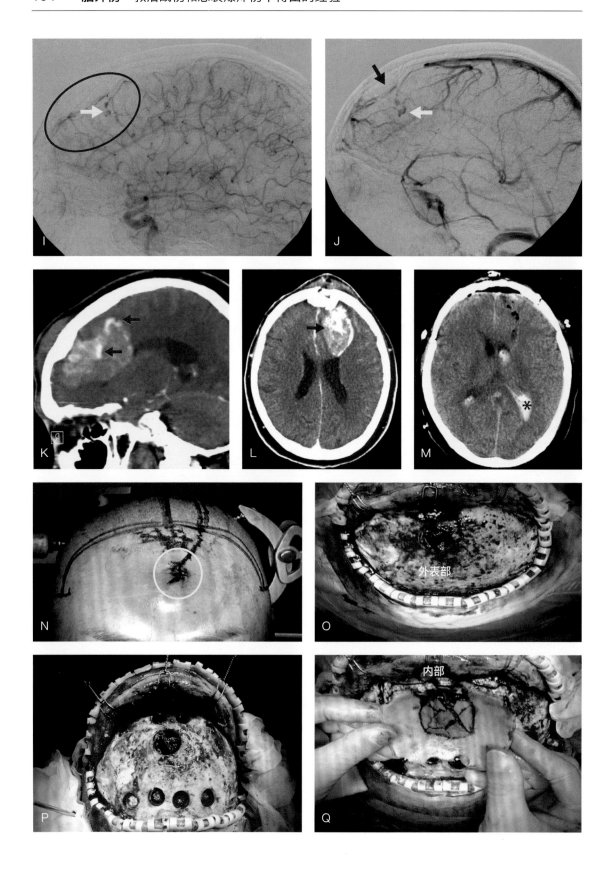

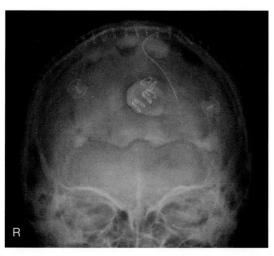

图 4.45　非弹道穿透性 TBI（锤击头部）

一名 57 岁男性被锤子击伤送入 ED，GCS 评分 15 分。A. 受伤 3 小时后入院三维 CT 显示出额中（箭头位置）有明确的圆形局灶性缺损。骨折的大小和形状同锤子的大小和形状完全一致。B. 入院 CT 重建旁矢状位图像显示粉碎性凹陷骨折的主要区域是颅骨内板。C. 入院轴位 CT 显示颅骨外板（箭头位置）的穿凿样缺损。D. 入院轴位 CT 脑窗显示凹陷性骨折（星号位置）和一小处皮质挫伤（箭头位置）。E. 伤后 4 小时轴位 FLAIR MRI 显示从大脑皮质延伸到左侧脑室前角（圆圈位置）T_2 高信号；注意上矢状窦（SSS）有正常流空现象。可见少量的脑室内出血（箭头位置）。F. 术前 MR 静脉造影证实无上矢状窦（箭头位置）闭塞迹象。G、H. 冠状位 T_2 MRI 显示从上矢状窦延伸到左前角（圆圈位置）T_2 异常高信号。上矢状窦内流空正常。I. 伤后 4 小时左颈内动脉导管造影侧位图显示损伤部位（圆圈位置）出现异常的造影剂外溢（箭头位置）。J. 对应的静脉相显示 SSS（红色箭头位置）未受损但受压迫，造影剂外溢增强（黄色箭头位置）。K. 常规导管造影后立即进行 CT 血管造影，所得旁矢状位（图 L）和轴位图像中可见额叶血肿扩大及多灶性造影剂外溢（箭头位置）。前 SSS 受到压迫可能引发静脉高血压出血。请注意，手术结果证实了 SSS 被压迫，并伴有 SSS 两侧 5 毫米处的硬脑膜和表面皮质引流静脉的撕裂。通过凹陷性骨折碎片抬高术 SSS 实现再通，另发现受伤静脉发生凝结，这一过程在闭合术前通过多普勒超声成像得到了确认。M. 术后 CT 显示脑实质内血肿排空，并发现脑室内出血（星号位置）。N. 病人在开颅前的术中照片可见一个星状头皮伤口（圆圈位置）。O. 颅骨外板的术中照片显示明确的颅骨缺损，正如图 A 的三维 CT 图像所示。P. 双额开颅瓣抬高前的术中照片显示出骨折上方和下方的多个钻孔。Q. 颅骨内板照片显示出粉碎性凹陷性骨折。R. 术后前后位颅骨 X 线片显示出钻孔和骨折部位的双额刀颅骨瓣和截骨塞（图片由 Hiroshi Karibe 和 Atsuhiro Nakagawa 提供）

★**要点：** 与弹道 TBI 相同，手持武器穿透伤中颅骨内板所受的影响比颅骨外板更大。本案例同样证明了 CTA 和脑血管造影的作用，即通过探查血管活动性出血对血肿扩大进行预测。此外，压迫或闭塞硬脑膜静脉窦的骨折可能引起静脉高压，从而增加颅内出血的风险。

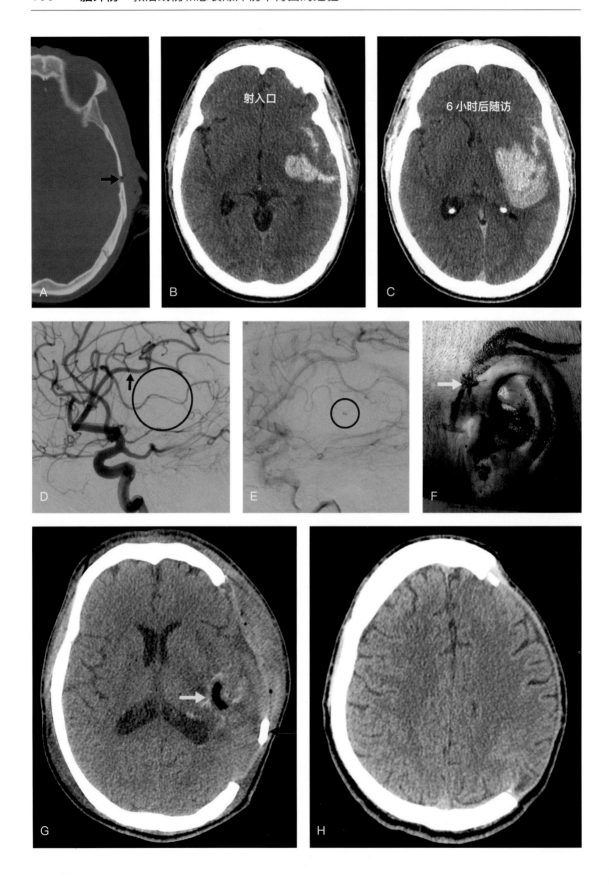

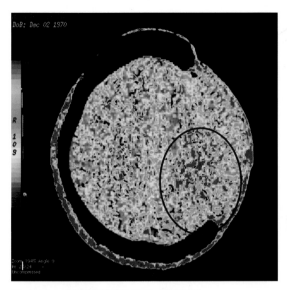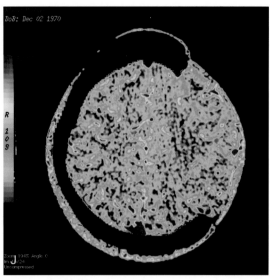

图 4.46　非弹道穿透性 TBI（螺丝刀）

A. 入院骨窗图像显示出刺入点（箭头位置）颅骨的一个局灶性缺陷。B. 脑窗显示左颞叶出血，前外侧沟少量蛛网膜下隙出血。C. 病人出现神经系统体征恶化后，6 小时随访 CT 扫描显示脑内出血增加，急需神经外科手术清除。D. 术前导管颈动脉血管造影动脉相的侧位减影视图未显示明确血管损伤。左侧颞叶出现血肿后侧裂三角（箭头位置）轻度上移穿过局灶性缺血区域（圆圈位置）。E. 血管造影的静脉相显示出异常造影剂外溢的小病灶（圆圈位置），同螺丝刀创道对应。F. 病人术前照片显示耳前有一个微小的皮肤伤口（箭头位置）。请注意，皮肤上用紫色绘出了预期开颅手术的轮廓（图片由 Mathieu Laroche 提供）。G. 4 天后随访平扫 CT 显示髓外 / 肌间（红色箭头位置）区域内的左侧半球开颅减压术和杰克逊普拉特引流导管痕迹。注意，逗号形状的低衰减区域（黄色箭头位置）是手术期间放置的一块止血明胶海绵（不是空气）。H. 2 个月后创伤层之上的随访 CT 平扫图像显示一切正常。I. 同时进行的同一层面轴位 CTP 图像表明后左额顶区内（圆圈位置）平均通过时间（MTT）异常延长。J. 脑血容量（CBV）CTP 正常证实了这一区域曾有血管损伤，并表现出组织的缺血性风险。这一发现对临床管理有重要影响

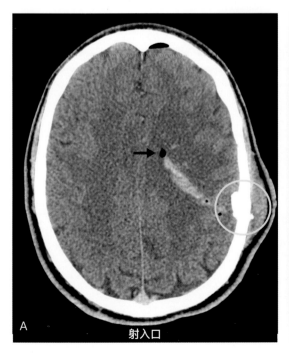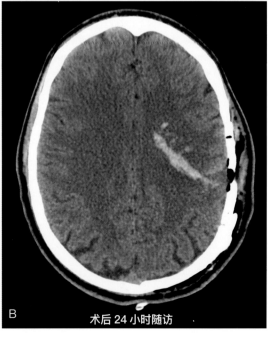

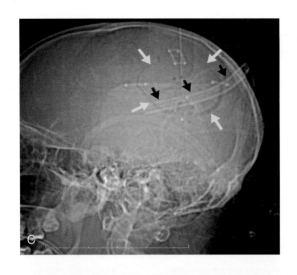

图 4.47　非弹道穿透性 TBI（刀伤）

A. 入院 CT 显示出由头部刀伤引起的典型小管出血。创伤最深处可见微小的颅内积气病灶（箭头位置）。刺入处可见小型凹陷性骨折（圆圈位置）。B. 术后 CT 显示刺入点创口清除术痕迹，以及颅内出血处的微小病变。C. 术后侧位定位扫描显示出小的颅骨切开术（黄色箭头位置）痕迹，该痕迹以刺入创口和杰克逊普拉特引流导管（红色箭头位置）为中心。注意此图同图 4.42 的相似之处

★**要点：**由于手持武器穿透性 TBI 不会造成瞬时空腔，损伤通常呈现为小管出血创道。若手持武器足够尖锐，则可能引起动脉痉挛进而减少脑实质出血。

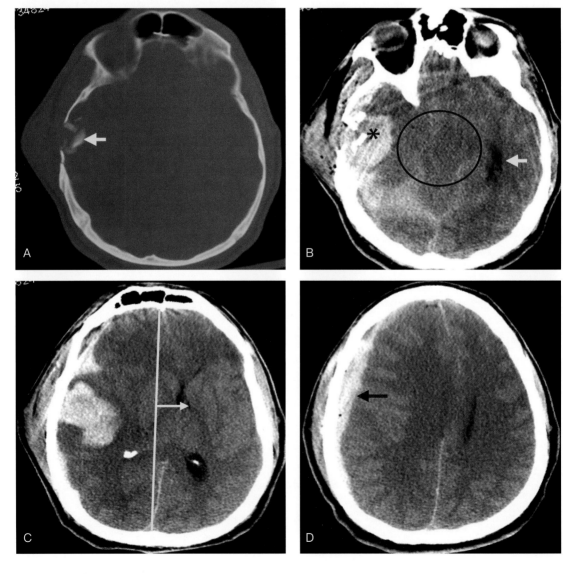

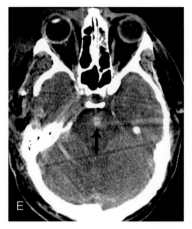
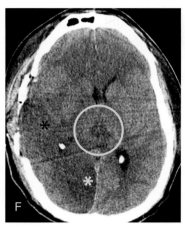
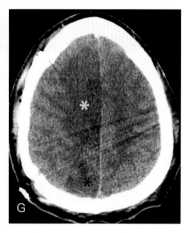

图 4.48　伴有脑疝后梗死和脑干出血的穿透性 TBI（冲浪板击伤头部）

A. 入院 CT 显示右侧颞骨鳞部粉碎性和压迫性骨折（箭头位置）。B. 同一水平入院平扫 CT 显示下方的冲击性挫伤（星号位置），沿小脑幕表层的硬脑膜下出血及中脑周围脑池消失征（圆圈位置）。注意，由于中脑导水管压迫导致左颞角（箭头位置）下陷。C. 入院基底核层面 CT 显示出明显的中线偏移（箭头位置）和大脑镰下疝。结合图 B 中所见的基底池消失，这种成像意味着急性下行性脑疝的发展。D. 入院放射冠层面 CT 中可见右额硬脑膜下血肿（箭头位置）及右侧脑室消失。E. 术后即时 CT 可见中央脑桥（箭头位置）内高衰减病灶，与图 B 和图 C 中显示的急性下行性脑疝引起的脑干出血一致。F. 图 C 中所示同层面的术后 CT 显示出由 PCA 压迫引起的右枕叶（黄色星号位置）和丘脑（圆圈位置）的区间性脑疝后缺血性梗死。右枕叶区域内也出现了反常的低密度影（红色星号位置），这是由于以下的一个或者几个机制造成：初始创伤造成的血管损伤、血肿周围血管源性水肿和（或）术前肿块效应造成的压迫性局部缺血。G. 半卵圆中心层面术前 CT 显示出右脑前动脉区域内由于先前大脑镰下疝而新增的疝后缺血性梗死（黄色星号位置）。同样地，右侧 PCA 梗死向上延伸到该水平（红色星号位置）

★**要点：**尽管这个穿透性 TBI 案例中的损伤完全由永久空腔造成（即未叠加瞬时空腔），这位年轻病患仍然由于颅内出血引起肿块效应快速发展，从而导致疝后缺血性梗死和脑干出血。

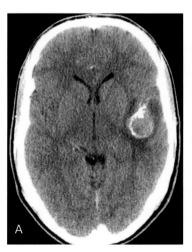
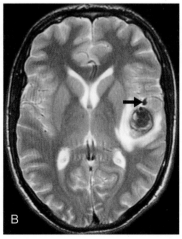
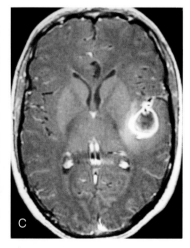

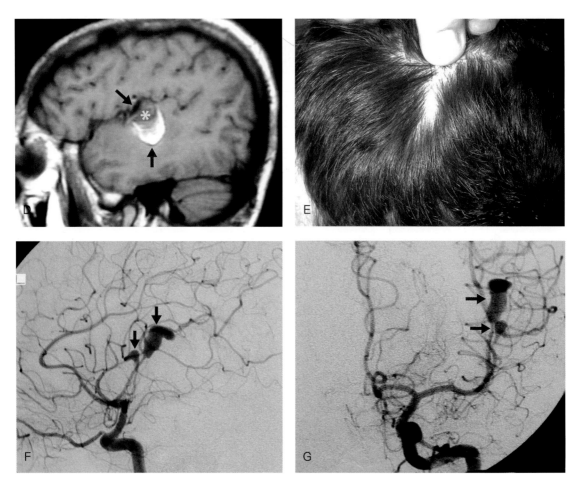

图 4.49　远程非弹道穿透性（创伤性假性动脉瘤）

这名 22 岁病患 14 年前头部撞到尖锐的桌角，现在癫痫发作。A. 轴位 CT 平扫显示出一个圆形的，高密度左颞肿块，伴有周围血管性水肿。注意，沿着肿块内侧缘的部分边缘出现钙化，符合长期病变的表现。B. 轴位 T_2 加权 MRI 显示出大量低密度病灶周围伴有高信号血管源性水肿。注意，邻近病变前部（箭头位置）的异常流空，代表某个在造影中识别出的动脉假性动脉瘤。C. 增强轴位 T_1 加权 MRI 中可见病灶周围图像增强。D. 平矢状 T_1 加权图像显示出血肿内出现新月形高信号，符合亚急性高铁血红蛋白（箭头位置）症状。血肿上层呈等信号，符合急性还原性血红蛋白（星号位置）症状。综合来看，影像显示出最近出血的长期假性动脉瘤。影像同样符合黏液瘤，但该猜测已由临床排除。E. 病人的头皮照片显示出覆盖颅内病变的局灶性秃发瘢痕。左颈内动脉注射后的常规导管造影的侧位（图 F）和正面视图（图 G）显示出两个相邻的假性动脉瘤（箭头位置），位于左侧大脑中动脉的岛盖部。两处病变均不规则，没有明显狭窄，动脉晚期和静脉期造影可见造影剂停滞（图片由 Jose Cohen 提供）

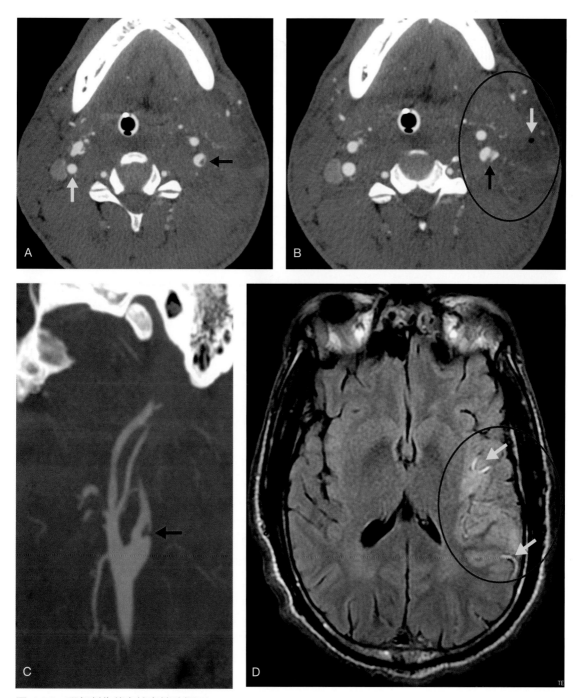

图 4.50　颈部刺伤伴有栓塞性脑梗死

A、B. 连续轴位 CTA 图像显示左颈内动脉近端腔内充盈缺损，符合脑血栓（红色箭头位置）表现。同正常右侧颈内动脉（ICA）比较（黄色箭头位置），可见明显的非增强软组织肿胀，符合肌筋膜出血表现（圆圈位置）。肿胀软组织内的点状积气病灶（红色箭头位置）指明了创道位置。C. 左颈动脉的斜旁矢状位 CTA 重建图中可见带蒂充盈缺损，符合脑内血栓表现（箭头位置）。血栓附着于 ICA 的后外侧壁。D. 大脑的轴位 FLAIR 图像可见轻度脑沟消失，左颞叶皮质呈高信号，证明病人出现轻度脑肿胀，符合急性左中脑动脉梗死表现（圆圈位置）。注意，多个 MCA 三级血管内呈异常高信号（箭头位置），符合慢流、侧支逆行甚至血栓特点

主要参考文献

［1］Galarneau MR, Woodruff SI, Dye JL, et al. Traumatic brain injury during Operation Iraqi Freedom: findings from the United States Navy-Marine Corps Combat Registry. J Neurosurg. 2008;108:950–957.

［2］Peleg K, Aharonson-Daniel L, Michael M, et al. Patterns of injury in hospitalized terrorist victims. Am J Emerg Med. 2003;21: 258–262.

［3］Improvised explosive devices (IEDs)/booby traps. Global security.org Web site. http://www.globalsecurity.org/military/intro/images/vbiedstandards-chart.jpg. Accessed February 7, 2013.

［4］Naeemi W. Permanent mission of Afghanistan to the United Nations. Agenda item 28: assistance in mine action. Paper presented at: 4th Committee Meeting on UNRWA; October 30, 2009.

［5］Szul AC, Davis LB. Weapons effects. In Emergency War Surgery, Third United States Revision. Washington, DC: Office of the Surgeon General, Borden Institute, Walter Reed Army Medical Center; 2004.

［6］Eastridge BJ, Costanzo G, Jenkins D, et al. Impact of joint theater trauma system initiative on battlefield outcomes. Am J Surg. 2009;198:8527.

［7］Patton JH, Woodward AM. Urban trauma centers: not quite dead yet. Am Surg. 2002;68: 319–322.

［8］Khan MB, Kumar R, Irfan FB, et al. Civilian craniocerebral gunshot Injuries in a developing country: presentation, injury characteristics, prognostic indicators, and complications [published online ahead of print January 9, 2013]. World Neurosurg. doi: 10.1016/j.wneu.2013.01.026.

［9］Centers for Disease Control and Prevention Wonder Web site. www.wonder.cdc.gov. Accessed March 2011.

［10］Adekoya N, Thurman DJ, White D, et al. Surveillance for traumatic brain injury deaths, US. MMWR Surveill Summ. 2002;51(10):1–14.

［11］Karch DL, Dahlberg LL, Patel N. Surveillance for violent deaths—National Violent Death Reporting System, 16 States, 2007. MMWR Surveill Summ. 2010;59:1–50.

［12］Cook PJ, Lawrence BA, Ludwig J, et al. The medical costs of gunshot wounds injuries in the United States. JAMA. 1999;282:447–454.

［13］Pinto A, Brunese L, Scaglione M, et al. Gunshot injuries in the neck: ballistics elements and forensic issues. Semin Ultrasound CT MR. 2009;30(3):215–220.

［14］Wilson AJ. Gunshot injuries: what does a radiologist need to know? Radiographics. 1999;19:1358–1368.

［15］Fackler ML. Gunshot wound review. Ann Emerg Med. 1996;28:194–203.

［16］Hollerman JJ, Fackler ML, Coldwell DM, et al. Gunshot wounds: 2. Radiology. AJR Am J Roentgenol. 1990;155:691–702.

［17］Peters CE, Sebourn CL, Crowder HL. Wound ballistics of unstable projectiles. Part I: projectile yaw growth and retardation. J Trauma. 1996;40(suppl):S10–S15.

［18］Hollerman JJ, Fackler ML, Coldwell DM, et al. Gunshot wounds: 1. bullets, ballistics, and mechanisms of injury. AJR Am J Roentgenol. 1990;155:685–690.

［19］Di Maio VJM. Gunshot Wounds. 2nd ed. Boca Raton, IL: CRC Press; 2000.

［20］Long DF. Diagnosis and management of late intracranial complications of TBI. In Brain Injury Medicine. Edited by Zasler N, Katz MD, Zafonte R. New York, NY: Demos Medical Publishing LLC; 2007.

［21］Volgas DA, Stannard JP, Alonso JE. Ballistic: a primer for the surgeon. Injury. 2005;36:373–379.

［22］Folio L, Solomon J, Biassou N, et al. Semiautomated trajectory analysis of deep ballistic penetrating brain injury. Mil Med. 2013;178:338–345.

［23］Ming L, Yu-Yuan M, Ring-Xiang F, et al. The characteristics of pressure waves generated in the soft target by impact and its contribution to indirect bone fractures. J Trauma. 1988;28(1)(suppl):S104–S109.

[24] Krajsa, J. Příčiny vzniku perikapilárních hemoragií v mozku při střelných poraněních [Causes of Pericapillar Brain Haemorrhages Accompanying Gunshot Wounds] [dissertation]. Brno, Czech Republic: Institute of Forensic Medicine, Faculty of Medicine, Masaryk University; 2009.

[25] Sights WP. Ballistic analysis of shotgun injuries to the central nervous system. J Neurosurg. 1969;31:25–33.

[26] Ordog GJ, Wasserberg J, Balasubramanian S. Shotgun wound ballistics. J Trauma. 1988;28:624–631.

[27] Sherman RT, Parrish RA. Management of shotgun injuries: a review of 152 cases. J Trauma. 1963;3:76–85.

[28] Offiah C, Twigg S. Imaging assessment of penetrating craniocerebral and spinal trauma. Clin Radiol. 2009;64;1146–1157.

[29] Folio LR, Fischer TV, Shogan PJ, et al. CTbased ballistic wound path identification and trajectory analysis in anatomic ballistic phantoms. Radiology. 2011;258:923–929.

[30] Harcke HT, Levy AD, Getz JM, et al. MDCT analysis of projectile injury in forensic investigation. AJR Am J Roentgenol. 2008;190(2):W106–W111.

[31] Kim P, Go J, Zee CS. Radiographic assessment of cranial gunshot wounds. Neuroimaging Clin N Am. 2002;12;229–248.

[32] Yu L, Leng S, McCollough CH. Dual-energy CT-based monochromatic imaging. AJR Am J Roentgenol. 2012;199(5)(suppl):S9–S15.

[33] Steenburg SD, Sliker CW, Shanmuganathan K, et al. Imaging evaluation of penetrating neck injuries. Radiographics. 2010;30(4):869–886.

[34] Harvey E, McMillen H, Butler E, et al. Mechanism of wounding. In Wound Ballistic. Washington, DC: Superintendent of Documents, U.S. Government Printing Office; 1962.

[35] Aarabi B, Alden TD, Chestnut RM, et al. Management and prognosis of penetrating brain injury. J Trauma. 2001;51(2):1299–1307.

[36] Aarabi B. Surgical outcome in 435 patients who sustained missile head wounds during the Iran–Iraq War. Neurosurgery. 1990;27(5):692–695; discussion 5.

[37] Berryman HE, Symes SA. Recognizing gunshot and blunt cranial trauma through fracture interpretation. In Forensic Osteology: Advances in the Identification of Human Remains. 2nd ed. Edited by Reichs KJ. Springfield, IL: Charles C Thomas; 1998.

[38] Bertoldo U, Enrichens F, Comba A, et al. Retrograde venous bullet embolism: case report and literature review. J Trauma. 2004;57(1):187–192.

[39] Chen JJ, Mirvis SE, Shanmuganathan K. MDCT diagnosis and endovascular management of bullet embolization to the heart. Emerg Radiol. 2007;14(2):127–130.

[40] Leetsma JE. Forensic Neuropathology. 2nd ed. Boca Raton, IL: CRC Press; 2008: 619–658.

[41] Itabashi H, Andrews JM, Tomiyasu U, et al. Injuries due to firearms and other missile launching devices. In Forensic Neuropathology: A Practical Review of the Fundamentals. Burlington, MA: Elsevier; 2007.

[42] Rapp LG, Arce CA, McKenzie R, et al. Incidence of intracranial bullet fragment migration. Neurol Res. 1999;21(5):475–480.

[43] Folio LR, Fischer TV, Shogan PJ, et al. Blast and ballistic trajectories in combat casualties: a preliminary analysis using a cartesian positioning system with MDCT. AJR Am J Roentgenol. 2011;197:233–240.

[44] Levy ML, Davis SE, Russell M. Ballistics and forensics. In Traumatic Brain Injury. Edited by Marion DW. New York, NY: Thieme; 1999.

[45] Cheng JS, Richardson RM, Gean AD, et al. Delayed acute spinal cord injury following intracranial gunshot trauma: case report. J Neurosurg.

2012;116(4):921–925.

[46] Harcke HT, Levy AD, Getz JM, et al. MDCT analysis of projectile injury in forensic investigation. AJR Am J Roentgenol. 2008;190 (2):W106–W111.

[47] Folio L. Combat Radiology. New York, NY: Springer; 2010.

[48] Autopsy of Abraham Lincoln. U.S. National Library of Medicine, Bethesda, MD. National Institutes of Health, Health & Human Services.

[49] Jandial R, Reichwage B, Levy M, et al. Ballistics for the neurosurgeon. Neurosurgery. 2008;62(2):472–480.

[50] Kazim SF, Shamim MS, Tahir MZ, et al. Management of penetrating brain injury. J Emerg Trauma Shock. 2011;4(3):395–402.

[51] Chaudhri KA, Choudhury AR, Al Moutaery KR, et al. Penetrating craniocerebral shrapnel injuries during "Operation Desert Storm" : early results of a conservative surgical treatment. Acta Neurochir (Wien). 1994;126:120–123.

[52] Pruitt BA. The management and prognosis of penetrating brain injury. J Trauma. 2001;51(2)(suppl):S1–S86.

[53] Hofbauer M, Kdolsky R, Figl M, et al. Predictive factors influencing the outcome after gunshot injuries to the head—a retrospective cohort study. J Trauma. 2010;69(4):770–775.

[54] Armonda RA, Bell RS, Critides S, et al. Wartime penetrating injuries of the brain. In Neurotrauma and Critical Care of the Brain. Edited by Jallo J, Loftus CM. New York, NY: Thieme; 2009.

[55] Gönül E, Erdoğan E, Taşar M, et al. Penetrating orbitocranial gunshot injuries. Surg Neurol. 2005;63(1):24–31.

[56] Stone JL, Lichtor T, Fitzgerald LF. Gunshot wounds to the head in civilian practice. Neurosurgery. 1995;37(6):1104–1110.

[57] Ozkan U, Kemaloğlu S, Ozates M, et al. Analysis of 107 civilian craniocerebral gunshot wounds. Neurosurg Rev. 2002;25(4): 231–236.

[58] Martins RS, Siqueira MG, Santos MT, et al. Prognostic factors and treatment of penetrating gunshot wounds to the head. Surg Neurol. 2003;60:98–104.

[59] Liebenberg WA, Demetriades AK, Hankins M, et al. Penetrating civilian craniocerebral gunshot wounds: a protocol of delayed surgery. Neurosurgery. 2005;57(2):293–299; discussion 293–299.

[60] Exadaktylos A, Stettbacher A, Bautz PC. The value of protocol-driven CT scanning in stab wounds to the head. Am J Emerg Med. 2002;20:295–297.

[61] Englot DJ, Laurans MS, Abbed K, et al. Removal of nail penetrating the basilar artery. Neurosurg Rev. 2010;33:501–504.

[62] Chattopadhyay S. Accidental low velocity atypical missile injury to the head. Amer J Forensic Med Pathol. 2008;29(4):334–336.

[63] Cohen JE, Grigoriadis S, Gomori JM. Multiple traumatic intracranial aneurysms presenting as a subacute hemorrhagic mass lesion 14 years after trauma. J Trauma. 2009;67(4):E111–E114.

第 5 章 战时 TBI 与日常 TBI 的区别

一、军队伤员更具相似性

战斗人员通常年轻健康，充满斗志，加之内心渴望早日返回战场帮助战友，伤后往往强烈渴望尽快恢复，这些因素都有利于战斗人员的预后。军人伤患一般预后良好，一种解释是身体状况良好的个人遭受 TBI 后，体内营养因子上调，如脑源性神经营养因子（BDNF）。与作战伤员相比，战时受伤的平民（包括妇女、儿童和老年人）可能患有其他并发症，且身体素质低、生理储备差。此外，伤害发生时平民没有防护性的身体盔甲。因此，作战伤员群体的数据资料和经验可能不能直接用于国内未来恐怖袭击和自然灾害中的平民伤亡人员群体。然而，在国民警卫队和预备役中 25% 的士兵比现役士兵年龄大，并伴有一些与年龄相关的并发症，他们的数据资料和经验可以为平民伤员的医治提供借鉴。此外，私人雇用的作战人员也是平民伤员的典型代表，这些人的数据资料和经验也可以为恐怖袭击和自然灾害中的平民伤员的医治提供参考。过去 10 年内，美国女性士兵人数翻了一番，占士兵总人数的 13%，约有 255 000 名女兵在伊拉克战争和阿富汗战争中服过役。根据目前美国军队的规定，女性士兵虽不能直接派往地面执行作战任务，但可以在战区内执行其他任务，因此这部分人的数据和一般的战斗人员数据也有一定的差别（表 5.1）。

表 5.1　战时创伤性脑损伤与日常创伤性脑损伤的区别
战斗伤员比平民伤员具有更多同质性
病人分诊和转运不同
由于金属异物残留体内，成像方式不同。为排除血管损伤，CTA 或脑血管造影阈值设定较低，且磁共振成像（MRI）效果不佳
爆炸相关创伤是最常见的损伤机制，因此，穿透伤更为常见
多发伤（极端放射学）更为常见
危及生命的大出血更为常见
战斗损伤中高温和烧伤较为常见，但在日常损伤中较为少见
对 TBI 严重程度的评估更加困难
面部受伤更为常见和复杂
脑卒中与脑血管损伤比较常见
继发性 TBI 是常见并发症
创伤后应激障碍（PTSD）更为常见

二、病人分诊和转运不同

日常创伤往往需要在某一个地点，常也是某一个时间点施行确定性 / 修复性紧急手术。相反，由于前线战场的"远程"位置，伤员必须先从充满危险、又热又脏的环境中撤离后，才能接受手术和治疗。处理复杂医学疏散（MEDEVAC）过程中，伤员有 5 级治疗措施。每一级又有详细的护理预案和护理操作规定（图 5.1）。尽管这种护理可以在最严峻危险的环境和偏远的地区迅速部署和持续进行，但研究表明，战斗环境下颅脑损伤的死亡率是正常医疗环境下的 2 ～ 3 倍。

第 1 级治疗由野战医疗人员进行现场急救，以稳定士兵伤情，也被称为"营援站"。这一级别没有外科手术和收容伤病员的能力，病人和伤员要么经过处理后重返战斗，要么撤离战场被分诊到下一级护理。**第 2 级治疗**包括一个前线外科手术队（FST），这是一个 100% 的机动手术团队（通常由 6 辆加挂拖车的悍马组成），其接近步兵作战前线，随时准备进行急救损伤控制外科手术（DCS）。FST 一般由 20 名人员组成，配有 2 个手术台，以及小型超声机器和便携式 X 射线机。FST 有 1.5 小时的操作时间和 8 小时的后送时间（图 5.2）。这一级别治疗的主要方式为截肢、延迟伤口闭合，以及四肢局部伤口护理。在伤痛早期阶段，清创和骨骼内固定十分重要，为之后重建做准备。一旦伤情稳定下来，伤员就会被后送以接受下一级别的 CT 扫描和神经外科护理。MEDEVAC 运输伤员需要 15 ～ 45 分钟。出现严重 TBI 时，必须尽快进行 CT 扫描和手术治疗。

第 3 级治疗即战斗外科医院（CSH），其位于较大的城市中（如巴拉德、巴格达和

喀布尔）（图 5.3），是战区内医疗水平最高的救治点，也是能够进行 CT 扫描和神经外科护理的首个救治点。这里继续进行伤员护理，实施最小但最佳的手术干预。CSH 有约 250 张床位和 550 名人员，设有感染性疾病、神经内科、神经外科、眼科、头颈外科、病理、肾专科等科室，与美国一个中等大小、以创伤治疗为重点的社区医院规模相当，可以进行数字 X 线、CT、X 线、超声、介入放射。若 1 周之内仍不能恢复归队，伤员将由 C-17 运输机空运至位于德国兰施图尔的欧洲指挥医院接受**第 4 级治疗**。兰施图尔地区医疗中心（LRMC）是北大西洋公约组织（北约）在欧洲最大的空军基地，也是所有美国受伤士兵离开伊拉克战场和阿富汗战场后的首个停靠点。LRMC 与前线数据连接，可以在伤员抵达之前获取他们的医学图像和医疗记录（图 5.4）。伤员到达 LRMC 后，医生会继续进行分诊和治疗。由于每天接收大量伤员，LRMC 从设计上就保证了伤员极快的流通速度，伤员平均住院天数只有 3 天。

一旦在 LRMC 伤情稳定下来，受伤士兵就会被空运至美国本土接收针对性护理，也就是**第 5 级治疗**。值得注意的是，C-CAT 加护病房（ICU）医疗团队将伤员从战场转运到 LRMC，再从 LRMC 运到美国本土，整个运送途中伤员死亡率为零。

绝大部分伤员被空运至华盛顿，严重烧伤士兵则被送往布鲁克陆军医学中心（BAMC）。由于现在计算机技术的进步，每周都可以进行专家视频会议。在约 2 小时的视频电话会议中，来自伊拉克、阿富汗、LRMC、沃尔特里德国家军事医学中心（WRAMC）和 BAMC 的治疗医生在线交流

战时伤员转移（5 个级别）

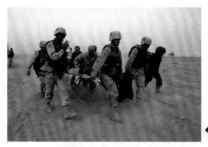

第 1 级（营援站）

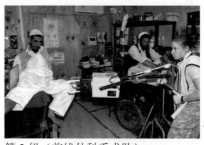

第 2 级（前线外科手术队）

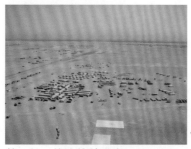

第 3 级（战斗外科医院）

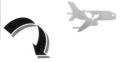

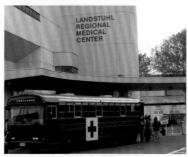

第 4 级（LRMC）

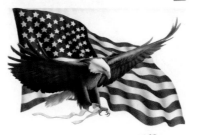

图 5.1　战时伤员急救转移
伤员后送遵循一个仔细而精心转移体系　　　第 5 级（美国本土）

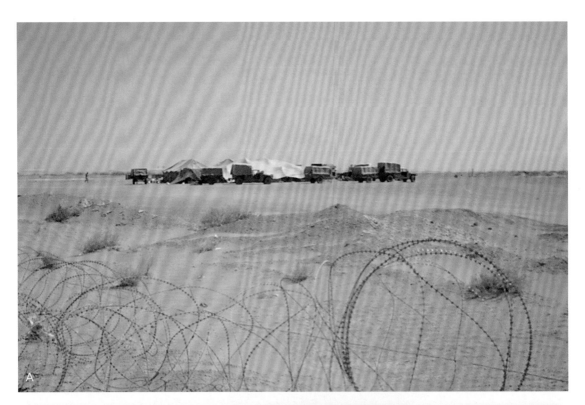

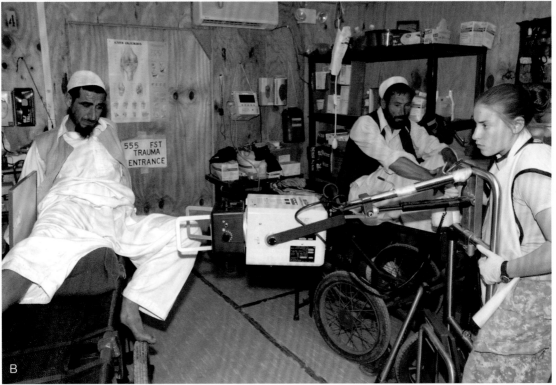

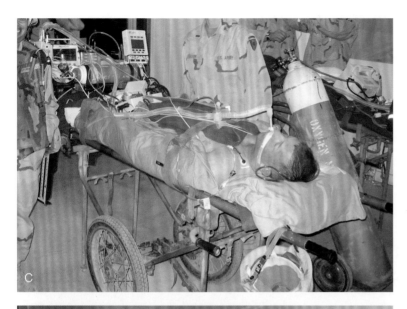

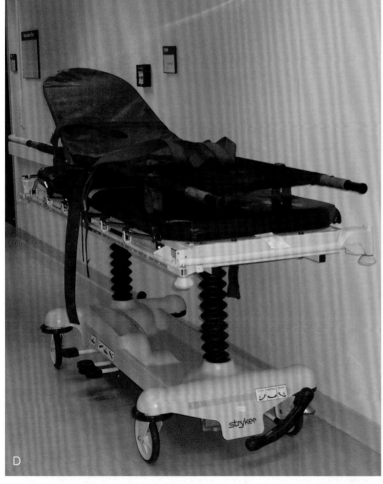

图 5.2　第 2 级前线外科手术队
(FST)

A. 第 2 级：救治包括了一个前线
外科手术队（FST），这是一个
100% 的机动手术小分队，接近
步兵作战前线，随时提供急救损
伤控制外科手术。它通常包括 20
名人员和 2 个手术台，有 1.5 小
时的操作时间和 8 小时的后送时
间。B. 手提式 X 线摄影设备是
FST 唯一的影像技术。C. 一名受
伤士兵躺在一个北约滚轮式担架
上。这是一种轻量的帆布担架，
也是伤员从一级救治点到下一级
救治点的主要运送方式。伤员从
战场受伤开始一直到回到美国本
土，就躺在这种担架上。D. 第 4
级救治医院的滚轮式担架。作为
普通市民，我从未认识到这一看
似原始的设备原来对病人转运如
此重要

★要点：由于需要接受不同级别的救
治，受伤士兵比平民创伤病人转运更
加频繁。而创伤病人运输往往伴有更
高的继发性脑损伤风险。

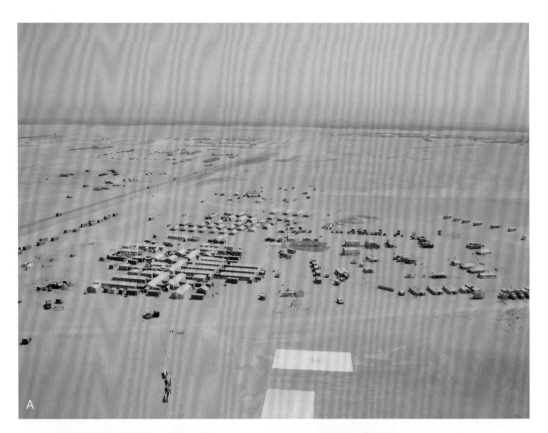

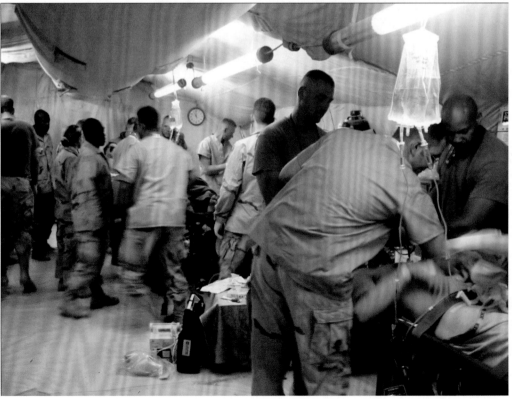

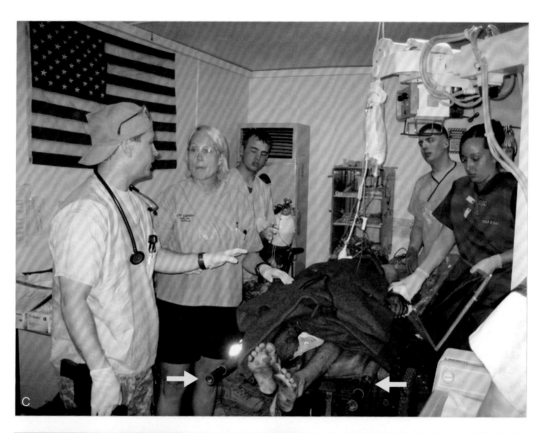

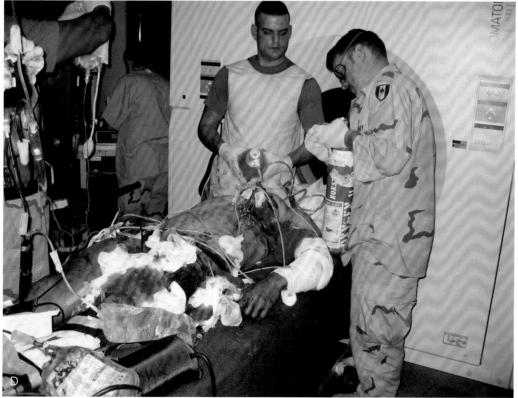

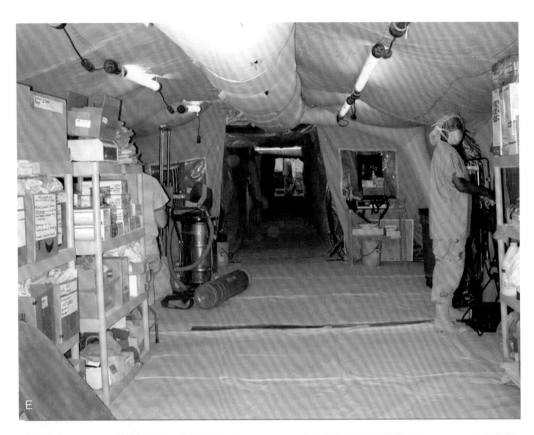

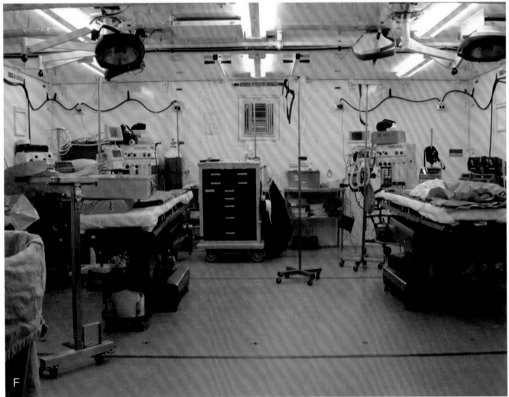

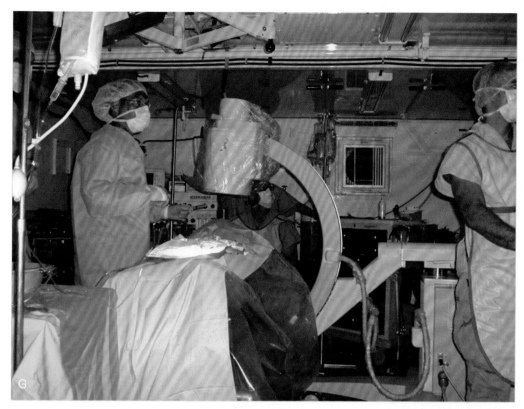

图 5.3 第 3 级：战斗外科医院（CSH）

A. 从这张照片可以看出，巴格达 CSH 所处环境中的高温与沙尘不利于进行精密的神经影像。但数字 X 线透视、CT、透视、介入放射学、超声在 CSH 中经常使用。MRI 于 2011 年开始在阿富汗使用。每个 CSH 约有 250 张床位和 550 名人员，与美国一个中等大小、以创伤治疗为重点的社区医院规模相当。1 周之内伤员若仍无法恢复归队，将被转运接受第 4 级救治。B. 伤员接收和恢复区。C. 戴橙色帽子的医生是处理多人事故的主要负责人，由他指挥救治现场，决定接受放射检查和外科手术的人员名单和优先序列。注意现场随处可见运输担架（箭头位置）。D. 进行 CT 扫描的伤员。E、F. CSH 手术室内景。CSH 为伤员实施最小但最佳的手术干预。G. Rocco Armonda 医生正在进行 C 型臂辅助脑血管造影术

★ 要点：CSH 采取一切必要手段对伤员进行护理，其医疗团队由多个科室组成，多名专科医师在创伤外科医生的指导下同时对病人进行救治。CSH 是战区内最高级别的救治点。

（图 5.5F），进行会诊。多个站点的医生就伤员的手术介入、药物治疗、并发症和预后展开讨论，保证了伤员治疗的连贯性，并能让不同级别的治疗医生获得病人随访。

军队精心设计的 5 级救治体系是一个医学奇迹。即使是最严重的穿透伤，士兵存活率也大幅度上升。这一救治体系降低了伤员的死亡率，增进了人们对战伤自然进程的理解。然而，长时间的负伤和运输，难免对大脑造成二次伤害，引发其他并发症。伤员在 8 ～ 16 小时的飞行运输途中，会出现不稳定的生理问题。与普通伤员不同，作战伤员需要接受不同级别、不同医生的治疗。从战场受伤到运回美国本土，伤员要经历多达 5 个级别的救治，虽然每个治疗点只停留短短几天时间。尽管如此，这种完善的军事医疗体系为脑损伤病人提供了最佳的救治，并把继发性脑损伤和并发症风险降至最低。

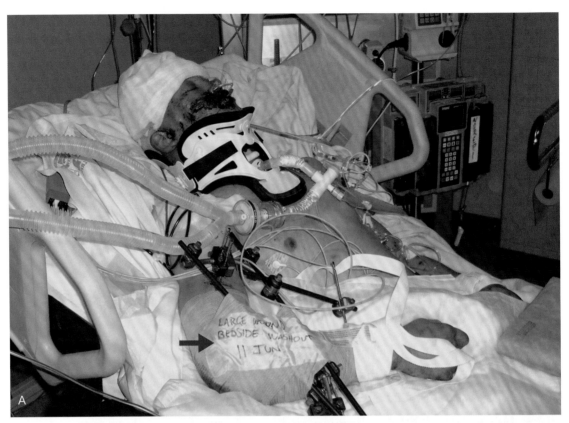

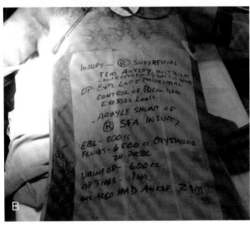

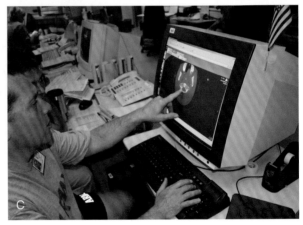

图 5.4   救治站点间的伤员信息沟通

A. 一名多发伤病人，右肱骨骨折、面部烧伤、颈椎外伤、气管切开、脑损伤。注意他四肢敷料上的手写信息（箭头位置）。B. 一名士兵接受完 FST 手术，准备运往 CSH 之前的照片。注意腹壁绷带上的手写信息，简要描述了该伤员的损伤和治疗情况。C. 前线远程影像学会诊。战斗伤员的医学影像资料在伤员到达之前，就已经电子传送到 LRMC

★要点：由于伤员往往需要频繁、快速地从一级救治站点运送到下一级站点，上一次的医疗救治信息通常由医生直接手写在伤员身上。病人接受 FST 救治后，转送到 CSH，然后从 CSH 运往 LRMC，最后从 LRMC 运回美国本土。

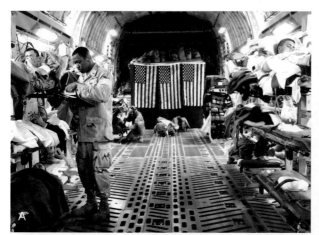

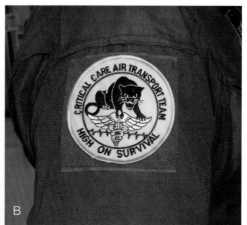

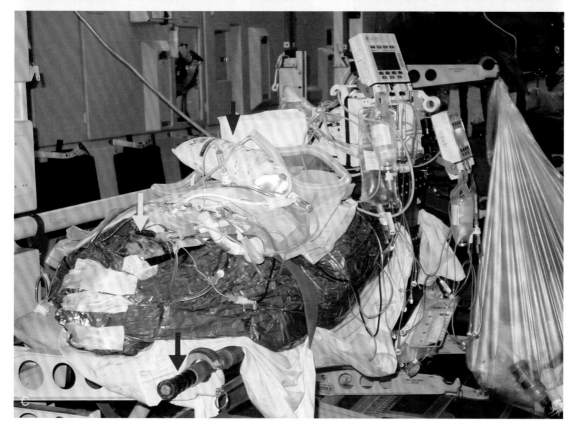

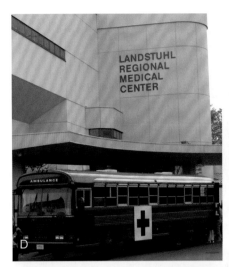
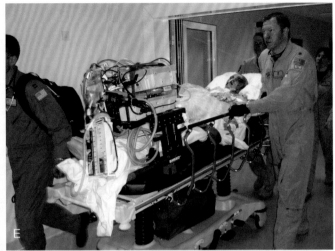
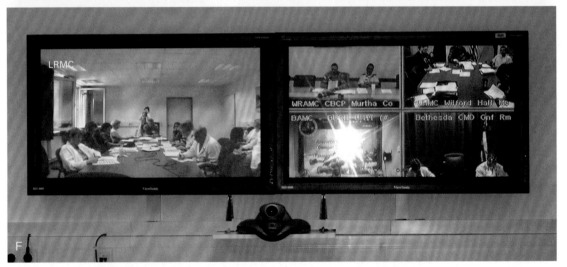

图 5.5　第 4 级：兰施图尔地区医疗中心（LRMC）
在 1 周之内仍不能恢复归队的伤员将由 C-CAT 运输机空运至位于德国接受第 4 级治疗。A. C-CAT 运输机内运送伤员的三层担架。B. C-CAT 运输机上外科医生的徽章。C. 重伤士兵躺在运输担架上（红色箭头位置）。注意重伤士兵在飞行运送途中需要大量的生命维持装置（紫色箭头位置）。这名士兵身体多处受伤，伴有严重烧伤，因此出于保护性目的，他被全身包裹，只有面部一小部分露出（黄色箭头位置）。D. 运输大巴从拉姆斯坦空军基地将伤员运送到 LRMC 急救入口。E. 运送士兵到 LRMC 的 ICU。注意此处可见大量的便携式监测设备。F. 2008 年 LRMC、沃尔特里德陆军医疗中心（WRAMC）、威尔福德霍尔医学中心（WHMC）、布鲁克陆军医疗中心（BAMC）和贝塞斯达之间每周视频会议的截图。士兵从战场负伤到运回美国本土，整个过程中需要经历不同级别的救治，这种形式的会议使得不同救治点的军医可以对各个阶段的救治工作进行讨论

三、战争和恐怖袭击中成像方法不同

由于战争激烈程度高，无论是战区手术，还是医学影像检查，操作环境都可能极其困难。战区内医学影像学检查在若干方面不同于日常创伤（表 5.2）。战区急性成像的主要目的是确定是否需要立即进行损伤控制手术。成像设备必须牢固、性能稳定且便于携带。由于战区电力供给有限，因此设备的使用和保障随时可能遇到问题。然而，在爆炸性损伤中，身体任何一个部位都可能遭受数个损伤，因此，医生可以自主确定需要采取

的影像检查方式。有多个弹片伤口的伤员首先考虑做全身 CT 扫描。最近的一些日常创伤全身 CT / CTA 研究表明，这种综合成像可以在战场上快速发现所有组织损伤和血管损伤。伤员可能有多处创伤且运送途中充满危险，因此，战场上最好使用便携式 CT 扫描仪，比如 CereTom 便携式 CT 扫描仪。换句话说，应该把扫描设备运送到伤员所在地，而不是把伤员送到设备所在地（图 5.6）。要评估战争和恐怖袭击造成的神经创伤，有几种成像技术可供选择（表 5.3）。

表 5.2　战时成像和普通成像之间的差异
全身成像扫描在战场上是惯例，因为多发伤在战斗中很常见
X 线片在战场上更常见，因为战伤中大部分是四肢损伤，且有异物存留，X 线片上可视度高。注意：普通穿透性损伤也经常需要 X 线片
战斗损伤的发展情况需要更加频繁的影像学随访
全身扫描成像和大量影像学随访增加了伤患群体的受辐射程度
多发伤和损伤严重性使得战伤病人在检查搬运途中风险更大
MRI 很少在战区使用，因为铁磁异物质可能导致频繁的伤口污染
导管造影使用更加频繁，这主要是因为与日常 TBI 相比，战时 TBI 中神经血管损伤更多，另外，微创 CTA 可能无法完全奏效，因为破片和残骸可以遮挡微小的血管结构
在艰苦的战斗环境中，电力来源和设备的使用维护均无法得到可靠保障

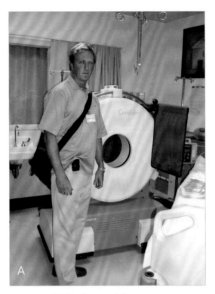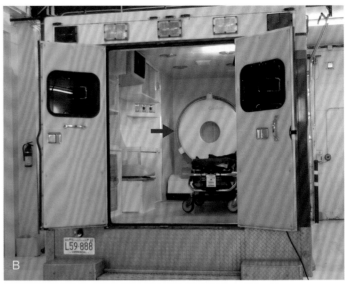

图 5.6　便携式 CT 成像

A. 注意 CereTom 便携式 CT 扫描仪的大小，它前面的医师身高 6 英尺（约 1.83 米）。B. 照片中是一台位于救护车尾部的移动 CT 扫描仪（箭头位置）

★ **要点**：复杂的多发伤会使伤员情况不稳定，以及造成伤员运输困难。最靠近战斗前线的 2 级 FST 救治点最好使用便携式 CereTom 等 CT 扫描仪。

表 5.3　战争和恐怖袭击导致的 TBI：成像方法
头骨片
很少推荐（除了穿透伤中异物残留）
CTA
急性期推荐
首先检查是否存在颅骨骨折
若疑似 CSF 渗漏，则进行 CT 脑池造影
对血管损伤进行 CTA
对自动调节功能异常、渗透率 / 血脑屏障损伤和半暗带区域判定进行 CT 灌注成像（CTP）
MRI
CT 成像无法解释神经病学结果的急性期推荐
亚急性和慢性创伤性脑损伤中推荐
对血管夹层进行脂肪抑制 T_1 加权
对疑似血管损伤进行磁共振血管造影（MRA）
对皮质挫伤、SAH、TAI 进行 FLAIR 成像
对创伤后梗死、TAI 和脂肪栓子进行弥散加权成像（DWI）
对 TAI 和连接评估进行弥散张量成像（DTI）
对血液进行 T_2 梯度回波（GRE）和磁敏感加权成像（SWI）

续表

对颞叶损伤、TAI 进行先进的高磁场（3 ～ 7T）MRI 成像
磁共振波谱分析、磁化传递成像、功能 MRI
可能对 TAI 和长期预后预测起到作用；BINT 中作用未知
SPECT、PET 和磁源成像
作用有限；但对 BINT 作用未知
导管造影
推荐用来确认或治疗 CTA 上显示的疑似血管异常

　　X 线片在战场医疗中较为常见。战斗和恐怖袭击常会造成严重的弥漫性损伤，同时金属异物又会造成身体多处部位受伤（图 4.4、图 5.7、图 5.8、图 5.19、图 5.36）。这时，Lodox/Statscan 扫描仪可以快速识别损伤程度并进一步确定 CT 成像的具体位置（图 5.8E）。Statscan 扫描仪是一种新型的低辐射数字扫描仪器，可以在约 15 秒完成全身检查。最大直接辐射量为 1mGy，相当于成人拍一次胸部 X 线片。

　　X 线片主要用于：①评估穿透轨迹；②识别是否有子弹碎片残留体内，若有残留碎片停驻在身体哪个部位；③评估使用的弹药类型。

　　X 线片主要用来帮助医生在诊断中排除子弹留存的可能性，因为体内留存的子弹在手术和尸检过程中有爆炸风险。伤口轨迹成像还可以区别完全和部分夹套弹药类型。部分夹套的子弹，铜壳密度较低，通常沿着伤口轨迹存在小的金属碎片。相比之下，没有金属碎片轨迹的往往是全金属夹套子弹。所有金属异物在 CT 扫描中都会形成明显的线束硬化伪影。但与 MRI 不同，这些伪影不会对病人成像带来影响。

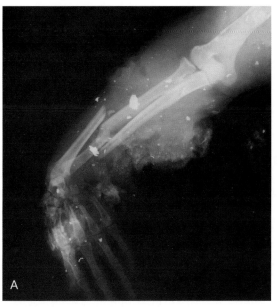

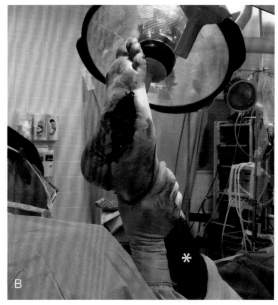

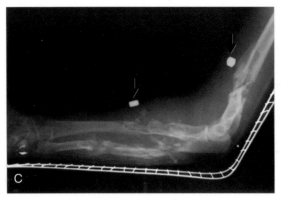 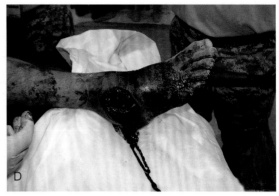

图 5.7　典型的 IED 四肢爆炸伤

A. 变形前臂和手部有多个不透射线的异物。注意残留异物并不需要立即移除。手术时，如果伤口中的残留异物容易取出，一般会将之取出。如果异物距离手术部位较远，则可取可不取。B. 被炸足部的术中图片，注意采用了下肢筋膜切开术（星号位置）。C. 明显粉碎性前臂骨折和肱骨骨折，几个金属螺母嵌入软组织中（箭头位置）。D. 踝关节骨折，伤后开放，且受到污染

★**要点：**与日常创伤不同，战斗创伤会造成更多的手足损毁，需要更多的截肢手术。骨折具有明显的爆炸外观，且伤口多数开放，受到污染。

1. 战争、恐怖袭击和自然灾害中通常禁用 MRI 成像　与普通 X 线和 CT 成像不同，体内一旦有金属存在，MRI 一般不宜使用。在军事和日常弹道创伤中，造成二类爆炸伤的子弹和弹丸可能包含几乎任何一种金属，常见的是钢、铁、铅、铜、铝和各种合金。病人体内若有金属残留，MRI 并非完全不能使用，其使用取决于以下条件：弹丸的类型和位置，它与人体重要组织的距离及该组织的脆弱性，距离初始损伤的时间长短，MRI 所提供的信息对伤者治疗的价值和意义，以及该信息是否可以通过其他成像方法获得。含铁磁材料弹丸的旋转和移动，在 MRI 扫描过程中可能导致灾难性的后果。铁磁金属有中电子不成对，因此对磁场具有很强的吸引力。这种金属原子有一个永久磁矩，外部磁场即使移除，磁特性也会保留下来。进行 MRI 扫描需要重点关注的金属是铁，以及从铁锻造来的钢。镍也是铁磁性的。非铁磁性金属不具有永久磁矩，MRI 成像较为安全。一些常见的非铁磁性金属包括铜、铅、锡、钛、黄铜和铝。若异物材料的金属性质未知，医生应先假定材料中含铁，对 MRI 的风险和好处进行评估，再决定是否采用 MRI。

除炮弹异物外，含金属的医疗植入物和植入装置在 MRI 扫描时也可能出现移位或功能失常现象。不能进行 MRI 扫描的植入装置包括人工耳蜗、义眼、磁性牙科植入物和组织扩张器等。若病人在成像几周前体内被放入 Swan-Ganz 气囊漂浮导管、脑室分流管连接器、铁磁性线圈/过滤器/血管内支架，则不应进行 MRI。另外，所有成分不明的脑动脉瘤夹也不能进行 MRI 检查。一切铁磁性不确定的生物医学植入物和设备应先通过体外 MRI 扫描技术进行评估。在此推荐一个网站 www.mrisafety.com，它能帮助医生决定有生物医学植入物或植入设备的病人是否应该进行 MRI。即使植入物是非铁磁性金属

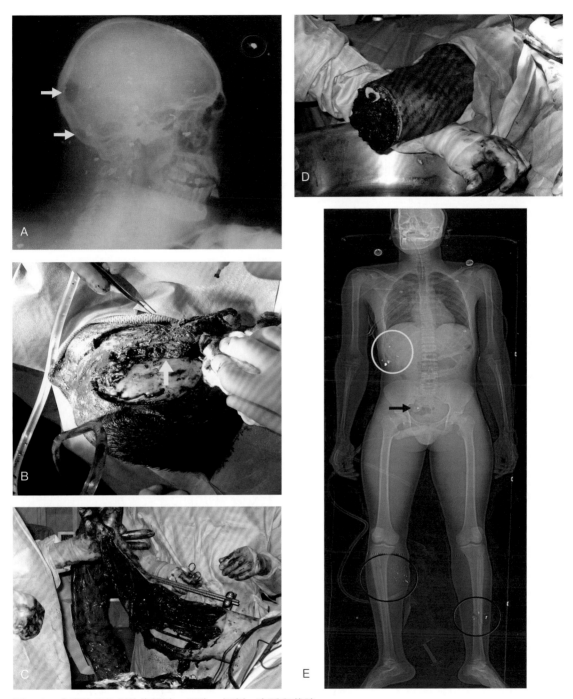

图 5.8　典型的 IED 爆炸伤粉碎、污染、切割、穿透和截肢

A. 斜位 X 线片显示颅骨多处缺损（箭头位置），并有数个不透射线的异物残留，其中一个在体外的运输担架上（圆圈位置）。 B. 术中照片显示面部皮肤烧伤，组织消蚀，头皮皮瓣中有泥土（箭头位置）。爆炸伤口基本都受到污染（因为经常与灰尘、衣物、肠道内容物和其他碎片接触，参见图 5.7）。C. 术中照片显示 IED 爆炸伤后，典型的右上肢撕裂、残缺不全的伤口。D. 病人需要急救损伤控制截肢术。E. 对伤后多处枪弹伤（GSWs）的另一伤员采用 Statscan（Lodox）进行全身扫描。Lodox 扫描显示左胫骨和腓骨粉碎性骨折（红色圆圈位置）。多个弹道碎片残留在下肢两处伤口和右胸部（黄色圆圈位置）。骨盆内另发现一块小金属碎片，远离子弹入口（箭头位置）。这种低辐射剂量的数字成像技术可以在同一时间迅速发现多处损伤和异物

物体，MRI 成像依然需要谨慎对待，因为产品的技术规格可能没有列出其中少量的铁磁性杂质。

对金属进行 MRI 扫描时，往往会出现图像失真，失真程度取决于金属含量、磁化率、物体形状和脉冲序列。梯度回波（GRE）序列，特别是磁敏感加权序列，由于局部磁场畸变，会产生更大的伪影。非铁磁性异物在 MRI 上造成的图像退化最小。铝，尽管是非磁性的，也可能会引起一些图像失真。不锈钢会造成明显的图像退化。铜具有轻微的抗磁性，可以导致周边伪影，一般认为这一伪影区域信号失真，图像配准有误差。抗磁性更强的铅在自旋回波序列中相位失真极小，不会对图像分析产生影响。镍作为铅弹中的常见微量元素，具有轻微的铁磁性，因此如果体内残留碎片来自铅弹，则不能排除其中含有镍元素的可能，该碎片在 MRI 中可能发生旋转和运动，尽管铅弹在 CT 扫描中会导致严重的图像退化，但在自旋回波序列中造成的图像失真很小。因此，对于非磁性弹药伤弹道上的挫伤损伤，MRI 比 CT 成像效果更佳。

MRI 于 2011 年 10 月开始在战区使用。目前在阿富汗有 3 个 1.5T 移动 MRI 机器，多数图像通过军事远程影像会诊进行处理。在战区，MRI 主要用来研究和收集美国和北约部队的医学影像数据，也被用来为军事承包商和阿富汗国民做检查。如今 MRI 的运用范围得到了扩大。一些病况结果会改变军事任务要求和（或）士兵医疗管理，MRI 也被用来对这些病情进行诊断（图 5.9）。除了 TBI，肌肉骨骼创伤、肿瘤、感染 / 炎症性疾病和先天性疾病也通过移动 MRI 进行

诊断。然而，即使士兵没有受伤，进行 MRI 也必须谨慎，因为士兵以前可能受过伤，且伤口受到铁磁性异物污染，伤口愈合后这些铁磁性物质依然留存体内。某些情况下，在进行重要的 MRI 诊断前，如疑似脊髓损伤的脊柱 MRI 检查，就有必要先通过手术取出异物。

2. 战争和恐怖袭击中，经常进行血管造影和常规的导管造影检查　这是由于与平民创伤比较，IED 爆炸导致的神经血管损伤发病率极高（参见本章十、内容）。虽然导管相造影仍然是黄金标准，多层螺旋 CTA 已经取代导管造影，用来进行穿透性头颈部损伤的初始诊断研究。CTA 的特异性和敏感性可以检测病人的血管损伤，在舒适度、时间、费用成本、无创性等方面优于血管造影。在体内没有残留金属异物的情况下，脑部 MRI 能更准确判定 TAI 和 TBI 的严重程度并且评估颈部血管损伤缺血并发症的风险（图 3.20 和图 5.9）。虽然 CT 灌注成像（CTP）在 MRI 无法进行时有所帮助，但脑组织缺血风险可能无法通过常规脑 CT 成像检测。

在评估木头或其他非磁性物体造成的穿透性损伤时，CT 和 MRI 是互补的（图 5.10）。另外，士兵返回美国本土后，有各种各样的功能成像技术，可以提供宏观的解剖影像学无法检测出的代谢功能障碍的证据。希望新的成像技术，如弥散张量成像（DTI）、功能性磁共振成像（fMRI）、单光子发射计算机断层扫描（SPECT）、氟脱氧葡萄糖正电子发射断层扫描（PET）、脑磁图（MEG）、磁源成像（MSI）等，在颅脑损伤病人的诊疗中能够提供更加准确、可靠的诊断结果。这些先进的成像技术会在之后有关爆炸性 TBI

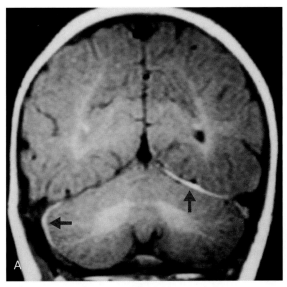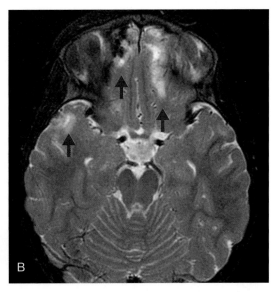

图 5.9　MRI 在战斗（和脑震荡）中的作用

A. T$_1$ 加权冠状位 MRI 显示沿左侧小脑及右侧小脑半球外侧 T$_1$ 高信号，符合亚急性硬膜下出血（箭头位置）。SDH CT 影像不明显。B. T$_2$ 加权轴向 MRI 显示右前颞叶皮质和前额叶异常高信号（箭头位置）。CT 扫描没有发现这些异常。图中 2 名病人都是平民，士兵如有类似的 MRI 结果，会被要求立即撤出战斗

★要点：MRI 于 2011 年 10 月在战区投入使用。图 5.9 例子说明，一个 CT 正常的病人可通过 MRI 成像发现异常。

和创伤后应激障碍（PTSD）的部分做进一步探讨。

四、爆炸相关创伤是战争和恐怖袭击中的最常见损伤机制

爆炸虽然在日常社会中比较罕见，但在战场和战乱城市中每天都在发生。在 OIF 和 OEF 军事行动中，80% 损伤由爆炸造成，使得这两次行动成为迄今爆炸伤害比例最高的军事行动。近 1/3 的作战部队队员曾经历过爆炸袭击，其中将近 60% 爆炸导致 TBI。这些爆炸伤绝大部分由 IED 爆炸引起，旨在对敌人身体造成严重创伤。与之形成对照的是在日常损伤中占主导地位的钝器损伤。事实上，TBI 可能是伊拉克战场和阿富汗战场上的最典型损伤，IED 则是最典型武器。仅2005 年，美国军方共报道 10 953 起 IED 袭

击，平均一天 30 起。恐怖分子利用爆炸装置，尤其是路边 IED，引发爆炸，并造成车辆侧翻、倾覆或与其他物体发生碰撞，最终对乘坐人员造成钝挫伤。其余 20% 的恶意伤害由小型武器造成，这些武器往往具有较强杀伤力（如 AK 47）。军队中另有约 25% 的非战伤，包括车辆碰撞、摔伤和训练损伤。即使是这些伤害也不同于日常创伤。军事人员配备了个人防护装备，如头盔、护目镜和防弹衣，这些都减少了外力对身体的伤害。防弹装备基本上可以保护身体部位不受弹片伤害。但是需要强调的是，在战斗中提供的防护装备，并不能减轻由恐怖袭击造成的爆炸伤。

爆炸伤往往导致复杂的且受到污染的穿透伤。此外，热损伤在爆炸伤中十分常见。热损伤与一般的火灾和烟雾吸入伤害不同。我们在第 3 章论述过，战斗神经创伤通常由

不同因素造成,因此被称为"爆炸+"TBI,它与爆炸导致BINT不同(图5.11～图5.23)。爆炸伤后频发的脑肿胀导致伊拉克战场上实施了数量空前的去骨瓣减压术(DCS)。在严峻的环境和特殊情况下(如战伤),切除后的颅骨瓣可以暂时放入腹壁保存。利用自体颅骨瓣进行颅骨修复术易出现围术期感染,这一问题不禁让人们考虑人工颅骨与自体颅骨孰优孰劣。人工颅骨植入同时可以避免骨吸收的长期并发症,这些并发症在自体颅骨修复术后多有发生。

另一种常见的影像是与爆炸相关的血管痉挛(图5.20、图5.66、图5.67)。正如本章十、所说,血管痉挛是年轻士兵卒中发病率增加的原因之一。

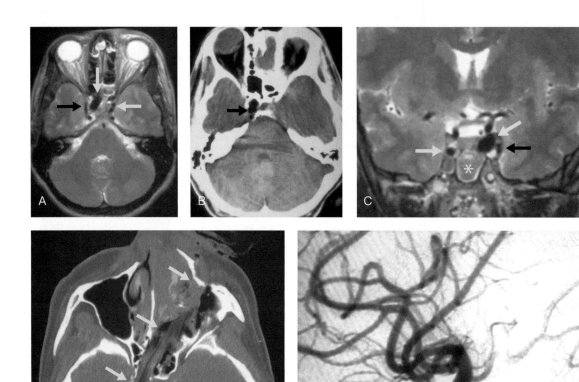

图5.10 与假性动脉瘤相似的眶颅内木质异物(树枝)MRI印象
A. 轴向和冠状 T_2 加权MRI(图C)显示海绵窦内有非正常面积低信号(黄色箭头位置),表明空气或血管流空。蝶窦不透明(黄色星号位置),邻近的颈内动脉(ICA)海绵窦(红色箭头位置)与病变直接相邻,因此在MRI上无法排除假性动脉瘤的可能性。试与正常的左侧ICA海绵窦段流空(蓝色箭头位置)对比。B. 轴向CT显示右侧海绵窦内卵形空气密度(箭头位置)。D. 轴向CT骨窗清晰显示出木制异物穿越左侧,在右侧海绵窦终止(箭头位置)。E. 右侧导管血管造影显示右侧ICA海绵窦段和海绵窦前段异常(箭头位置),但无明确的假性动脉瘤(图片由瑞典斯德哥尔摩卡罗琳斯卡大学医院Bertil Leidner提供)

★**要点**:CT影像上的木材密度是其含水量的函数;干燥木材CT可见空气密度,潮湿木材CT可见软组织密度。

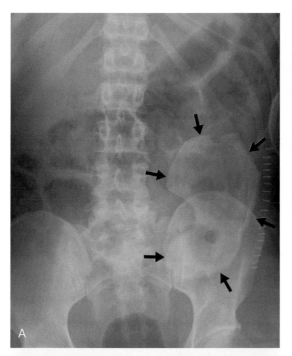

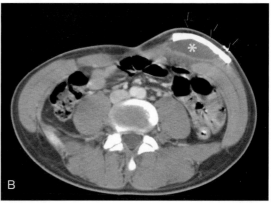

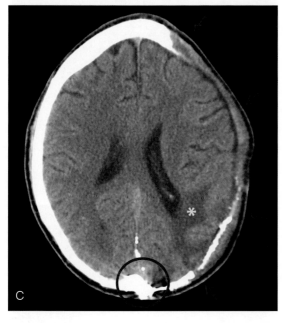

图 5.11　开颅减压术中，颅骨瓣保存在腹部

A. 腹部 X 线片显示颅骨瓣在左下方（箭头位置）。可见外科手术钉。B. 轴向腹部增强 CT 显示左腹前壁中颅骨瓣（箭头位置），且下方存在均匀积液（星号位置）。经鉴别诊断该积液包括液化血肿、血清肿、脓肿或蛋白质液体。因其细菌培养结果为阴性，诊断为液化血肿。C. 大脑的轴向 CT 显示颅骨切除术点（箭头位置）。左边顶枕叶见脑软化（星号位置）。残余金属碎片见线束硬化伪影（圆圈位置）。颅骨去除术之后，颅骨修复成形之前，病人一直佩戴曲棍球头盔保护大脑。将颅骨瓣从腹部手术取出后，决定采用人工颅骨植入。在决定是否采用人工颅骨植入代替自体颅骨瓣时，日益丰富的自体骨瓣不动杆菌的感染研究文献是诸多考虑因素之一

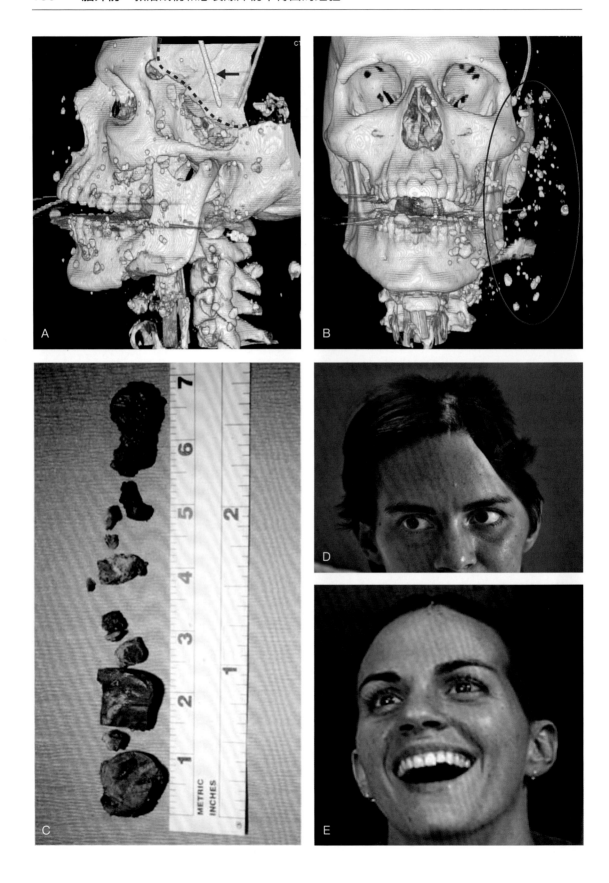

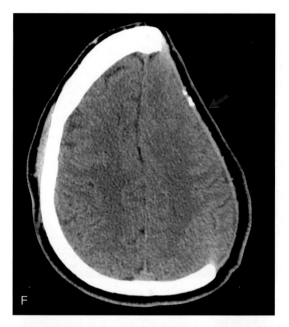

图 5.12　IED 爆炸性脑损伤

A. 术后三维重建 CT；B. 侧投影显示在左面部及颈部肿胀软组织中的异物（圆圈位置）。注意左半球开颅去骨瓣减压术，见图 A（虚线轮廓位置）。C. 左侧颈部、面部和头皮软组织中的异物。D. IED 爆炸病人，去骨瓣减压术 2 个月后（箭头位置）。E. 病人颅骨修补术 3 个月后照片。F. 去骨瓣减压术 2 个月后轴向 CT 左侧可见凹陷畸形（箭头位置），可与图 D 对比（图片由以色列哈达萨医院 Guy Rosenthal 提供）

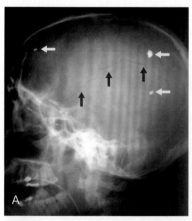
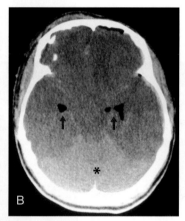
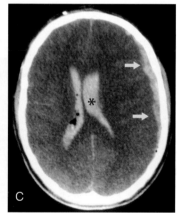

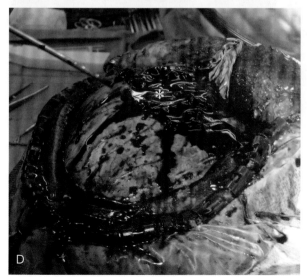

图 5.13　颅骨骨折、硬膜下血肿、脑室内出血、颅内积气，自动调剂功能异常

A. 头颅侧位片显示数个不透 X 线异物（黄色箭头位置）和颅骨骨折（红色箭头位置）。B. 中脑轴向 CT 平扫图像显示弥漫性脑肿胀，灰白质分界开始消失和"白色小脑"（星号位置），符合严重缺氧缺血性脑损伤。颞角内可见心室内空气（箭头位置）。C. 侧脑室注血（星号位置），大脑左半球可见小型全脑型硬膜下出血（箭头位置）。D. 开颅术中照片显示头皮皮瓣掀起（照片右上区域）。注意硬膜外血液被上面的硬脑膜吸收（星号位置），与硬膜外出血一致。下方的硬膜下出血此处表现为硬脑膜下的蓝色变色区域（照片由 Rocco Armonda 提供）

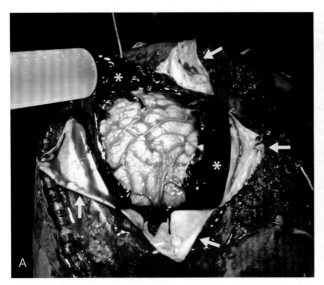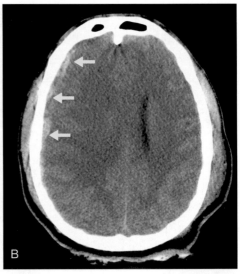

图 5.14　路边 IED 爆炸后的急性 SDH
A. 术中照片显示打开硬脑膜（箭头位置）可见硬膜下出血（星号位置）。B. 入院 CT 显示右额叶硬膜下血肿不均匀（箭头位置），导致右侧侧脑室消失。不均匀的 SDH 与活动性出血一致。注意 SDH 常见撞击部位的对位，表现为左顶部头皮肿胀

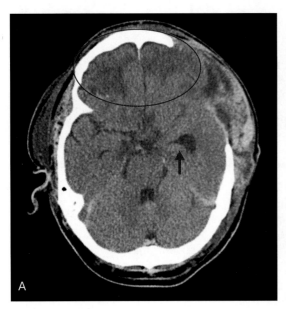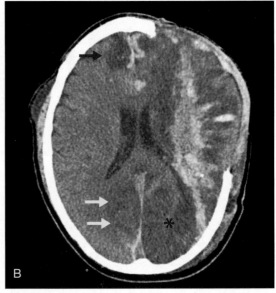

图 5.15　IED 脑损伤
A. 术后 3 天轴位 CT 平扫图像显示一左额颞去小骨瓣减压术，双侧额部水肿（圆圈位置），和左颞角（箭头位置）。B. 广泛性左半球出血性损伤与外疝。双侧大脑后动脉区域可见疝后梗死（黄色箭头位置），梗死左侧（星号位置）大于右侧（箭头位置）及右侧大脑前动脉（红色箭头位置）

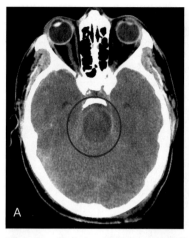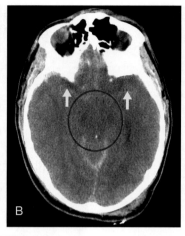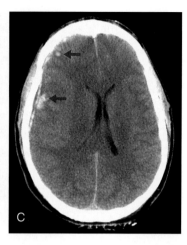

图 5.16　脑充血、脑挫伤、蛛网膜下隙出血

A、B. 入院 CT 平扫图像显示脑沟和中脑周围池完全消失（圆圈位置）。在大脑中动脉 M1 段区可见不明的高度衰减，与蛛网膜下隙出血一致（黄色箭头位置）。受击点经由左枕部帽状腱膜头皮血肿识别（红色箭头位置）。C. 可见小右额叶皮质挫伤和少量 SDH（红色箭头位置）。值得注意的是，虽然有弥漫性脑沟消退，灰白质分界保留在侧脑室水平

★要点：出现弥漫性肿块效应证据，此时若灰白质分界保留，CT 影像诊断为弥漫性脑充血肿胀（即脑充血）；若灰白质分界消失，则诊断为脑水肿（注意，这里指细胞毒性水肿，而非血管源性水肿）。相比老年病人，脑出血更常见于年轻病人，从而给战斗 TBI 加大了救治难度。

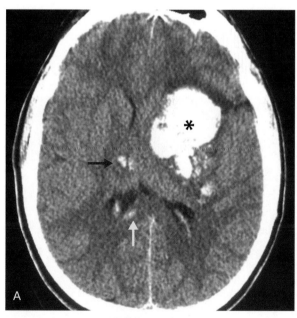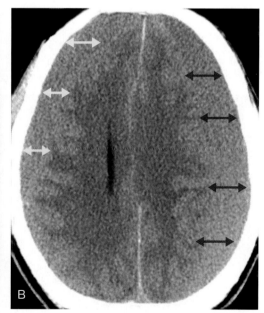

图 5.17　"爆炸 +"脑损伤

A. 创伤性轴索损伤（TAI）。CT 轴位平扫图像显示左侧基底核区（星号位置）、右侧丘脑（红色箭头位置）和胼胝体压部（黄色箭头位置）急性出血，症状与 TAI 吻合。B. 等密度 SDH。这名 28 岁病人伤后数周内出现持续性头痛。轴位 CT 显示左侧侧脑室完全消失，皮质与颅骨异常分离（红色箭头位置），与等密度硬膜下积液一致。右方亦可见一个小一些的等密度 SDH（黄色箭头位置）

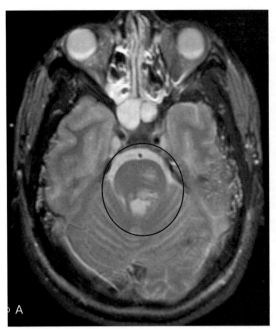
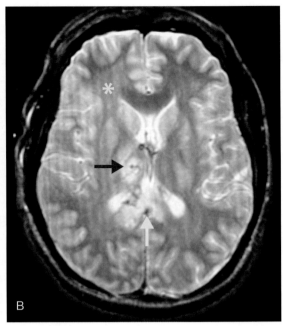

图 5.18　创伤性轴索损伤

A. 轴向 T₂ 加权 MRI 显示在左侧脑桥和小脑上脚高信号病灶（圆圈位置）。B. 在基底神经节水平上的轴位 T₂ 加权图像显示右侧丘脑出血性病变（红色箭头位置），右额叶白质 T₂ 异常高信号（星号位置），以及胼胝体压部增大、高信号（黄色箭头位置）。脑叶白质、胼胝体和脑干中的各种病变与 3 级 TAI 一致

★**要点**：战伤中的 TAI 影像和轴外出血积液影像与日常 TBI 相似。尚不明确原爆冲击力是否会加剧三级爆炸伤。

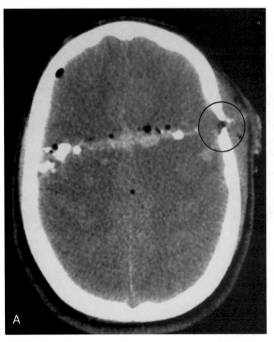
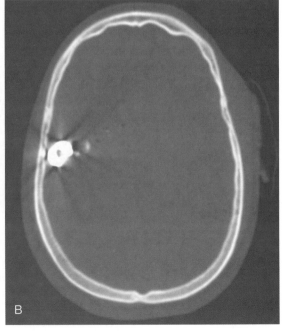

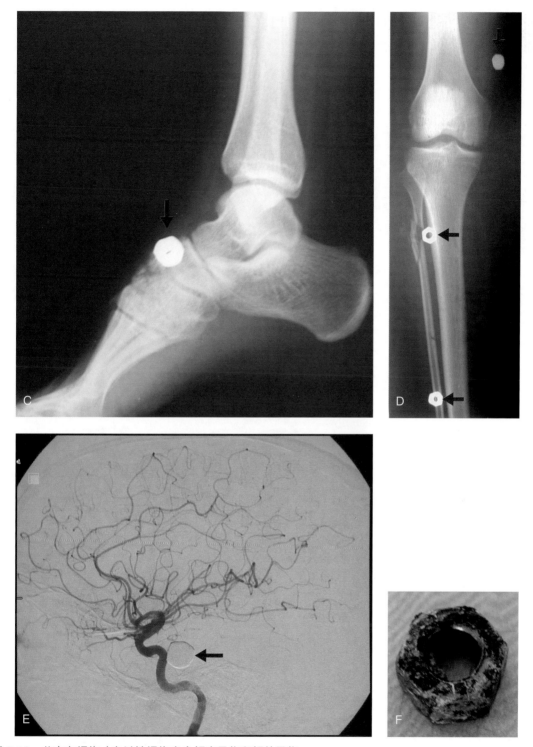

图 5.19　公交车爆炸 / 自杀性爆炸多个颅内异物和颅外异物
A. 入院 CT 显示双侧额部穿透性损伤（弹丸残留体内）。注意颅骨内板倾斜，与异物入口处一致（圆圈位置）。
B. 稍低水平的骨窗能更好看清异物的性质。C、D. 踝关节和膝关节 X 线片显示还有其他异物（箭头位置）。
E. ICA 导管造影减影侧视图显示异物（箭头位置）和正常无损伤的脑血管解剖结构。F. 手术取出的六角螺母。
病人最终存活，他的 GOS 为 3 分

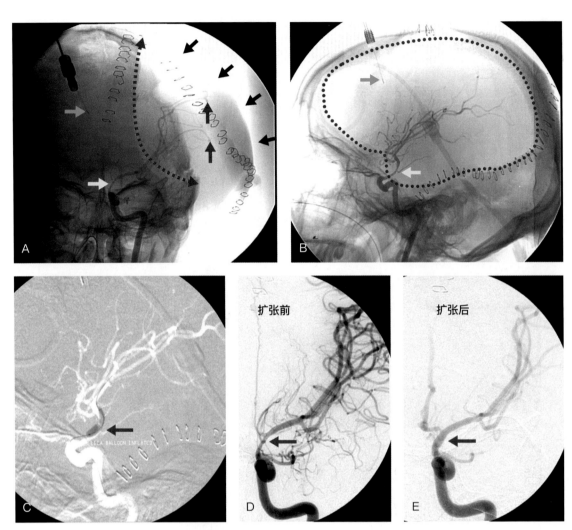

图 5.20 IED 爆炸脑血管痉挛及去骨瓣减压术

这名士兵被放置在房屋内的饵雷炸伤。左侧颈内动脉前后位（图 A）和侧位（图 B）造影显示 ICA 严重血管痉挛（黄色箭头位置）。病人处于去骨瓣减压术后状态（虚线位置）。脑组织血氧监测仪位于右额叶（蓝色箭头位置）内。注意颅骨切除术缺陷导致的脑外疝，大脑中动脉分支位于颅骨边缘外（红色箭头位置），头皮表面远远超出正常颅骨范围（黑色箭头位置）。C. 对节段性 ICA 血管痉挛实施球囊扩张术（箭头位置）。球囊扩张前（图 D）和扩张后（图 E）显示左侧 ICA 床突上段口径间隔增加（箭头位置）（图片由 Rocco A. Armonda 提供）

★**要点：**ICA 床突上段，它附着在远端硬膜环，此处迟发性血管痉挛发生率最高。

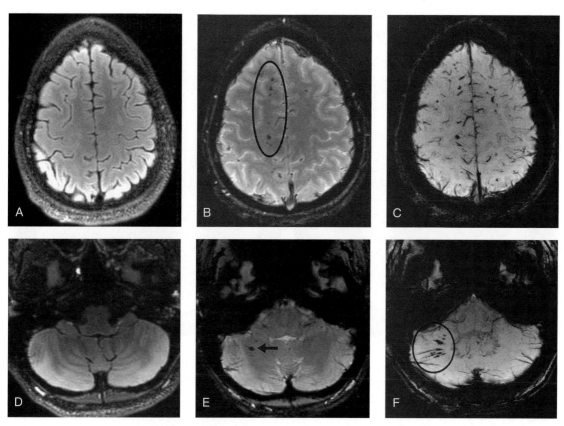

图 5.21　爆炸性 TBI（亚急性创伤性轴索损伤）
这名士兵在 IED 爆炸后产生轻度 TBI。6 周后，他出现持续性的平衡问题，短期记忆丧失、复视。他不记得爆炸事件，并经历了轻微的逆行性遗忘。A. 轴位 FLAIR 图像显示没有异常。B. 对应 GRE 图像显示右额叶皮质下多发出血（圆圈位置）。C. 对应 SWI 序列存在局限性，由于正常静脉结构信号损失，观测到的病变不是十分明显（图 B）。D. 小脑轴位 FLAIR 图像正常。E. 对应 GRE 图像显示右侧小脑半球多个点状出血灶。F. SWI 成像增加了这些病变的可见度（圆圈位置）（图片由沃尔特里德医疗中心 Gerard Riedy 提供）

★**要点：**在没有出现枕部颅骨骨折的情况下，小脑在日常钝性 TBI 中很少受伤。

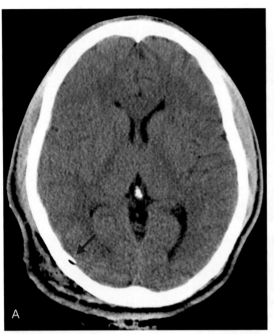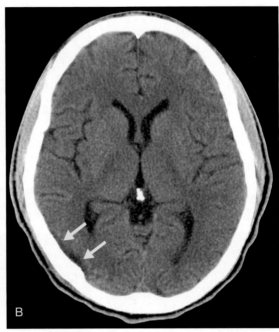

图 5.22　脑萎缩间期发展

一名 30 多岁男性 IED 爆炸后状况。A. 入院轴位平扫 CT 显示右枕部头皮裂伤，下方颅骨轻微凹陷骨折，但颅内无局灶性异常。B. CT 随访 2 个月显示脑沟、脑池和脑室大小呈间期增加，与弥漫性脑萎缩一致。之前骨折处可见大脑皮质表面一处小型脑软化病灶（箭头位置）

★**要点**：TBI 是全脑体积损失的常见原因。目前尚不清楚原爆冲击力是否会加剧脑萎缩。

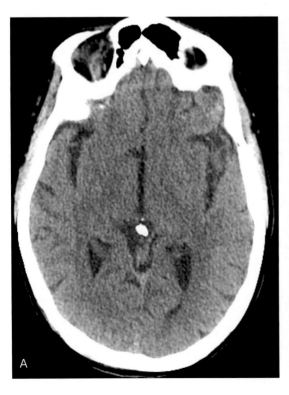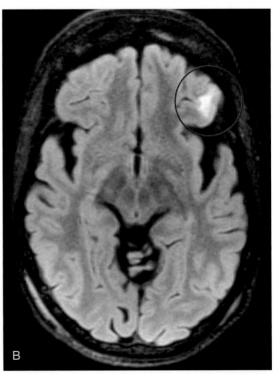

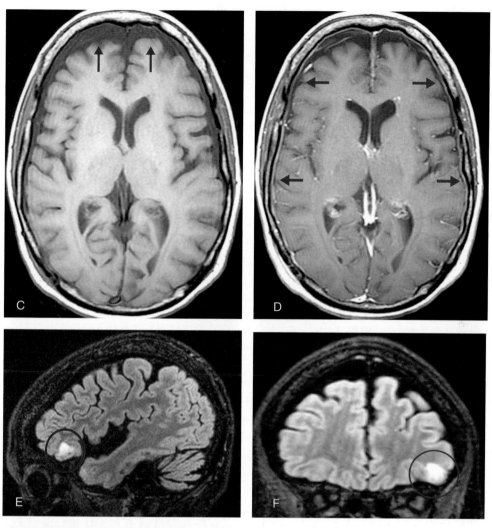

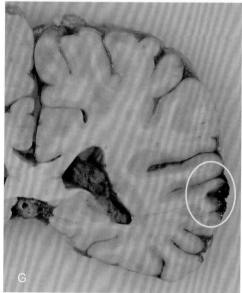

图 5.23　皮质挫伤、萎缩、慢性硬膜下血肿

这名 29 岁男性病人 IED 爆炸 2 年后癫痫发作。他记得头部受到撞击，但否认意识丧失（LOC）。A. 轴位 CT 平扫显示病人出现异常全脑体积萎缩但无局灶性异常。B. 1 周后进行轴位 FLAIR MRI，显示左前额叶内高信号病灶（圆圈位置）。该病灶无法通过相应的 CT 观察到。C. 更高水平的轴位平扫 T_1 加权 MRI 显示双额轴外空间轻度突出（箭头位置）。D. 对比增强 T_1 加权 MRI 在同一水平上显示轻微弥漫性薄层硬脑膜增厚（箭头位置），与硬膜下出血的硬脑膜增厚一致。E. 旁矢状位（图 F）、冠状位（图 E）FLAIR 显示典型的脑挫伤性楔形皮质高信号（圆圈位置），可能是病人癫痫发作的原因。G. 另一个有相似病灶病人的冠状位标本显示左侧颞中回表面少量出血（圆圈位置），符合皮质挫伤

★要点：这一案例说明小脑挫裂伤位置表浅，使得它在 CT 影像上难以辨识。它也证明了对比增强 MRI 成像可以帮助检测近期和陈旧性硬膜下出血。

（一）爆炸 TBI 中的高级神经影像学技术

与之前我们在 CT、MRI 和血管造影中看到的清晰影像不同，爆炸性 TBI 影像往往不明显，有争议。该领域的研究也加快了各种先进的成像方式在 TBI 中的应用。

DTI、fMRI、MEG、MSI、MRS、SPECT 和 FDG-PET 都被用来评估病人病情，但笔者认为，就 2013 年而言，这些先进的神经影像学技术尚不适宜在常规临床环境中运用。

1. 弥散张量成像（DTI）　在一个不受限制的环境下，扩散是各向同性的；水分子可能朝任何方向运动。DTI 充分利用了大脑中水扩散的各向异性这一特性。由于来自细胞膜、髓鞘和其他细胞的阻碍较小，水分子与白质纤维走行方向平行时比与之垂直扩散更远。传统的 DWI，通过测量水分子在 3 个正交方向上的扩散估算出水分子的平均扩散率。DTI 则要测量至少 6 个方向，通常是 $25\sim30$ 个方向来描述水分子运动的方位各向异性。由于水扩散沿着轴突束方向，DTI 可以用来推导轴突导向和呈现大脑白质纤维束的图像。由于扩散发生在亚毫米尺度的纤维束，DTI 参数值，如 FA、MD、AD、RD 可以描述白质微观结构的变化。虽然这些参数的生物物理基础十分复杂，简言之，FA 反映了两个轴突密度和髓鞘含量，MD 反映出各个方向扩散的平均速度。AD 和 RD 为推导参数，分别代表沿轴突或跨轴突的水扩散。

DTI 技术在过去的 10 年中为 TBI 研究提供了重要的启示，特别是给脑震荡研究带来了进步。DTI 是评估白质纤维束方向性和完整性的可选手段之一，并在 TAI 研究中得到了广泛应用。当轴突发生损伤，细胞骨架会影响轴浆运输，导致扩散系数的变化，这些可以通过 DTI 辨识和量化。最近的研究表明，DTI 白质结构的损伤程度可能与 TBI 之后的认知功能损伤程度和功能恢复有关。胼胝体膝部显得特别脆弱，胼胝体的改变与临床的头部创伤有关。若干 DTI 研究显示，尽管常规 MRI 检查正常，白质 FA 值可见异常减少。因此，DTI 比传统的 3T MRI 在检测 TAI 上更加敏感。此外，DTI 参数随时间变化，大多数病人随访 DTI 检查显示创伤 30 天内 FA 值减少。这种定量 FA 测量的正常化并不能视为神经元再生的确切证据；相反，它表明细胞修复机制可能纠正了细胞骨架功能障碍或失调，减少了受伤轴突的永久性断开。在慢性 TAI 中，FA 值经常减少。最近，研究人员已在绘制大脑联接方面取得了巨大进展，这种联接模式被称为连接组。人类大脑的互联可能减少了局部损伤的影响，使得多个神经枢纽能够作为一个整体，弥补局部损伤。并且小规模的损伤可能对主要功能产生影响，因为破坏的不单单是脑的局部，而是整个互联互通的神经网络。

尽管 DTI 技术为 TBI 研究提供了重要的启示，但许多人认为这项技术在文献中有滥用的嫌疑，尤其是彩色三维纤维束成像（图 5.24、图 5.32、图 5.33）。纤维束成像异常，虽然视觉上颇具吸引力，但并非 TBI 独有。事实上，就像 TAI 病变能轻易将纤维束变窄，一个正常的血管周围间隙（即 Virchow-Robin 腔）也能做到这点。此外，技术和参数上的细微差异也会导致 DTI 成像中白质纤维束产生巨大变化。例如，纤维束成像易受阈值影响，人们需要事先知道连接阈值才能对成像数据进行解读并采用。因此，只需改变数据采集和成像处理中的参数就能让纤维束成像产生需要的变化。另外，关于纤维跟踪算法在正常大脑尤其是受损脑组织中对许多物理变量和计算变量的敏感性，人们依然知之甚少。

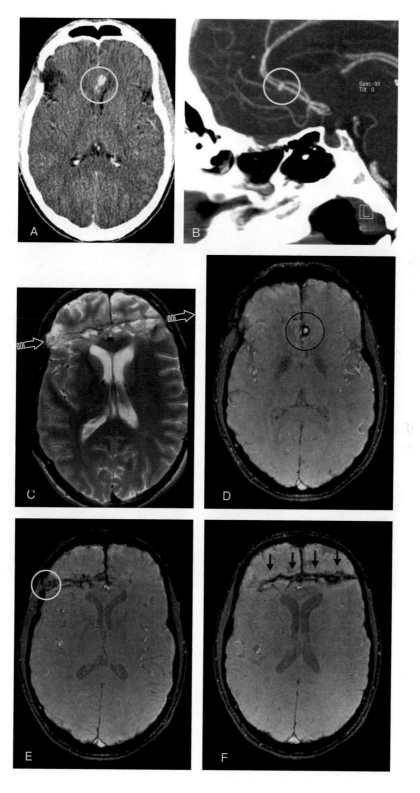

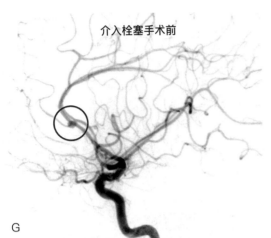
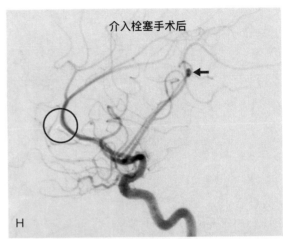

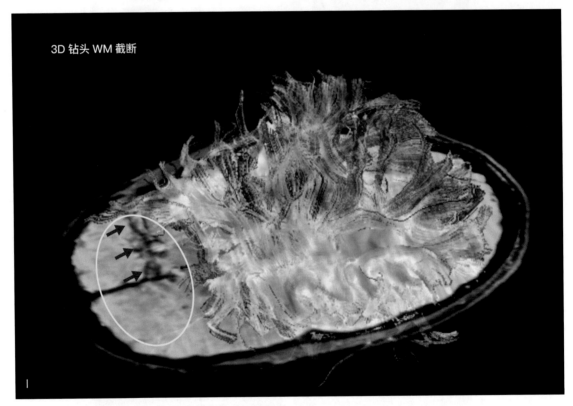

图 5.24　双额非弹道穿透伤的多模态成像（包括 DTI）

这名 34 岁男子自杀未遂,右颞区钻孔。事发 2 天后,出现轻微认知障碍。增强对比 CT 扫描（图 A）和 CTA（图 B）显示左侧胼周动脉瘤（圆圈位置）。鉴于钻道与胼周动脉邻近,动脉病灶与创伤性假性动脉瘤一致。右前额骨局灶性缺损,颅骨缺损下方可见一小块创伤后脑软化区域（星号位置）。C. 伤后 1 个月轴向 T_2 加权 MRI 出现相对清晰的非弹道穿透伤典型的额叶线性道（箭头位置）。大脑其余部位正常。D ~ F. 高分辨率 T_2 加权图像显示异常信号的线性区,与水肿和出血一致（箭头位置）。动脉瘤（红色圆圈位置）表现为中央高信号,周围一圈低信号。右额骨（黄色圆圈位置）的一个小病灶被视为钻孔进入部位。G. ICA 导管数字减影血管造影侧视图显示胼周动脉瘤（圆圈位置）。H. 后血管造影相应视图显示假性动脉瘤成功闭塞（圆圈位置）。侧裂三角顶点可见造影剂聚集,这是正常的血管环,不是假性动脉瘤（箭头位置）。I. 彩色三维磁共振 DTI- 纤维束成像用橙色、黄色、黑色显示正常的白质束。注意额叶白质纤维束（圆圈位置）沿钻道（箭头位置）突然终止（图片由 Marion Smits 提供）

进行 DTI 结果判读时，无论有无纤维束成像，为了减少假阴性和假阳性必须考虑许多因素。例如，FA 和明显扩散系数（ADC）会受到电场强度和分辨率等成像变量的影响。病人的个体差异，如年龄、性别、疾病都会对其产生影响。例如，病人年龄会对 FA 分析产生影响，因为在发育早期和衰老后期，FA 可能偏低。此外，不同的扫描仪之间存在 5%～10% 的参数差异。因此，除非是同一个人在同一台扫描仪上完成所有扫描，否则很难把某个扩散参数，如 ADC、FA、AD、RD、纤维计数和其他受伤者或正常对照组进行比较。

DTI 在磁场不均匀时，存在严重伪影。此外，长回波列中 T_2^* 衰减显著，使得人们很难在高分辨率下进行数据采集。随着并行成像技术的发展，单次激发回波平面成像（EPI）可实现更具时效性的成像，并减少空间失真，加大信噪比（SNR）。要评估这些技术对于 DTI 成像的效用，还需要更多的病例对照研究（对年龄相仿的病患组和对照组进行比较）。

扩散峰度成像（DKI）是常规扩散成像的新扩展。目前 DTI 技术只能采集完整扩散图谱中很小的一个子集，将获得的扩散数据视为一个单室（single compartment），利用高斯分布曲线对其进行分析。然而这种高斯假设可能无法完全适用于生物组织中的纤维束 / 交叉，因为这些纤维可能表现出受限的非高斯扩散。DKI 技术能够测量非高斯组织中的水扩散，因此比 DTI 更准确。DKI 被认为是复杂组织结构（如细胞区室和细胞屏障）的成像标记，未来有望帮助人们加深对 TBI 的了解。

2. 功能磁共振成像（fMRI）是一种依靠生理功能、能源消耗、血流量之间的关系描绘出大脑活动的成像技术。它通过检测脑血红蛋白与氧合血红蛋白在响应特定任务时比率的改变，间接观察大脑活动。血氧水平依赖（BOLD）信号是用来检测血红蛋白与氧合血红蛋白比例关系的功能成像图的成像技术。BOLD 信号变化是由 CBF 变化导致，而 CBF 变化又是由神经元活性改变引起，fMRI 依靠的正是这条规律。神经元活动增加，血流量补偿过度，局部血液充氧以氧合血红蛋白的形式增加，血红蛋白浓度降低。脱氧血红蛋白有顺磁性，而氧合血红蛋白有抗磁性。因此，脱氧血红蛋白浓度降低，可由 MR 在 GRE 图像信号强度来反映。这一原理在动物实验中已得到验证，但神经元活动和血流变化之间的根本耦合机制尚不明确。在 TBI 中，fMRI 信号异常可能由神经活动异常引起（多数情况），或由神经元活动与脑血流量调节耦合异常引起（极少数情况）。无论哪种情况，需要强调的是 fMRI 和 DTI 都无法直接绘制大脑解剖结构和大脑活动。相反，关于大脑结构和大脑活动的信息都是多层次分析和判定的结果，与原始数据相去甚远。

fMRI 可以在 1.5T 或 3T 进行，但优先选择高场强。首先在稳定状态下利用高分辨率、三维扰相梯度回波（SPGR）采集数据，获得 T_1 加权全脑图像。然后利用梯度回波（GRE）EPI，最好是并行成像，进行 fMRI 数据采集。虽然 fMRI 可以在静息态下进行，但多数 fMRI 会测量对于某个刺激的磁诱发反应，之后再将这些磁诱发反应（如工作记忆）与高分辨率 MRI 进行配准。对患有轻度 TBI 且常规 MR 结构成像正常的病人进行 BOLD fMRI 成像，结果显示他们在各种任务中的大脑活动与健康对照组存在差异（图 5.25）。大多数研究中，与对照组相比，TBI 病人大脑活动增加，表明该组存在适应机制。但同时也发现脑震荡病人大脑活动降低。到目前为止，TBI 的 fMRI 研究主要侧重于轻度 TBI 后的缺陷评估，这些研究正在增进我们对于大脑损伤后重组能力的理解。

大多数 MRI 中医生和病人之间无须交流。fMRI 则不同，医生必须评估病人的神经状态，根据病人的神经功能缺损和认知局限性为成像选择合适的任务和方案。此外，成像模式必须告知病人，病人必须在 MRI 仪器内完成相应要求。任务相关 fMRI 研究面临的主要挑战是 BOLD 信号的变化很大程度上取决于任务的执行情况。因此，TBI 病人 fMRI 上的变化可能由于该病人无法完全配合任务而难以判定。TBI 引起的认知障碍，如注意力不集中、工作记忆障碍、易疲劳、抑郁都可能导致 fMRI 成像中任务完成度差。而这些认知障碍可能也正是 fMRI 试图研究的功能缺陷。因此，很难判定 fMRI 成像中 BOLD 信号变化究竟是因为病人不够配合，还是由于病人神经组织受到损伤。为 TBI 病人选择 fMRI 的刺激任务也非常关键。然而遗憾的是，无论是住院医师培训，还是医师进修培训，或是一年一度的科学学会会议，它们一般都不提供如何优化 fMRI 任务设计和执行的教育课程。静息态 fMRI 是一种不依赖于病人互动的新技术，初步研究显示轻

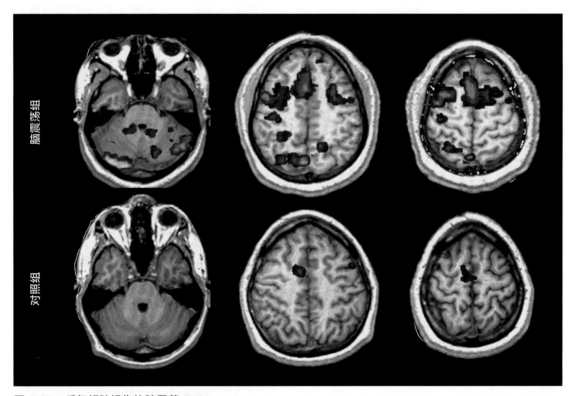

图 5.25　反复颅脑损伤的脑震荡 fMRI
图中为 2 名橄榄球运动员，一人患有脑震荡（上图），一人没有脑震荡（下图）。2 人均在赛季前进行第一次扫描。前者脑震荡一周内再次扫描，后者赛季结束后扫描。着色区域为皮质和皮质下区域，第二次扫描比第一次扫描大脑活动更显著，脑震荡病人比非脑震荡病人大脑活动更显著（图片由 Kelly J. Jantzen 提供）

度 TBI 病人大脑中默认的神经网络连接模式受到了破坏。

DTI 的很多局限性也存在于 fMRI 中。虽然这两项成像技术都很强大，但数据采集和分析标准仍然需要改进。fMRI 的一个主要缺陷是非有意的偏见，这在数据处理过程中无法避免。处理数据时，分析师为了得到可以判别的图像需要将原始数据进行优化再进行输入，而最终成像就会由于输入数据的变化而改变。举例子说明，如果 fMRI 检测到的信号是嘈杂的，研究人员必须对数据进行统计学处理才能使数据可供解释。其中最常见的方法之一被称为空间平滑，其需要将每个脑区与它周围脑区的大脑活动平均化。近年来有关空间平滑的研究表明，传统的 fMRI 分析方法可能是不准确的。此外，还有人认为针对 TBI 病人的 fMRI 缺乏基线（即伤前）研究。因此，与 DTI 一样，fMRI 已被用于 TBI 病人的研究，但尚未成为神经创伤常规临床护理的一部分。

3. 脑磁图（MEG） 是一种在皮质水平非侵入性的高时间分辨率（＜1 毫秒）和高空间定位精度（2～3 毫米）的功能成像技术。MEG 提供平行于颅骨表面的树突活动的选择性反射。它基于这样一个事实：树突内的流动电流在周围形成磁场，磁场可通过超导量子干涉器件（SQUID）测量。正常脑组织会产生频率在 8Hz 以上的 α 波，而受伤脑组织则会产生异常的低频三角波（1～4Hz），这些三角波都可通过 MEG 直接测量和定位。其他成像方式显示正常时，MEG 可以检测到异常局部信号传导缓慢。实际上 MEG 在检测 TBI 病人异常方面比常规 MRI 和 SPECT 异常更敏感。DTI 显示正常的病人也可以检测到 MEG 三角波异常，这表明 MEG 在诊断轻度 TBI 时比 DTI 更敏感。

然而，目前在美国只有约 20 个 MEG 系统，全球范围内也不到 150 个系统。MEG 系统在 TBI 的研究和临床护理上应用不广泛，这将可能成为 MEG 应用于 TBI 的一个主要障碍。磁源成像（MSI）利用 MEG 定位神经元电活动产生的弱磁信号，然后将电生理数据与常规 MRI 获得的数据合成（图 5.26、图 5.30、图 5.44）。简而言之，MSI=MEG+MRI。在最

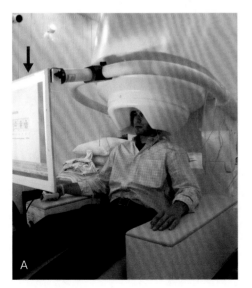

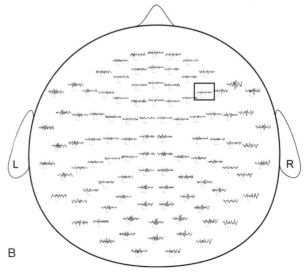

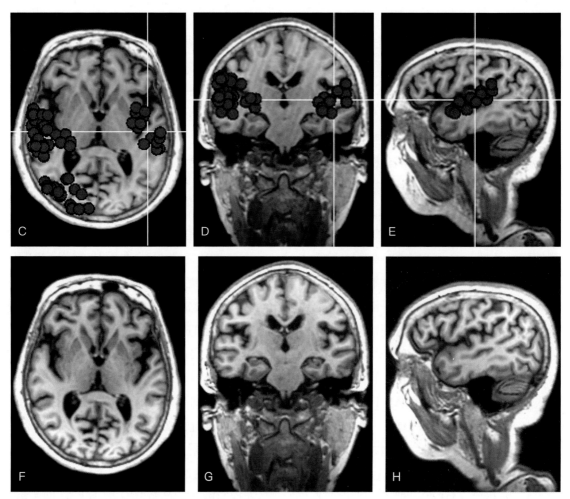

图 5.26　TBI 脑磁图（MEG）和磁源成像（MSI）

A. 照片中一名病人在进行 MEG 扫描。注意互动屏幕就在病人正前方（箭头位置），MEG 扫描仪看上去像一个巨大的烫发机（照片由美国卫生与社会福利部下属美国国立卫生研究院提供）。B. 从 MEG 扫描仪获取的神经元电活动的插图，随后将被用于制定 MSI。数据与脑电图（EEG）相似。红色方框勾勒出一个从右额叶获得的样本脑电波。一名 57 岁轻度 TBI 摔伤病人的轴位（图 C），冠状面（图 D）和矢状面（图 E）MSI 图像。红点代表 MEG 数据显示出的异常慢波。F ～ H. 这些图像是未叠加的 MEG 数据，相同的 T_1 加权 MRI 图像除了轻微的脑沟和脑室增大（即全脑体积损失）以外，图像是正常的。这名病人的 CT、DTI 和常规 MRI 检查均显示正常

近的两项研究中，MSI 显示轻度震荡后 TBI 病人异常低频磁活动。这些异常慢波被认为来自于由于白质神经轴索损伤导致传入神经阻滞的皮质灰质区。由于缺乏 MEG 设备，尤其是考虑到成本原因，MSI 在 TBI 评估上一直未得到广泛应用。在 MSI 应用到临床之前有必要做进一步研究。

4. 磁共振波谱（MRS） 能够无创测量脑组织中代谢产物的相对含量，在一个选定的小体积组织(体素)中对这些代谢产物进行量化。

代谢产物通常是 ^{1}H MRS 测量，有时也用 ^{13}C 和 ^{31}P MRS 测量。脑 ^{1}H MRS 分析的主要代谢产物有 N- 乙酰天冬氨酸（NAA）、肌酸（Cr）、胆碱（Cho）、谷氨酸（Glu）、乳酸（Lac）和肌醇（mI）。对头部受伤病人的大脑神经化学进行测量基于下面这一原理：原发性和继发性 TBI 损伤会导致细胞代谢的

变化，进而导致各种脑代谢产物浓度的变化。代谢产物浓度一般同这种代谢产物共振信号区域面积成正比，用与 Cr 或 Cho 测量结果作为对照组之间的比率来表示。代谢产物从右到左分别是 NAA、Cr、Cho 和 mI（图 5.27 和图 5.45）。连接代谢产物峰值的线被称为亨特角（Hunter's angle）。在正常病人中，亨特角成 45° 倾斜。这有助于评估正常与异常的 MRS，虽然它对于病理诊断而言没有特异性。

MRS 也可以识别常规 MRI 检查中的异常。作为轴突和神经元功能状态标志之一的 NAA 减少，常见于 TBI 后的脑损伤区。脑损伤后的 NAA 变化已被证明是反映 TBI 病人恢复状态的重要指标。病人恢复不佳，NAA 走低；病人预后良好，NAA 恢复正常。NAA 下降由神经元的损失或神经细胞的线粒体功

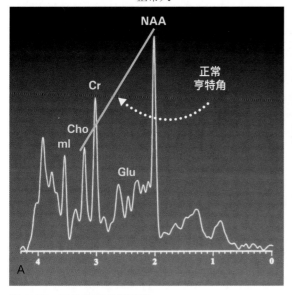
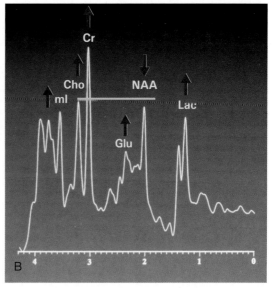

图 5.27 TBI 的磁共振波谱
A. 正常磁共振波谱。代谢物从右到左分别是 N- 乙酰天冬氨酸（NAA）、肌酸（Cr）、胆碱（Cho）、肌醇（mI）。将各代谢物峰值相连产生的斜线称为亨特角（Hunter's angle）（蓝线位置）。亨特角向上成 45° 倾斜。这有助于评估正常与异常 MRS。B. TBI 病人 MRS 异常。注意 NAA 异常减少，乳酸（Lac）、谷氨酸（GLu）、胆碱（Cho）和肌醇（mI）异常升高。此外，亨特角正常的 45° 倾斜已不存在（蓝线位置）

能障碍导致。神经元线粒体功能障碍是可逆的，NAA 信号在由创伤性事件引起的能量故障解决后也可恢复。TBI 脑挫伤后 24 小时内可见 NAA/Cr 比值下降。TBI 之后亦可见一种关键神经递质即 Glu 水平出现波动。Cho 是细胞膜合成前体，被认为是膜结构完整性的替代指标。它在 TBI 中显著增加，人们认为这是由于白质剪切损伤后，髓鞘受损，膜髓鞘降解产物堆积造成的。用 GCS 和创伤后遗忘症的持续时间衡量脑损伤程度，得到 NAA 水平降低和 Cho 水平升高与脑损伤程度相关。主要由 Cr 和磷酸肌酸组成的复合信号，被认为能够测量细胞密度，在神经胶质细胞中信号尤其高（如创伤后神经胶质增生）。Cr 也可以反映细胞能量代谢和线粒体功能。Cr 水平上升可能是修复机制的一部分，这一机制中损伤区域线粒体功能加强。Lac 是无氧酵解的副产品，可以在 TBI 中弥漫性升高，它与不良临床预后相关。mI 明显升高，也与神经系统功能有关。mI 的升高原因暂不清楚，但可能是由于胶质增生或渗透功能受到干扰导致。

尽管 MRS 在神经肿瘤和代谢性疾病中的作用得到证实，但在 TBI 中一般不予使用，只在实验研究中使用。因为数据解释会由于种种因素变得复杂，这些因素包括伤害的严重程度、损伤和 MRS 扫描之间的间隔时间、波谱采集类型和采集位置及监控恢复的预后措施等。此外，MRS 数据处理的技术因素也可能影响结果。如果体素内光谱扭曲严重，代谢产物无法确定，结果也就无法判定。此外，大量血液制品的输入会导致体素内的代谢产物无法测量，可能造成出血性损伤的整体影响被低估（多见于 TBI）。此外，由于代谢产物浓度采用的是相对比值而非绝对定量，TBI 损伤过程中对照代谢产物（Cho、Cr）浓度的变化，可能会导致判定错误。这也许可以解释为什么预后差的病人一些脑区 Cho/Cr 比值降低，尽管 TBI 中 Cho 浓度升高，且 Cho 浓度随 TBI 程度加重而上升。最后，MRS 检查能否通过医疗保险报销，也是影响这项技术临床应用和推广的重要因素。

5. 高场强（3～7T）成像　在今天的医学领域中变得越来越普遍了。相对而言，较新的 3T 机器往往缺乏一些 1.5T 磁共振成像的优点，比如较大的孔径和更广的视野，但这种技术正在迅速更新。目前，病人的身材和幽闭恐惧等因素限制了可进行 3T 扫描的病人数量。此外，由于 3T 图像对磁化率伪影非常敏感，因此表面挫伤可能会遗漏。使用 7T 磁共振成像，颅后窝的成像质量很差。然而，3T 磁共振成像仪固有的信噪比约是 1.5T 的 2 倍，这种更高的信噪比可以减少图像采集时间、提高分辨率，或两者同时实现。一些高端应用，如基于 BOLD 对比、MRS、DTI 的功能研究都受益于 3T。此外，新的相控阵线圈系统结合并行成像技术保证了更快的磁共振成像扫描速度，这对世界范围内的创伤影像学有很大贡献。

超高场系统具有 7T 或更高的静磁感应强度（B_0），这包括 7T、8T 和 9.4T 全身扫描仪，目前 FDA 批准的磁场强度高达 8T。7T 的 MRI 的优点包括信噪比的提高、MRS 光谱分辨率的提高、更短的扫描时间，以及带有相敏感和磁敏感加权成像的微血管亚毫米可视化技术，这种相敏感和磁敏感加权成像技术促进了微血管创伤的检测。高场 MRI 的缺点包括：①更强大的磁铁的安全问题；②由于比吸收率和几何失真问题造成运行自旋回波序列困难；③由于弛豫时间更短，造成常规 T_1 加权和 T_2 加权成像对比分辨率降低。超高场 MRI 主流成像应用的成功与否取决于仪器的安全性和有效性，以及解决亟需问题的成本。它具有无创采集优良的形态学功能信息的潜力，这种潜力将驱动这些技术走向分子成像。事实上，与 1.5T 相比，许多医生认为 3T 目前是评估大多数神经系统疾病最先进的场强选择，同样的，场强增高到 7T，将继续帮助我们增进对 TBI 的了解，帮助确定与病人预后最为相关的 MRI 标记，为更有效的治疗方法奠定基础。

6. 单光子发射计算机断层扫描（SPECT）是采用 γ 射线同位素如氙（^{133}Xe）和 ^{99m}Tc-HMPAO 对脑灌注进行成像的核医学研究。大脑 SPECT 成像在静脉注射 ^{99m}Tc-HMPAO 2 小时后用 γ 照相机完成。正常成人大脑中示踪剂呈双侧对称性分布，且在颞叶、顶叶、枕叶皮质；基底核；丘脑和扣带回活性较高。TBI 病人身上 CBF 有显著变化，这一发现使得 SPECT 可能成为未来评估 TBI 病人脑灌注的重要工具。额叶和颞叶低灌注在颅脑损伤中十分常见，推测是由于大脑在下方颅骨上发生滑动所致（图 5.28、图 5.44、图 5.45）。TBI 中的脑低灌注通常被认为是受损大脑周围的脑水肿，限制了脑血流量。然而，脑低灌注也可能是由于血管痉挛、血管直接损伤和（或）神经元活动和血流之间

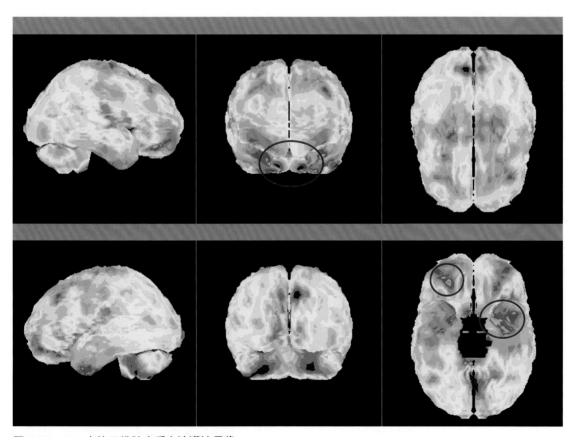

图 5.28　TBI 中的三维脑皮质血流灌注显像
注意额颞叶脑灌注出现双侧、相对对称的减少（绿色区域）。常规 MRI 显示前下左颞叶和右前额皮质出现非常轻微的创伤后脑软化，这些区域在 SPECT 成像中均显示为蓝色（圆圈位置）

耦合失联（或干扰）造成的灌注改变引起。SPECT 可以显示出颅脑外伤后的灌注异常区域，这时对应的常规 CT 和 MRI 成像均显示正常。与 CT 或常规 MRI 相比，SPECT 还可能提供更佳的长期预后预测。例如，多个 CBF 异常，CBF 变化过大，SPECT 成像上基底神经节、颞叶、顶叶、脑干缺陷，这些表现均与 TBI 后更差预后相关。人们已经将急性期的急性低灌注区与颅脑损伤 6 个月后发生的脑萎缩相关联。这表明，在损伤的急性期继发性缺血性损伤可能有不利的长期后果。钆二乙三胺五乙酸（DTPA）大脑闪烁血管造影术也是确认脑死亡的有效手段。当标准的呼吸暂停试验被禁止使用，DTPA 大脑闪烁血管造影术由于其敏感性，法医学上的接受度及可在病人床边进行，可以成为脑死亡宣告临床标准的一个有益补充。尽管这些发现颇为重要，SPECT 成像也有一定的局限性。由于其固有的低空间分辨率，较之 MRI 而言，SPECT 在检测小病变上不够敏感。此外，SPECT 数据的采集、处理、解释都没有一个标准方案可供遵循。也缺乏使用 FDA 批准的放射性药剂的区域性脑灌注的定量测量。因此，SPECT 成像在颅脑损伤评估中只能对 MRI 进行补充，无法替代 MRI 的作用。

7. 正电子发射断层扫描成像（PET）

利用正电子发射同位素的空间分布，常用氧 -15（^{15}O）测量脑血流和脑氧代谢，氟代脱氧葡萄糖（^{18}F-FDG）测量脑谷氨酸 - 葡萄糖代谢。由于细胞内离子扰动，氧化代谢下降，脑血流量解偶联，急性损伤的脑细胞会出现葡萄糖代谢增加的现象（又被称为超糖酵解），因此，FDG-PET 能让我们对引发脑功能障碍的病灶直接成像。而 SPECT 成像

测量的是脑灌注，从中推断出脑功能。受伤脑细胞起初处于超糖酵解状态，之后便出现长期的局部代谢减退，持续时间长达 1 个月。由于一个区域的葡萄糖代谢反映该区域的神经元活动，根据这一原则，PET 上的局灶性代谢减退表明该区域存在神经元功能障碍（图 5.29）。关于代谢减退，目前主要有两种解释机制：①局部神经元消失；②由于活性神经元受损，代谢功能受到干扰，导致神经元活动减少。PET 技术使脑功能成像图像比 SPECT 灌注成像分辨率更高。^{15}O 的正电子发射断层扫描可以判定脑损伤后的潜在的缺血性区域，该区域与不良预后相关。TBI 的早期人类 PET 成像研究在局部葡萄糖代谢上结果并不一致。由于 TBI 的异构性，研究发现不同的 TBI 病人，同一脑区可能出现代谢亢进或代谢减退。同时发现脑代谢异常区域远远超出病灶区，出乎意料的是，这在 SDH 和 EDH 中尤其显著。而脑挫伤、脑内血肿、脑软化都倾向于表现出更多局限于特定病变部位的局部代谢异常。最近的一项研究显示脑损伤病人的小脑蚓部出现高代谢。一些研究表明，PET 比 MRI 在检测伴有持续性认知或行为障碍的轻度和中度 TBI 病人中的异常时灵敏度更高。遗憾的是，尽管 PET 能够提供对 TBI 病人研究十分宝贵的脑代谢信息，但费用较为高昂。此外，因为现场需要回旋加速器产生成像所需的放射性，PET 成像的可用性有限。其他放射性受体配体通过 PET 成像对脑损伤进行评估，虽然在理论上前景良好，但具体效果仍有待确定。

总之，DTI、fMRI、MEG、MSI、MRS、SPECT、PET 扫描已经为 TBI 研究带来了重要的突破，它们在未来的常规临床应用上前景巨

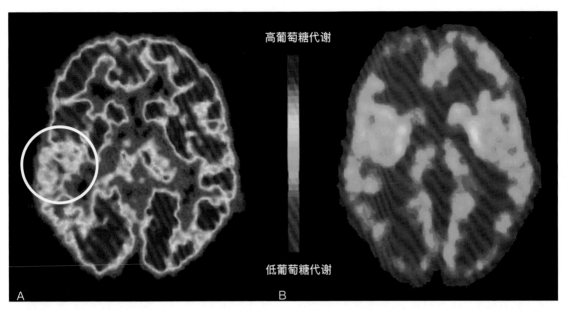

图 5.29　TBI 的 PET 成像
A. 一名 23 岁男子摔伤几个月后的轴位图像显示右颞叶内葡萄糖代谢异常，表现为与左颞叶相比，红色染色区域（圆圈位置）局灶性不对称减少。对应 CT 和 MRI 图像均不显著。B. 一名处于昏迷状态的 21 岁严重 TBI 病人伤后数天的轴位图像显示脑代谢弥漫性减少；注意大脑皮质内完全没有红色染色

大。笔者相信大部分这些技术在未来都将被用于诊断颅脑爆炸伤，这只是一个时间问题。然而，当前仍然存在太多的未知因素和（或）障碍，使得这些技术无法应用于今天的常规临床实践上。还有许多变量会影响影像生成，使得人们根本不知该如何判定成像结果。因此，人们首先需要建立一个可接受的规范数据库，用于控制人口统计学变量。鉴于爆炸性 TBI 的多样性，在判定成像结果时，必须审慎控制许多临床因素诸如损伤特点、病人年龄、共病情况和受伤时间。此外，技术因素也需要明确，包括如何设计出对爆炸受害者的缺陷和 TBI 病变敏感的成像方案。因此，在这些新技术广泛应用于日常临床影像之前，需要综合分析，做进一步的研究。幸运的是，一些研究人员和中心目前正着手于此。

大多数爆炸导致"爆炸 +"TBI，只有少数单纯的初始爆炸 TBI（即 BINT）案例见于报告（表 5.4）。

（二）目前孤立的 BINT 影像学表现

（1）经历多次爆炸患有持续性脑震荡后遗症士兵的 FDG-PET 扫描显示小脑和脑干葡萄糖代谢降低，最近的一个小鼠爆炸伤模型也显示在这些部位发生多病灶性轴索损伤。非爆炸性轻度 TBI 机制也与葡萄糖代谢降低相关。持续的代谢降低反映了大脑脆弱性增加，此时若发生二次损伤，将使预后明显恶化。最近的另一个 PET 研究显示，与钝性 TBI 伤员相比，爆炸性 TBI 伤员的大脑右顶叶区代谢降低。这一试验性研究表明，与轻度钝性 TBI 相比，纯粹的爆炸性 TBI 可能有更严重的脑震荡后遗症，包括注意控制缺陷和局部脑代谢降低。TBI 后的代谢降低阶段的时间和程度与损伤严重程度及病人年龄有关。葡

萄糖代谢降低的机制也随时间变化。在损伤急性期，活跃的（代谢）机制可能会减弱，随着二级级联（反应）的展开，葡萄糖代谢持续降低，不同的代谢机制可能会显现出来。

（2）各种 TBI 相关的 fMRI 任务都研究了受爆炸相关 TBI 影响的神经回路。这些任务都对最常见的爆炸性 TBI 的功能进行了评估，这些后遗症包括工作记忆、注意问题、情绪响应的改变。除了基于任务的 fMRI 成像方法之外，静息状态连接分析可以提供爆炸和非爆炸引起的轻度 TBI 中弥漫性轴索损伤的相关信息。

（3）一项对患有轻度和中度爆炸性 TBI 的士兵的 DTI 研究显示，尽管这些士兵存在残余临床症状，但没有白质损伤的证据；与此相反，另外两项研究检测出遭受爆炸伤和脑震荡的美军士兵 DTI 显示异常。与受到直接冲击和加速度引起的脑震荡脑外伤病人不同，Moore 及其同事通过 DTI 成像找到一种更弥散的白质损伤模式。这种白质损伤的弥散模式表现为各向异性分数（FA）和表观弥散系数（ADC）减小。他们还发现，在爆炸伤数月后，大多数脑震荡症状已经消失，但依然有炎症迹象。这一发现表明，爆炸伤后有长期的亚急性或慢性炎症反应。这些滞后的影响可能与弥散性突触损失和（或）轴突损伤有关。TAI 的 DTI 证据也在轻度爆炸性 TBI 士兵中观察到，其中许多人的常规 MRI 显示正常。伤后 1 年检测出异常，说明轴索损伤仍在发展。值得注意的是，本次研究中的所有病人遭受"爆炸 +"TBI，也就意味着他们遭遇了初始爆炸力和钝力冲击。注意到，遭受爆炸性 TBI 时小脑更易受到损伤，而日常轻度 TBI 中小脑很少受到影响。DTI 研究

也试图找出爆炸性 TBI 后 PET 检测的代谢功能障碍区。DTI 成像的 FA 值减小与 TAI 区域葡萄糖代谢降低显著相关。轴突损伤和（或）突触连接降低可以直接影响大脑的活动水平、脑葡萄糖代谢和行为预后表现。对上过战场的退伍士兵的 DTI 研究进一步发现遭受爆炸、PTSD 和 DTI 异常之间有显著的关联（表现为 FA 值减小），研究人员推测 DTI 上检测到的大脑变化可能是由于遭遇爆炸后慢性应激和（或）亚临床脑损伤导致的神经化学变化造成。

（4）Huang 及其同事的研究发现爆炸性 TBI 病人 MEG 异常（图 5.30）。爆炸性 TBI 病人的外侧前额叶皮质（PFC）、眶额叶皮质、前扣带回、颞叶产生 MEG 慢波。这些反常的 MEG 慢波是由于皮质的传入神经阻滞造成的，而皮质的传入神经阻滞则是由于 TAI 和轴突纤维的 FA 值减小导致。这些病人 DTI 成像显示，较之正常对照组，爆炸性 TBI 病人左上纵束的前后方向上扩散变得很微弱，而常规磁共振成像正常。研究者认为，MEG 低频率源成像可以用来区分爆炸性 TBI 与非爆炸性 TBI。

（5）第一例 BINT 病例报告记录了工业爆炸后 CT 显示轴外出血（图 5.31A）。爆炸未对病人造成任何直接接触或冲击。两个未报告的战争 BINT，均显示创伤性 SAH（图 5.31 B、C）

（6）第二例 BINT 病例报告中 DTI 显示弓状纤维束损伤（图 5.32）。一名 23 岁士兵在 3 个月内连续遭遇 2 次爆炸。2 次爆炸中，他距离爆炸点约 5 英尺，且都穿戴头盔和护目镜。第 2 次爆炸后，他开始出现头痛、间歇性耳鸣和传导性失语。初始 CT 扫描为阴性，将近 3 年后的常规 MRI 也显示正常。

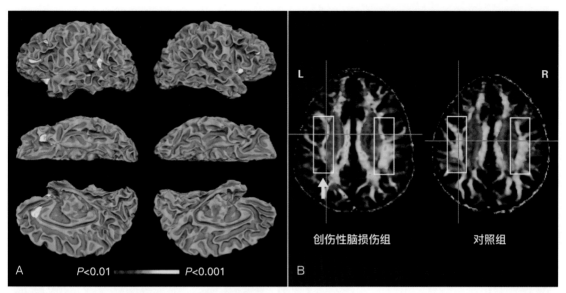

图 5.30 "爆炸 +"脑损伤的 MEG 成像和 DTI 成像

这名 27 岁士兵在乘坐的悍马车遭到 IED 袭击后经历了一个短暂的 LOC。他的常规 MRI 正常。A. 1 年后 MEG 的三维 MRI 显示左侧前额叶皮质、内眶额皮质、前扣带回和左颞叶（黄色区域）有异常慢波（三角波）。B. DTI 显示左上纵束前后方向上扩散变窄 [将爆炸性 TBI 病人（箭头位置）白色方框内的绿色大小与正常对照组作比较]（图片由 Roland Lee 提供）

DTI 成像显示左侧弓状纤维束变薄呈阳性。PET 扫描显示同一部位有轻微不对称。接受密集语言治疗 4 个月后，DTI 随访证实"被剪切的部位附近见有少量再生"。尽管目前尚在猜测阶段，通过连续 DTI 观测到的白质神经束随时间产生的变化可能反映了大脑神经连接性的增强。

（7）第三例 BINT 报告中病人局灶性小脑损伤，伴有同侧内耳出血（图 5.33）。该士兵距离爆炸地点约 125 米。伴有短暂意识障碍和呕吐。随后，病人出现了严重的头痛，左耳耳鸣和肋骨疼痛，但接受医学治疗时她的神经检查结果正常。推测爆炸冲击波可能沿外耳道传播至颅内腔，因为该路径阻抗最少，此推测与她的左侧耳鸣症状一致。她在急性期开始呕吐，表明可能存在脑肿胀，脑肿胀在严重 BINT 中更加明显。成像结果显示左侧小脑异常。小脑损伤可能是由节段性动脉血管痉挛引起，甚至可能是由爆炸波传播后形成的一个未被发现的椎动脉夹层引起。正如图 5.21 所示，小脑损伤在日常钝性 TBI 中非常罕见。钝性 TBI 造成的小脑损伤通常仅限于严重 TBI 或枕骨骨折相关损伤。就笔者 30 年的 TBI 成像经验，尚无发现一例轻度 TBI 病人伴有小脑损伤除非有相邻颅骨骨折。

（8）最近一项的 3T MRI 研究 [针对接受培训后的爆破人员（军队和执法机部门内使用炸药的人员）]，显示 23% 的受训人员出现明显的血管周围间隙和血氧水平依赖（BOLD）活性增加，但没有证据表明 fMRI、DTI、SWI、FLAIR 信号异常。

（9）迄今为止规模最大的使用 DTI 检查伊拉克战争和阿富汗战争的退伍军人的研究

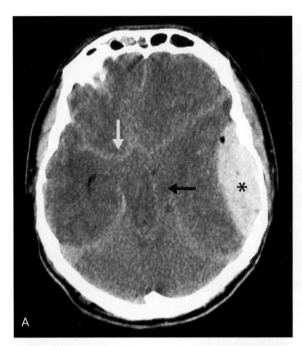

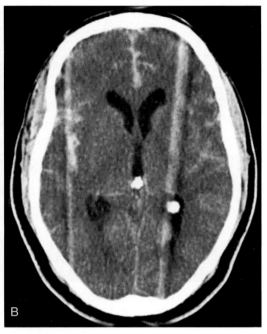

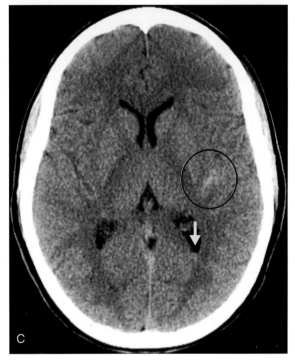

图 5.31　爆炸引起的神经创伤（BINT）

A. 这名 36 岁男性在蒸汽爆炸后的伤后状态。他被送进急诊室时 GCS 评分为 15 分。除左鼓膜破裂，没有钝器或穿透伤。他的 GCS 很快降至 8 分，为他进行紧急 CT 成像。CT 轴位平扫图像显示左颞部硬膜外血肿（星号位置），脑干压迫下中脑周围池完全消失（红色箭头位置），蛛网膜下隙内的高衰减，符合真性或假性 SAH（黄色箭头位置）。无移位的左颞骨骨折也被确定。病人接受急救神经手术清除 EDH，但 3 周后死亡（图片由土耳其科贾埃利大学 Serkan Yilmaz 提供）。B. 这名 21 岁士兵受到初级爆炸伤后很快死亡。他的 CT 平扫虽然由于技术因素和运动伪影质量欠佳，但显示出弥漫性蛛网膜下隙出血和灰白质分界开始消失（图片由 Roni Rooks 提供）C. 这名 26 岁士兵在 IED 爆炸后伴有听力损失和头痛，没有表现出二类、三类或四类爆炸伤的迹象。CT 轴位平扫显示在左外侧裂有不对称的高衰减，与急性蛛网膜下隙出血一致（圆圈位置）。此外，左枕角脑脊液血液，符合脑室出血（IVH）（箭头位置）。没有发现内轴异常和头皮损伤证据，表明没有头部局部撞击或穿透性异物存在

★ **要点**：孤立的原发性颅脑爆炸伤，又称爆炸引起的神经创伤（BINT），较为少见。大部分颅脑爆炸伤主要是一类、二类、三类和四类损伤的不同组合，因此被称为"爆炸+"TBI。

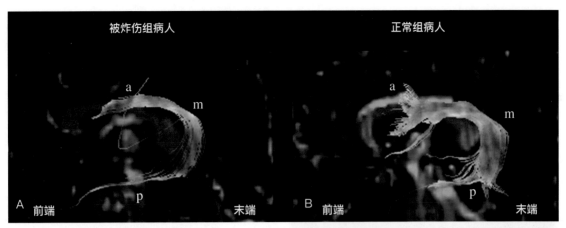

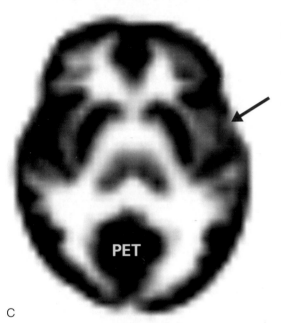

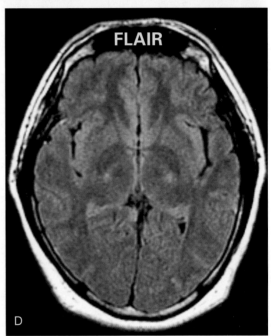

图 5.32　一个爆炸士兵的弓状纤维束损伤 DTI 成像

A. 矢状面投影 4T DTI 显示 BINT 伤员的左弓状纤维束（橙色区域）。B. 为年龄相仿的正常对照伤员。注意爆炸伤员纤维束较细，对照病人纤维束两端有广泛分支。该爆炸伤员有传导性失语（弓状束损伤与传导性失语有关）。C. PET 成像显示颞叶内轻微不对称，左侧弓状纤维束前段终止区域内活动减少（箭头位置）。D. 对应的 FLAIR MR 图像不明显。a. 弓状纤维束前段（布罗卡区）；m. 弓状纤维束中段；p. 弓状纤维束后段（韦尼克区）（图片由 J. Wesson Ashford，Yu Zhang 和 Les Folio 提供）

★要点：DTI 技术在过去 10 年中为研究 TBI 提供了重要启示，在创伤性轴索损伤研究领域中得到了广泛应用。然而，无论是否采用纤维束成像，进行 DTI 成像分析时，为了减少假阳性和假阴性，必须考虑诸多影响因素（参见相关内容）。

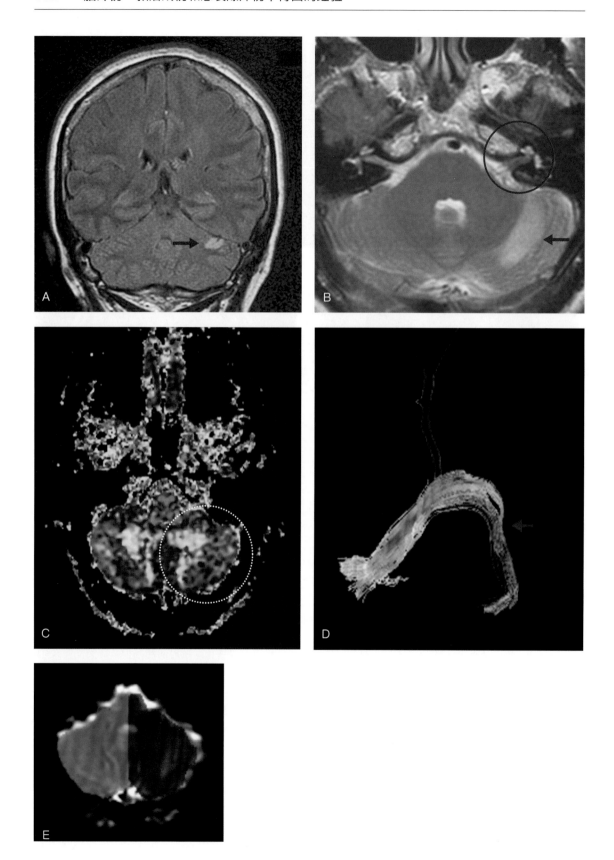

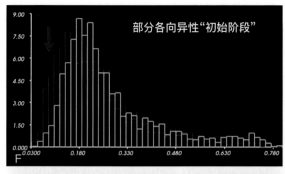

部分各向异性"初始阶段"

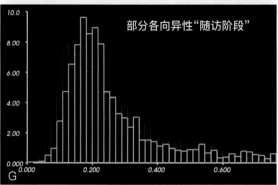

部分各向异性"随访阶段"

图 5.33　BINT

A. 冠状位 FLAIR 图像显示在左侧小脑皮质有高信号区，这可能是一个小的缺血性梗死（箭头位置）。B. 桥小脑角池的轴位 T_2 图像显示内耳道（圆圈位置）异常低信号和小脑内有高信号区（箭头位置），与图 A 中的 FLAIR 异常对应。外耳道的低信号被认为代表出血。C. 小脑轴位弥散张量成像 [b= 0, 1000（s/ mm^2），25 个独立方向]。该图中，红色代表从右至左的纤维束，蓝色代表从上至下的纤维束，绿色代表从前至后的纤维束。该病人 DTI 成像显示在左侧小脑半球（圆圈位置）内从右至左的纤维束减少（红色区域）。D. 三维 DTI 彩色成像显示左侧小脑半球（箭头位置）左、右交叉纤维出现非对称损失和纤维束变薄。E. 为感兴趣区域（ROI），用来比较图 F 和图 G 中的右侧（绿色区域）和左侧（红色区域）小脑半球中的各向异性分数（FA）。F. 受伤时的初始 FA 直方图显示右侧小脑 FA（绿色区域）和左侧小脑 FA（红色区域），左侧小脑 FA 偏左（箭头位置）。G. 4 个月后的影像随访显示左、右小脑 FA 直方图重合度增加，表明左 / 右小脑 ROI 内组织微观不均一性减少。在此期间该士兵症状得到改善（图片由沃尔特里德医疗中心的 Gerard Riedy 提供）

发现，患有轻度 TBI 的士兵白质病变数量明显高于没有 TBI 的士兵（图 5.34）。另外，爆炸相关 TBI 病人病变数量多于非爆炸相关 TBI 病人。这种病变数量差异与病人年龄、创伤时间、是否有过与军队部署无关的轻度 TBI 病史、是否同时存在精神病理学无关。它只与 TBI 的严重程度和执行功能任务的完成程度有关。

慢性创伤性脑病变（CTE）是最近发现，是与 tau 蛋白相关的神经退行性疾病，由重复性头部外伤引起，因此多出现在运动和战斗中。最近有一项非常有趣的研究，使用 2-(1-{6-[2-18F- 乙基](甲基) 氨 }-2- 萘 - 乙叉) 丙二腈 (FDDNP) 作为化学标记，采用 PET，结果显示在 5 名退役的职业橄榄球队员的大脑中 β 淀粉蛋白斑块沉积和神经原纤维 tau 蛋白缠结有异常的 FDDNP 结合。已知高浓度的 tau 蛋白的识别区域受到 CTE 影响，如大脑中的杏仁核和皮质下区域。人们注意到所有病人中全脑体积都在缩小。尽管我们都知道会出现大脑萎缩，但 TBI 的非特异性后遗症是什么，以及它是否常见于爆炸伤我们都不清楚（图 5.22、图 5.23）。这一具有前瞻性的初步小型研究还发现，球员经历的脑震荡次数和 FDDNP 结合值的数量直接相关。目前，CTE 被认定与老年痴呆症和抑郁症相关，但只能在病人死亡后确诊。希望对 tau 蛋白检测采用的这种新成像生物标记技术能够促进我们对脑损伤病理生理学的理解。成像模式对 CTE 的筛查和检测能力可能有助于对早期干预和治疗方案指导进行指导。如随后的十二、所述，病人情绪问题，包括 PTSD 创伤后应激障碍和自杀意念，是困扰退伍军人的一个重大问题。随着时间推移，需要开展大规模的病人跟踪研究，以确定该疾病在一般人群中是如何流行，是否存

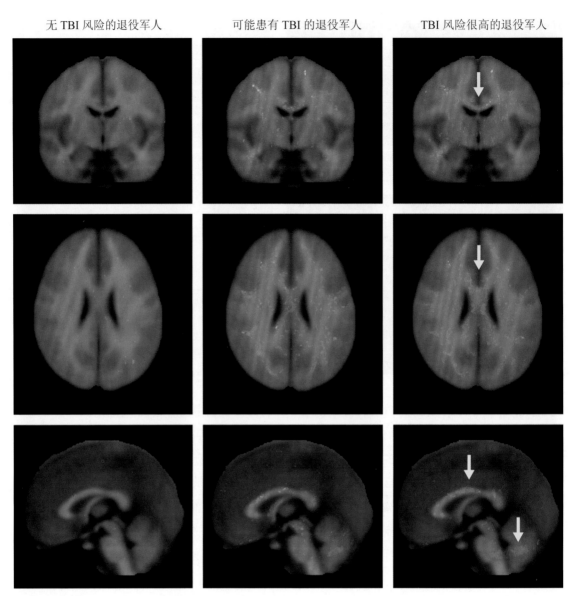

图 5.34 "爆炸 +" TBI 的 DTI 成像
无 TBI 风险，可能患有 TBI 和 TBI 风险很高的退役士兵各向异性分数（FA）异常低的白质区 DTI 合成图例。
Z-score 图像设定阈值 = −3.0。所有病人常规磁共振检查均正常。交叉病变用红色表示。注意病变多出现在胼
胝体和小脑区域（箭头位置）（图片来自 Ricardo Jorge 博士并经其同意做了修改）

在某些特定人群有患该疾病的倾向性。

目前，PET 成像研究 tau 蛋白沉积在颅脑损伤中的作用仅限于日常 TBI。然而，这种技术对加深人们对于爆炸性 TBI 的理解有重要意义。Goldstein 及其同事最近有一个里程碑式的研究，他们对受爆炸冲击和（或）震荡伤的退役士兵死后的大脑进行检查，发现了 CTE 存在的证据。这些研究人员还开发了一个实验动物模型，模拟了小鼠经历一次爆炸 2 周后的 CTE 相关的神经病变。在这个模型中，小鼠在爆炸后，在没有宏观组织损伤或出血的情况下，出现磷酸化 tau 蛋白病变、有髓鞘的轴突病变、微血管病变、慢性神经炎、神经退行性病变。爆炸引起持续性海马依赖性学习和记忆障碍，障碍持续至少 1 个月。行为和认知异常与轴突传导受损，以及突触传递的有缺陷的活动依赖性的长时程增强有关。颅内压（ICP）记录显示，冲击波穿过小鼠脑时颅内压变化最小。与之相反，运动学分析显示，爆炸引起的头部加速振动足以伤害大脑。此外，爆炸时头部固定可以避免爆炸引起的学习和记忆障碍。Goldstein 及其同事的这项精心设计的转化研究提供了令人信服的证据，证明初始爆炸冲击波带来的有害头部加速度振动可能是导致爆炸相关的 TBI 和 CTE 的关键机制。总之，他们的研究结果揭示了经历爆炸的退伍军人发生 CTE 的常见致病因素，提供了爆炸经历与持续性临床障碍之间存在联系的机制上的证据。这些研究结果显然会给头部受伤的运动员带来直接影响。希望未来的 FDDNP 的 PET 成像研究能够让人们尽早发现爆炸性 TBI，对其及早治疗，推进人们对战争颅脑损伤的病理学认识，做到及时预防（表 5.4）。

表 5.4　爆炸相关 TBI 的关键信息
爆炸伤是战争和恐怖袭击中造成 TBI 的最常见原因
爆炸性 TBI 涉及广泛的损伤
爆炸伤分为四种机制：一类爆炸伤（由超压冲击波造成），二类爆炸伤（爆炸推进异物造成各类穿透伤），三类爆炸伤（伤者被抛掷或被挤压造成），四类爆炸伤（由热损伤等造成）
爆炸引起的神经创伤（BINT），指单纯由初始超压冲击波导致的脑部损伤。"爆炸 +"TBI 指 BINT 加二类、三类和（或）四类损伤的组合脑损伤
绝大部分爆炸性 TBI 是"爆炸 +"TBI
实验室研究明确表明爆炸冲击波能够导致动物脑损伤；但爆炸冲击波能在人体中造成多大程度脑损伤尚不清楚
爆炸压力波从身体到大脑的耦合和传播是导致 BINT 的部分原因
多个物理和遗传因素决定了 BINT 的严重程度
脑水肿和软组织水肿在爆炸伤中比较常见
血管痉挛在爆炸引起的脑损伤中比较常见
人们对于 BINT 的影像表现知之甚少
轻度 TBI 和 PTSD 与爆炸引起的脑损伤之间存在高度关联
爆炸引起的 TBI 的任何长期后果尚不明确

五、多发伤更为常见

那些现代战争和恐怖袭击中使用的强杀伤性武器给伤者带来的伤害在平时的生活中是极其罕见的。重度爆炸 TBI 几乎总是导致复杂的多器官损伤。在爆炸受害者身上，二、三和四类损伤机制引起钝伤和穿透损伤、烧伤及其包括的复杂多发伤。因此，这些病人的影像往往被称为"极端放射学"。考虑到损伤机制的复杂性，很难区分和识别初始爆炸冲击力引起损伤的程度。爆炸伤大多数都是由 IED 引起的，其设计目的是为了造成巨大的身体杀伤效果，大量的碎片穿透进受害者体内。除了这些复杂的多重机械力的损伤，路边的 IED 也引起车辆腾空、侧翻、倾覆，也对乘员造成钝伤，以及由此产生的一系列问题。在这种情况下，多系统的损伤是常见的，这些损伤会使 TBI 的识别和治疗复杂化（图 5.35、图 5.36）。下面是一个典型的例子：21 岁的男性士兵 / 列兵，IED 爆炸颅内挫伤，双侧下肢膝上部位截肢，大节段衰亡 / 坏死组织伴有泥土和弹片，肺水肿，腹腔开放，全身 25% 烧伤，左上肢筋膜切开术 / 焦痂切开术，低血容量性休克。

（一）"伤痕"累累

感染、致残、截肢、穿透、穿孔、吸入性伤害、形成疝、复苏、凝血、撕裂伤、自身调节障碍、炎症、并发症和抑郁症（如 PTSD）等诸多症状很不幸在战争和恐怖袭击中司空见惯。由于损伤的主要机制是 IED 爆炸伤，身体组织和器官会被炸开、撕裂，而不是整齐地切割开。不同于 AK 47 或小型武器造成的创伤，所有 IED 爆炸伤都伴随污染。颅外软组织，包括头皮、嵌入异物及软

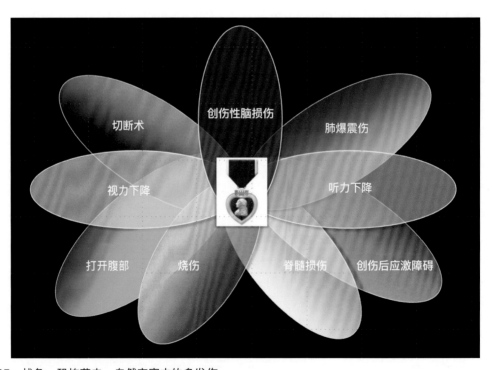

图 5.35　战争、恐怖袭击、自然灾害中的多发伤
注意战场上多系统损伤之间会发生复杂重叠。图片中央是受人尊敬的紫心勋章，授予那些在美国对敌行动中受伤或牺牲的军人

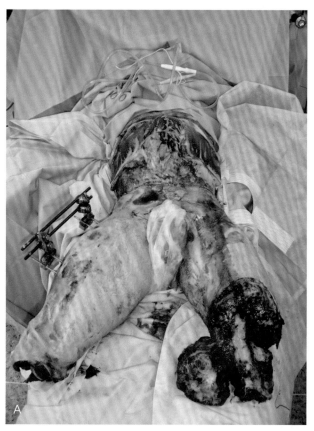

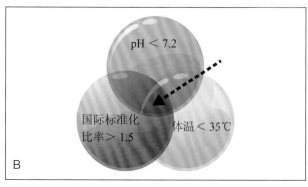

图 5.36　爆炸多发伤
A. 术中照片显示双侧下肢截肢，一个右股骨骨折外固定，腹部因爆炸引起肠壁水肿、弥漫性皮肤烧伤。士兵同时遭受肺爆炸伤和颅脑损伤（未显示）。尽管伤势严重，该士兵最终存活。B. 维恩图强调酸中毒、凝血障碍和低体温在判定严重创伤后病人预后情况中的重要性。箭头指向这三个因素的交汇点，即"致死三联征"

组织缺损都需要进行创面多重清创、连续清洗，还需高度警惕败血病。叠合烧伤（在本章七、中讨论）也会增加感染风险。士兵的身体盔甲有助于保护胸腹部，但面部和四肢依然暴露在外。这大大增加了士兵单肢、双肢，甚至三肢截肢的可能性。近 4% 的受伤士兵接受过单肢或更多的截肢。阵亡人员中有约 25 % 经历截肢。注意这些截肢率比美国历史上任何一次武装战斗都要高得多。当然，在恐怖袭击中，平民受害者没有盔甲保护，上述损伤可能更加严重。

士兵的肺部可能在战斗中遭受不同形式的损伤，所有这些损伤都会阻碍正常的大脑氧合。肺损伤可能由肺爆炸伤、肺挫伤 / 裂伤、肺栓塞、吸入性伤害、急性呼吸窘迫综合征（ARDS）、神经性肺水肿和爆炸引起的空气栓塞等系列问题引起（图 3.9、图 5.37、图 5.38）。相比于日常创伤，战争中的肺损伤有许多独特性。相比以前的冲突和日常爆炸伤，在这场战争中，初始爆炸引起的肺损伤比较少见。经典的胸部放射影像显示肺爆炸伤包括双侧肺实变影、纵隔狭窄、胸腔积液消失、心脏大小正常等。这些成像结果与渗透性水肿增加（即毛细血管渗漏）一致，与静水性肺水肿（液体超负荷）不吻合。注意输血反应可能有类似的表现。超压冲击波损伤也可引起肺出血和肺部挫伤等直接肺损伤。胸部放射影片的游走性磨玻璃样征与肺挫伤缺乏一致性，但与肺部体液转移更匹配。肺部也可能由于爆炸导致心脏损伤受到二次

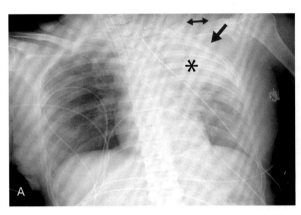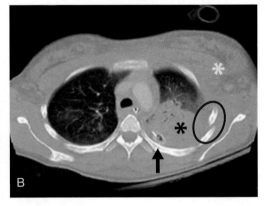

图 5.37　肺爆炸伤（肺挫伤）
A. 胸部正位 X 线片显示左侧锁骨骨折（双箭头位置），左上肋骨骨折（箭头位置），上叶肺挫伤（星号位置）和左胸管引流。B. 轴位增强胸部 CT 骨窗显示左肺挫伤（黑色星号位置），肋骨骨折（圆圈位置），前胸壁软组织肿胀（黄色星号位置）和引流管（箭头位置）。在食管中有一个肠管

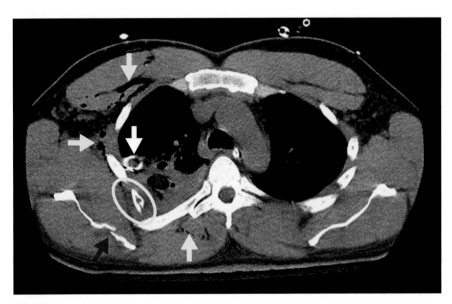

图 5.38　肺撕裂伤
一名 21 岁病人直升机坠毁后状况。CT 轴位平扫显示右侧肩胛骨（红色箭头位置）和右侧第四根肋骨（黄色圆圈位置）粉碎性骨折。注意肺实变区内存在潜在的囊性透亮（星号位置），与肺撕裂伤及邻近血胸一致。空气进入右胸和椎旁肌（黄色箭头位置）。食管中有肠溶管和右胸腔插管（白色箭头位置）

影响。心脏挫伤、心律失常、空气栓子造成的冠状动脉栓塞，或冠状动脉痉挛可能由于爆炸的超压冲击波引发，并且可导致心功能不全和肺功能的继发临床性表现。

ARDS 发生在战斗创伤中，通常伴随其他严重损伤如在创伤中截肢和发生出血休克。在战斗创伤中，ARDS 往往是由脂肪栓塞、大量输血或吸入有毒物引起。肺栓塞和脂肪栓塞更多见于战斗创伤病人。脂肪栓塞在长干骨骨折的病人中尤为常见。空气栓塞被认为是由肺泡和小叶静脉之间的裂口引起。脂肪栓塞导致 ARDS 并发症，而空气栓塞往往致命。

由神经性肺水肿引起的急性创伤性肺损伤通常被认为是 ICP 突发异常增加或下丘脑损伤伴随儿茶酚胺激增导致。神经性肺水肿是一个特例，因为它不能被归类到肺水肿的两个主要类别里。神经性肺水肿表现出高血压和通透性异常的特征，但造成这些异常的机制相当复杂。高血压由一个或多个机制引起，包括儿茶酚胺激增所致的全身性高血压、肺静脉收缩、负性和正性肌力作用和内在心肌功能障碍。而造成神经性肺水肿的通透性增加，可能是由于肺血管中儿茶酚胺激增的 α 和 β 效应影响。肾上腺素能活性增加肺毛细血管压，由此增加压力梯度，引发体液从肺毛细血管进入肺泡。此外，儿茶酚胺可刺激炎症反应，进而可能导致肺毛细血管渗漏。

同胸部一样，腹部受盔甲保护，但不排除腹部损伤。肠道很少直接受爆炸波本身损伤。然而，由爆炸产生的弹片可能直接损伤肠道。此次战争中的肠道损伤较之以前的军事冲突而言，更加少见。而爆炸引起的 TBI 更加常见。这种反差至今让人们百思不得其解。一种解释是，现代防弹衣保护了肺部和

肠道，让它们免受爆炸伤，但大脑没有得到防护。另一种可能性是，相比颅脑爆炸伤，其他物理作用可能在爆炸性肠道损伤中发挥更突出的作用，也就是说，炸药产生的效果，除了压力波以外，还包括光，声、热、电磁力及有毒烟雾。这些作用对 TBI 的影响尚不确定，但它们对大脑和肠道的影响可能并不相同。肠挫伤、肠穿孔、肠系膜破裂和继发性肌红蛋白尿性肾衰竭等也可能是由挤压伤引起。

腹部损伤也可能加重大脑损伤。例如，肝损伤可以引发全身炎症反应综合征（SIRS）导致促炎细胞因子进入血液循环，从而引发神经炎症。最近的一项研究表明，中枢神经系统（CNS）外的系统性炎症可以激活 CNS 内的先天免疫因子，加重轴突损伤。SIRS 的程度和神经炎症反应的程度取决于肝损伤的严重程度。此外，腹内压升高可传输到腹部下腔静脉和颅内静脉系统。颅引流静脉压力增加会导致 TBI 病人颅内压（ICP）升高。在对腹部损伤且 ICP 升高病人的治疗中，考虑腹腔压与 ICP 的这种关系很有必要。如果最佳的药物治疗都难以奏效，开腹减压术也许是颅内高压病人的最佳医疗方案。

代谢性酸中毒（由于线粒体混乱导致的乳酸性酸中毒）、大量的儿茶酚胺释放、低温和（或）高温、高血糖和细胞因子的释放都会致使治疗脑损伤变得更加复杂。创伤后癫痫可能由代谢紊乱引起，也可能加重代谢紊乱。创伤后癫痫在战斗中更常见，部分原因是穿透性 TBI 发生率高，且创伤后癫痫多见于男性。在美国，约有 6% 的癫痫是由 TBI 引起。轻度 TBI 可以将之后的癫痫发作风险增加约 1 倍，中度 TBI 增加约 2 倍，而重度 TBI 则可增加约 16 倍，也

就是说，15% 的严重 TBI 病人会发生癫痫。对于某些亚群，如有颅骨骨折或 SDH 病人，20% 以上发生创伤后癫痫。遭受穿透性颅脑损伤的士兵中约有 50% 癫痫发作。创伤后早期癫痫会让已受伤的脑结构损伤加重，可能导致慢性癫痫病灶形成。癫痫也可能引起血压变化、缺氧、ICP 增高，这些症状可能会造成进一步的伤害，特别是当它们发生在伤后的前几天。

还有一点不容忽视，战斗伤害也可能包括脊柱创伤和周围神经系统的损伤(图 5.39～图 5.43)，多发性脊柱骨折也很常见。在战斗和反恐怖行动中使用脊柱固定装置会给行动带来极大不便，对周围神经系统的伤害远比日常创伤更为多样化和普遍。足底筋膜炎、跗管综合征（靴子伤害）、压迫性神经病变（由于经常手持武器）、穿透性周围神经创伤、爆炸伤致脱髓鞘等在战场中也都颇为常见。

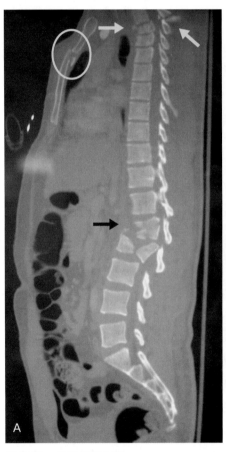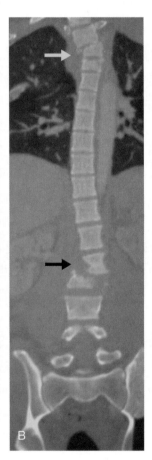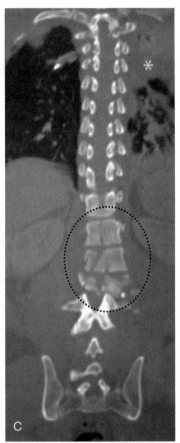

图 5.39　多发性爆炸伤
这名 20 岁士兵在悍马车内遭遇 IED 爆炸袭击，目前正处于伤后状态。矢状位（图 A）及冠状位（图 B、图 C）重建 CT 图像显示上胸椎（黄色箭头位置）和胸腰段（红色箭头及圆圈位置）爆裂骨折并脱位，另外显示胸骨骨折（黄色圆圈位置）和肺部爆炸伤（星号位置）

★**要点**：路边发生 IED 爆炸时经常会导致钝伤，因为爆炸一旦发生，车上人员就会被抛向车内四处。这种情况下，比较容易出现上下肢及脊椎闭合性骨折。另外，当炮弹击中车身时会产生冲击波，冲击波会像压缩波一样波及整个车身。这些压缩波冲击力极大，足以震碎车身内部的金属结构，产生碎片，对车上人员和车内设施造成伤害。在这类多发伤事件中，由于脊椎损伤需要稳定，因此加大了伤员护理和运输的难度。

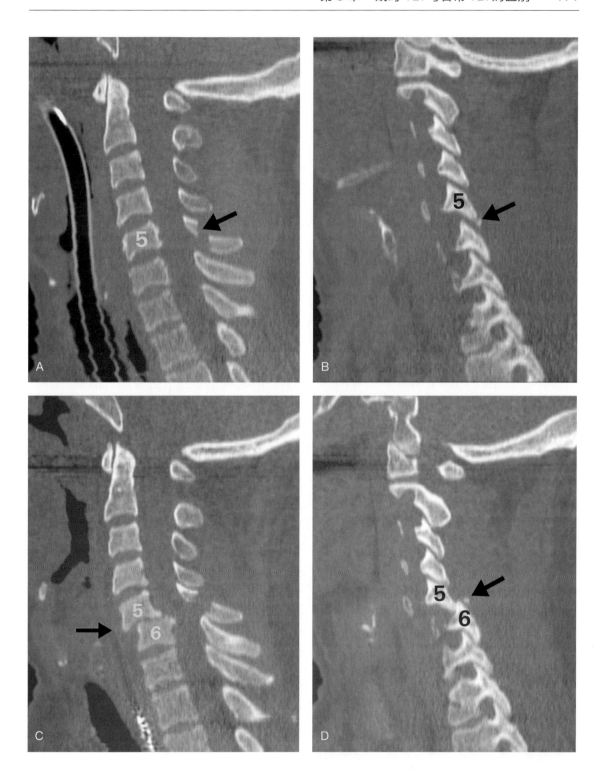

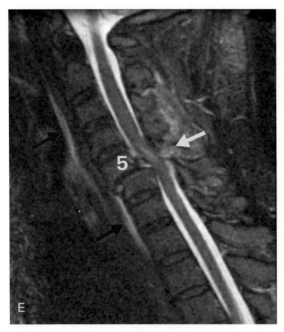

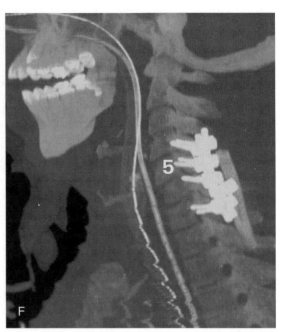

图 5.40　颈髓挫伤，双侧关节脱位（IED 爆炸伤）
A. 正中矢状位重建 CT 显示 C_5 棘突排列正常，但出现骨折（箭头位置）。病人气管插管且四肢麻痹。由于气管插管，很难确定椎前软组织的状况。B. 旁矢状位重建 CT 显示 C_5 下关节凹面（箭头位置）有轻微骨折，小平面关节有小豁口。C. 尽管采取了仔细的颈椎防护措施，但是根据伤员运输过程中 15 小时跟踪 CT，C_5 与 C_6 间前半脱位（箭头位置）。D. 相应的矢状位影像显示 C_5 出现椎关节脱位（箭头位置）。E. 正中矢状位 STIR（短时间反转恢复序列）MR 显示异常髓内 T_2 高信号，与脊髓挫伤症状吻合。另外显示 C_5 与 C_6 椎间盘后退，轻度椎前软组织肿胀（红色箭头位置）及轻微的后软组织 T_2 高信号（黄色箭头位置）。F. 手术稳定后矢状位重建 CT 影像

★**要点：**战区 2011 年（伊拉克战争开始 8 年后）开始使用磁共振成像（MRI），这一技术在复杂的战争环境下争议突出，比如神经减压疾病、肌肉骨骼损伤、脊髓损伤（SCI）及 TBI 等，使用 MRI 需谨慎，因为伤口经常有铁磁性异物。

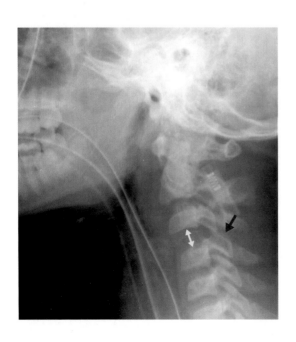

图 5.41　颈椎牵拉损伤（IED 爆炸伤）
一名 17 岁士兵在遭受 IED 爆炸和悍马车翻车之后的颈椎侧位 X 线片。伤员正在进行气管插管治疗。注意 C_3 与 C_4 椎体之间出现异常的椎间盘变宽现象（黄色箭头位置），与急性椎椎牵拉损伤症状吻合（箭头位置）。这一层面的颈椎侧块还出现了脱离现象；注意 C_4 "空"的上关节面（红色箭头位置）

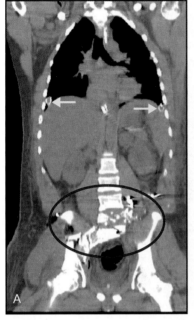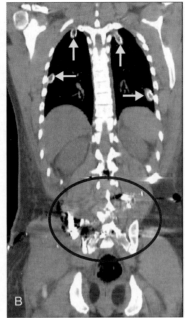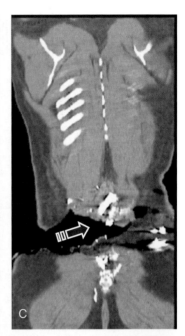

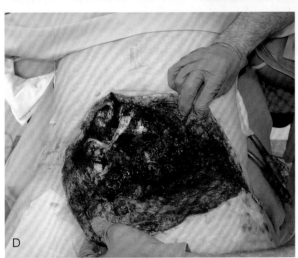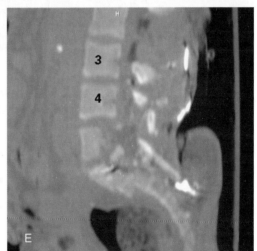

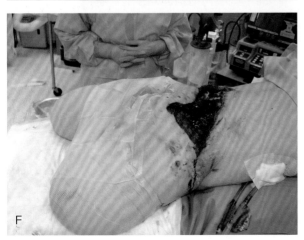

图 5.42　脊柱损伤（IED 爆炸伤）（1）
这名 23 岁士兵处于 IED 爆炸伤的伤后状态，脊柱与盆骨完全脱离。硬膜囊在 L_3 层面向下打结。A ～ C. 胸部、腹部及骨盆处采用冠状重建 CT 影像检测显示粉碎性骨折和腰骶连接处及骨盆（圆圈位置）错位，并出现大面积软组织缺损（红色箭头位置）。还显示双侧胸腔引流管（黄色箭头位置）。D. 伤员下背术中图像显示腰骶骨和软组织出现大面积损伤。E. 矢状位重建 CT 显示腰骶骨关节粉碎性骨折，后路椎旁软组织有不透射线异物。F. 术中图像显示软组织缺损及双侧膝盖以上截肢

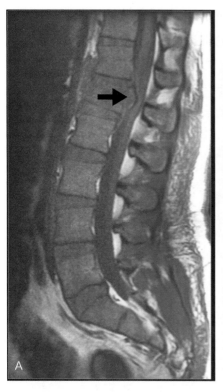
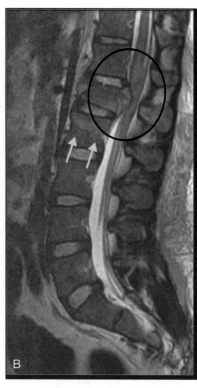

图 5.43　脊柱损伤（IED 爆炸伤）（2）

这名 19 岁士兵在 IED 爆炸造成悍马车侧翻后处于伤后状态，表现出背痛、下肢无力、大小便失禁等症状。A. 紧急运至 LRMC 后所做的加权 T_1 的 MRI 图像显示 L_1 椎体急性粉碎性骨折，并出现椎体高度丢失和后椎体后退（箭头位置）。B. 矢状位加权 T_2 的 MRI 图像显示 L_1 骨折，且圆锥出现轻微异常高信号

（二）影像检查方法综述

严重爆炸伤中最重要的问题是对可治愈损伤的迅速检查。由于在检查多发伤病人时，CT 使用方便、快捷、安全且高效，因此它是目前首选的检查方式。在疑似血管受伤时一般同时做 CTA。需要深入了解伤势情况时 CT 作用很大，因为它能轻易检测到弹道碎片（这一点 MRI 不及 CT）和脑内骨碎片的准确位置。虽然相对而言，CT 对 TAI、脑干损伤及非常小的轴外集合（extra-axial collections）不是特别敏感，但是它能有效地鉴别颅内占位性病变、中线移位、脑积水、已经确诊或即将发生的缺血症和（或）脑疝，而且不会造成任何创伤。然而 CT 在 TBI 和脊髓损伤（SCI）的诊断上具有一定的限制性。因此，虽然一般建议对急性伤员使用 CT，但是如果发现伤员的临床表现和 CT 检测结果之间存在差异的话，就要对伤员做 MRI 扫描，因为 MRI 能检测到 CT 发现不了的损伤，并有助于对神经恢复进行预测。这些情况下，MRI 检测需在受伤后的头几周内进行，因为这一阶段是确定损伤病变最为敏感的时期。如果伤员受伤后 2～3 周才做影像检测，轴索损伤引起的水肿就有可能消退，从而增加一些小伤的检测难度。

在对遭受急性创伤及多器官损伤的伤员使用 MRI 时，目前面临很多技术上的挑战。一旦克服了这些困难，在伤员的应急处理中 MRI 的使用将会大大增加，并成为一种常规的治疗手段。另外，由于 MRI 没有电离辐射，对于青少年儿童来说，比较安全，而 CT 存在医源性致癌的风险，尤其是连续使用危险更大，比如 TBI 伤员就经常会出现这种情况。

在检测亚急性及慢性脑损伤时更多采

用 MRI 代替 CT。目前，给 TBI 伤员做成像，尤其使用低磁场强度磁铁时，最基本的 MRI 诊断规范应当包括一个梯度回波脉冲序列（GRE）（或磁敏感加权成像 SWI）来检测细微的脑白质剪切出血。FLAIR 影像为 T_2 加权序列的首选，用来确认 GRE 异常现象，检测皮质挫伤和非出血性 TAI。根据轴位图像上标注的损伤位置，辅助性的矢状位及冠状序列有助于确定损伤部位。另外冠状及矢状位影像尤其有助于检测颞叶、额下区及胼胝体。然而，如果可以使用三维立体影像，就能立刻获得辅助平面（supplementary planes）。所有伤员几乎都可以用弥散加权成像（DWI）进行检测，这种检测也可以使用新的三维技术。至于前文提到的其他 MRI 技术，临床医师与神经系放射学家可根据情况自行选择。需要记住的是，影像诊断规范（imaging protocols）只是一般性的指导原则，具体成像参数视伤员情况而定。传统的 MRI 提供了很高的解剖分辨率，而且将来功能 MRI 和血液动力 MRI 有可能成为一种常规性的影像辅助技术应用于神经受损的伤员。

目前人们正在研究 DTI/DKI、fMRI、MRS、MEG/MSI、PET、SPECT 及超高场 MRI 等先进神经影像技术在 TBI 病人中的使用情况，以期更加准确地描述疾病的确切影响，并增加人们对 TBI 病理生理学的认识。这些先进的影像技术为探索功能性问题和预后问题带来了很大的希望，也更好地描述了 TBI 的多样性和动态性，但现在基本上还仅限于研究领域。多种先进 MRI 技术的结合（如 DTI ＋ MEG 或 MRS ＋ DTI）有可能成为检测的最佳手段，帮助人们检测出传统 MRI 检测不出的细微神经元损伤和（或）轴索损伤（图 5.44 和图 5.45）。

遗憾的是，目前所能获得的大多数数据都源于一些小病例数队列研究或者病例报道。想要这些技术在常规临床实践中"准备就绪"，还有许多后勤问题需要解决。另外，在目前医疗讲究成本、遵循证据，外加医疗改革的形势下，多种神经影像技术结合使用所带来的经济压力也是一个现实问题。和过去几十年不同，今天的医疗趋势是使用便捷，效果明显且价格低廉。因此，尽管 TBI 成像目前存在许多前景良好的生物标志物，但是在确定它们确实能够应用于日常临床实践之前，还需要进行进一步的研究。未来的影像技术发展方向包括：①常规超快全身创伤成像技术，通过设定不同的数据采集速度，限制运动伪影，提高影像质量；②先进的迭代重建算法，在保证高品质成像的同时，减少辐射剂量；③开发计算机辅助式检测设备或软件，对关键检测结果进行快速解读。

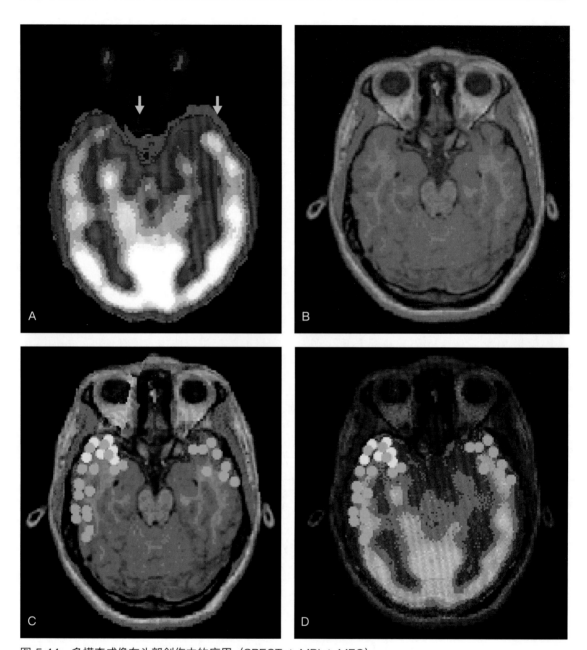

图 5.44　多模态成像在头部创伤中的应用（SPECT + MRI + MEG）

这名 23 岁女性在 2 年前遭受轻度头部损伤后一直伴有脑震荡症状。A. SPECT 显示双低灌注（蓝色箭头位置）。B. 和目前常规 MRI 成像序列一样，T_1 加权 MRI 成像正常（未标注）。C. MEG 显示左右颞部慢波（绿点区域）和发作间期棘波（黄点区域）。发作间期棘波是癫痫的诊断指征，并且似乎在脑损伤后癫痫发生过程中发挥关键作用。该病人虽然癫痫还未发作，但 MEG 显示出罕见的左颞棘波。D. 融合图像（图片由 JeffLewine 提供）

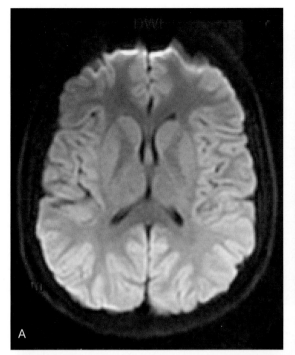
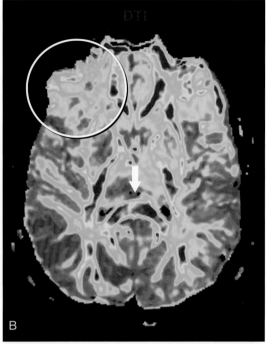
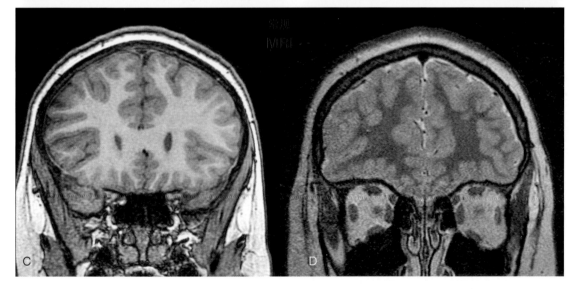

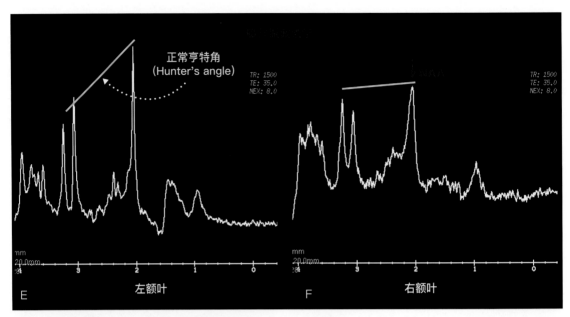

图 5.45　多模态成像在头部损伤中的应用（DTI + MRI + MRS）
这名 18 岁男性在头部遭受轻微损伤 1 年后表现出持续脑震荡症状。A. 轴向 DWI 正常。B. 轴向 DTI 显示各向异性分数在右眶额区（圆圈位置）及胼胝体压部（箭头位置）减小。常规（图 C）及 T_2 加权冠状位（图 D）MRI 图像正常。E. 左眶额区单体素磁共振波谱（MRS）正常。注意正常的亨特角成 45° 倾斜（黄线位置）。F. 右额叶 MRS 显示亨特角变平（黄线位置）及 NAA 减少（箭头位置）

★**要点：**常规 MRI 提供了极高的解剖分辨率。未来功能 MRI 和血流动力 MRI 有可能成为神经创伤病人影像检查的常规性辅助手段。最终先进的 MRI 技术（如 DTI、MEG、MRS、SPECT）的联合使用会有可能被证明是检测细微神经损伤和（或）轴索损伤的最好方法，在这一点上，常规 MRI 和 CT 技术都无法与之相比。

六、致命性大出血更为常见

　　大出血虽是战场上的主要死亡原因，但这是可以挽救的。与日常创伤相比，战斗中更容易出现大出血，因为多发伤现象更多，治疗所需时间也更长。爆炸超压波对战斗出血到底有多大的影响目前还不得而知。尽管与日常创伤相比，战斗中出血的可能性更大，但是损伤控制外科手术（DCS）的引进使严重受伤的士兵有了获救的可能，而在过去，这些士兵会由于流血不止而死亡。

　　战斗伤员中约有 1/4 会出现生理紊乱，需要及时血管重建，因此有必要采用侵入性 DCS 救治伤员四肢。DCS 的主要目的是防止伤员由于血液恶性循环（bloody vicious cycle）而死亡。如果伤员出血后出现 3 种症状：低体温、酸中毒及凝血功能障碍，症状加重出血，出血过多加重症状，症状继续加重出血，如此周而复始就形成了无法挽救的血液恶性循环。创伤中这 3 种症状联合起来就是众所周知的致死三联征（图 5.36B）。三种症状之间关系复杂，每种症状都与其他一种并存而且不易消除。简而言之，失血会降低身体组织温度（即低体温）并减少组织中的氧气和营养输送。物质输送减少导致身体中的葡萄糖厌氧代谢增加以获取能量（即乳酸酸中毒）。酸中毒会中断凝血连锁反应，降低心肌效率，从而进一步减少氧气输送，形成致命循环。出血也会引发凝血反应。大量出血会耗尽凝血因子，导致消耗性凝血功能障碍，加重出血、低体温和酸中毒症状。

另外，即使没有全身性伤害，仅靠 TBI 就能引起凝血功能障碍。三号因子和凝血活酶的组织因子（TF）是外源性凝血途径的主要活化部分。当 TF 进入血液循环以后，就会发生凝血反应，最终出现弥散性血管内凝血（DIC）。由于脑组织富含 TF 物质，严重的头部损伤会由于 DIC 而使情况变得更加复杂。最近数据显示头部损伤会释放出丰富的促凝物质微粒。最后一点，致命大出血经常会导致低血压，从而引起低体温和酸中毒。对于创伤病人而言，低血压是一项非常重要的独立性预测诊断指标。它会增加同时发生腹部损伤的可能性，增大损伤的严重程度，并使死亡的可能性增加 3 倍，手术干预的可能性增加 2 倍，必须接受 ICU 护理的可能性增加 1 倍。

在现代战争中损伤一般由于爆炸和高速穿透性弹片引起，导致无法压迫止血的出血（non-compressible bleeding），这就意味着无论是外界压迫，还是使用止血带或外用敷药都无济于事。无法压迫止血的出血占战场上可避免死亡的 85%，此类出血中 80% 是腹部和胸部急性大出血。创伤专项超声评估（focused assessment with sonography in trauma，FAST）在胸腹快速无创超声评估中起到举足轻重的作用，并且能减少处理伤情的时间。最近一项研究显示 FAST 对钝伤扫描的灵敏度和准确度可以达到 93% 和 90%，对于气胸的扫描，两者可以达到 85% 和 100%，而对于穿透性损伤扫描的灵敏度和准确度均可以达到 100%。这一研究表明

FAST 在所有创伤诊断中都具有重要作用，特别是当损伤涉及血液动力障碍的时候。与单独的血液动力评估法相比，FAST 提高了诊断能力，为创伤学专家的床边评估增添了一项宝贵的新工具。

腹部出血一般是由于脾、肝及腹膜后血管受伤导致。腹部出血无法压迫止血，因为腹部深处出血无法通过外界压迫止血，对其采取紧急手术措施是目前唯一的方法。尽管伤口本身可以治愈，战斗引发的失血却经常导致伤员死亡。与日常腹部损伤相比，战斗导致的腹部损伤情况更加复杂，更难稳定。一些军事资源和基础设施极其匮乏的艰苦地区，由于持续的战术威胁，疏散时间也可能延长，在这些地方腹部损伤就会成为一个大问题。腹部出血造成的死亡中约 50% 被认为是可以避免的。腹部出血导致的战斗死亡主要是由于伤员运输过程中止血不及时，因此快速的前线止血手段就显得尤为重要。虽然将伤员运送到可以做手术的医院，所需时间各不相同，但平均都需要 1 小时。在出血难以控制的情况下，向伤员输血制品治疗凝血紊乱效果不入，还会由于输血引起肺损伤。最近有证据表明重组因子Ⅶa 可用来止血，并使伤员苏醒，从而提高伤员存活率。

2010 年，美国国防部高级研究计划局（DARPA）展开了伤口止血系统方案，旨在找到一种技术来减少内部出血造成的损伤。阿森纳医疗公司研发了一种新奇的泡沫型产品用来治疗难以控制且危及生命的腹部损伤。当这种产品溶液注射到伤员腹部以后，就会出现聚合物泡沫，这些泡沫正好与体腔相吻合，从而填塞体腔以达到减缓出血的效果。这一举措能腾出更多的时间以便把伤员

送到能够接受手术的地方，在手术过程中这种泡沫制剂可以从体内取走。在一只患有致死性肝损伤的实验猪身上，这种产品的临床数据表明它能使失血量减少 83.3%，并在 3 小时内使可能流血致死人员的存活率从 8% 提高到 72%。这种泡沫制剂的设计便于医护兵在战场上给伤员注射，也便于医生用合适的手术设备在手术过程中将其取走，切开一个小口，不到一分钟就能将其从体内取走。医生基本上能将整块泡沫制剂从伤员体内取走，只在胸腔内留下极少残留，这点残留与体内组织也没有明显的黏附。这种泡沫系统耐用而轻巧，便于战场使用。DARPA 资助的这种新颖的泡沫型产品项目，虽然主要目的是提高流血不止的受伤士兵的治疗效果，但也可用于治疗日常创伤。

七、高温与烧伤更为常见

高温和低温一样，在损伤中对伤员都是不利的。军队有时会长期处于高温环境下，伊拉克地区温度可高达 135 ℉（1 ℃≈33.8 ℉），这样的高温，再加上身着盔甲，搬运重兵器，身体做强烈运动，会导致士兵脱水。这些情况如果同时出现，就会导致高体温和中暑，并有可能会致命。

在对病情严重程度、诊断、年龄和并发症等变量进行控制之后，单就体温升高来说，伤员就必须在 ICU 和医院待更长的时间，死亡的可能性会更大，而且预后也会更糟糕。由于中暑而引起的死亡率高达 60%，即使是幸存者也会造成永久性神经损伤。大脑（尤其是小脑浦肯野细胞）对高体温特别敏感。

高温会通过不同方式损伤大脑：①高体温引起血管收缩，导致脑缺血和氧化损伤；②ICP 升高及脑血流量（CBF）下降导致炎性细胞因子进入；③从肠道到系统循环内毒素渗漏增加；④高体温直接导致细胞毒性；⑤导致微血栓的凝血活化；⑥TBI 之后血红蛋白外渗增加。

事实上，中暑与败血症很相似。由于人类基因遗传的多态性，有些个体不易中暑，造成某些个体对高温的抵御能力强，从而不易中暑。除了脑病以外，中暑还会导致严重的全身并发症，比如横纹肌溶解、ARDS、DIC 及多器官衰竭。在这种情形下，会出现特有的 TBI 与体温升高产生的协同效应，两者共同作用，加速基础体温的升高，导致酸中毒和血凝病。可以这样说，正如低体温、酸中毒及血凝病对重大创伤而言是致死三联征一样，对于 TBI 来说，高体温、酸中毒及血凝病也是致命三联征。这些症状有可能会出现在中暑第一天，实际第二天、第三天更为常见，这也是战场上脑伤发作滞后的另一个原因。中暑的造影结果列于表 5.5，图 5.46 中的例子表明中暑易伤害小脑。

表 5.5　中暑的影像结果
灰白质分界消失（细胞毒性水肿）
小脑齿状核内及胼胝体压部 DWI 异常
外囊，侧壳核及旁正中丘脑 T_2 高信号
成像增强
顶叶及额叶斑片状皮质病变
小脑的高信号病灶和小脑萎缩
双侧海马 T_2 高信号（罕见）

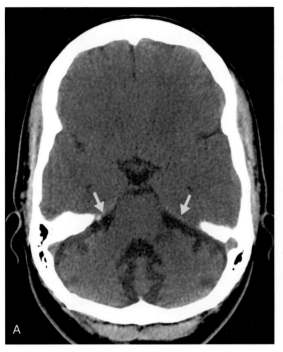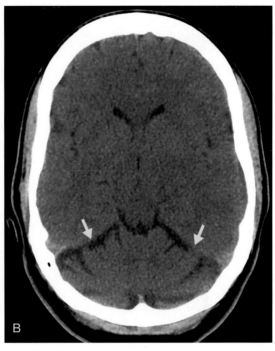

图 5.46　中暑

一位 25 岁男性在严重高体温（意识不清，癫痫发作，体温高达 104 ℉）3 个月之后的轴位平扫 CT 图像。注意严重的扩散性小脑萎缩（箭头位置），大脑两个半球相对正常

★**要点**：军人随时会有中暑的危险，因为他们背负沉重装备，身体活动剧烈，处在炎热潮湿的环境，随时可能出现身体脱水，这些情况同时发生就有致命危险。

因为皮肤是人体面积最大的器官，能燃烧的 IED 又是战争不可缺少的武器，因此在战争中烧伤很常见。实际上，烧伤占战争伤亡的 5% ～ 10%。其中 20% 属于严重烧伤（即全身皮肤 20% 烧伤）。在现代战事中，据估计 1/4 的损伤是烧伤，因为爆炸高温或衣服燃烧导致的烧伤一般会伤及面部、颈部及双手等皮肤裸露部分（图 5.47、图 5.53 和图 5.77）。虽然烧伤会影响很多器官系统，但影响最大的还是肺部系统，而吸入性损伤是导致热损伤死亡的重要原因。

IED 爆炸导致的烧伤与典型的日常烧伤不同。战争和恐怖事件引起的烧伤在非战争地区很少见。与日常烧伤相比，战斗性烧伤的伤口更深，面积更大，伤情更复杂，更容易引起吸入性损伤。两种情况下都会由于毛细血管渗漏及软组织肿大引发骨筋膜间隔综合征，从而导致压力升高，组织灌注不足。焦痂切开术与筋膜切开术对于缺血性损伤来说可能是必要的。实际上，烧伤是炎症反应的集中体现。任何被太阳灼伤过的人都很熟悉由于发炎引起的皮肤发红、灼热、疼痛。现在，把那种感觉增强 100 倍，人们就能大致体会到爆炸烧伤的剧痛了。爆炸气体的温度能高达 5432 ℉，导致接近爆炸的受害者会出现三级烧伤且有生命危险。非爆炸烧伤的伤员中 90% 在死亡的时候会有 SIRS 症状，其中 46% 是由感染引起。幸运的是，这种 10 年前有可能致命的烧伤，现在只要处理及时妥当就可以避免。但是幸存者要接受长时

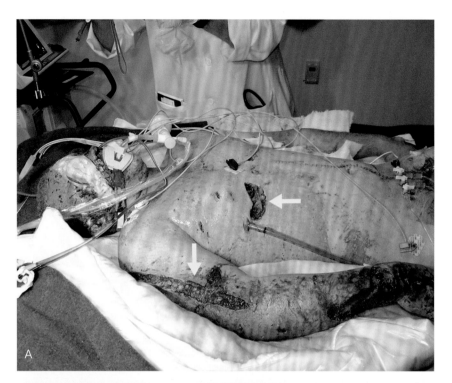

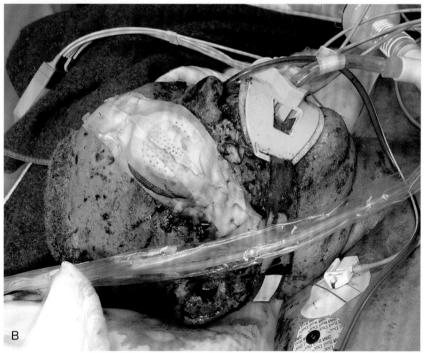

图 5.47 IED 爆炸烧伤

A. 注意典型的战斗损伤涉及上肢、颅底及面部。因为身着盔甲，胸部相对受伤较轻，但是肺部会因爆炸受到损伤。由于高温损伤，图中这位士兵右眼失明，右上肢和胸壁进行了焦痂切开术（箭头位置）。B. 该士兵脸部特写。注意无数个焦皮弹片伤口

★要点：军事烧伤并患有 TBI 的士兵由于经过多次复杂转移，可能会患继发性脑损伤。

间的住院治疗，身上也会留下难看的伤疤。

　　烧伤因为醒目很容易掩盖其他的病情，这一点很重要。因此，烧伤病人在使用麻醉药治疗疼痛时，相关病症就有可能隐藏起来，加大了诊断难度，比如 TBI。除此以外，烧伤生理的特殊性及爆炸损伤的伤口护理会反过来影响受伤的大脑，并使伤员护理更加复杂。比如，专性烧伤水肿（obligatory burn edema）和由脑部高温创伤引起的大量血管外体液转移会使伤员复苏非常复杂。由于液体复苏过少会导致脑低灌注，而过多又会导致脑水肿，实际操作起来难以把握。另外，烧伤会降低心肌收缩力，增加静脉血栓栓塞率，并延误送往医护中心的时间。烧伤士兵在运输过程中要经过三大洲（即：非洲、欧洲和北美洲），途中在德国稍作停留，然后运往德克萨斯州的圣安东尼奥布鲁克陆军医学中心的烧伤中心，陆地与空中一起需要 3 ～ 6 天以上的运输时间。由于运输过程复杂，脑部受伤的军队伤员更有可能患继发性 TBI。高温烧伤对伤员的影响是长期的，约 45% 的战争烧伤与日常烧伤病人会患 PTSD。

八、急性期对实际损伤程度的评估更加困难

　　战争中引发的 TBI 实际损伤程度一开始对医疗工作者来说并不明朗，这其中有几个原因：①由于这些损伤在身体上广泛存在，伤员一般由于疼痛，在到达医疗机构前的治疗过程中会使用镇痛药和镇静药物，而这些医疗手段使得完整的神经系统评估更加困难；②伤员（及医生）有可能由于其他伤情注意力被转移，比如截肢；③目前的造影技术，尤其是 CT 扫描，并不总能检测出 TBI 的存

在或程度；④爆炸损伤造成的生理及医疗后果（不论有没有烧伤）都很独特，多数医护人员并不了解。爆炸损伤随着时间的推移会不断发展，而且通常要在 24 ～ 48 小时之后才会显示临床症状，这时肺部和肠道才会有相应的症状出现。

　　在脑部，爆炸波不仅会导致脑实质损伤，而且有资料显示爆炸引起的血管痉挛之后会出现滞后的神经系统恶化症状。因此，如果是爆炸伤，"所见可能并非事实"。潜伏且不断演变的各种损伤最终可能产生破坏性的细胞效应和细胞毒性。爆炸伤值得人们高度警惕，要尽早检测病情并进行干预，从而减轻后遗症和病情的复杂程度。在身体存在其他损伤的时候，爆炸伤的早期症状可能会被忽视，没有得到处理。爆炸伤如果在战场分诊处没有检查出来，士兵们可能会过早返回战场。没有检测出来的爆炸性 TBI 还可能会引发其他损伤，TBI 复发后脑损伤恢复需要更长的时间。和运动员一样，士兵如果连续经历二次脑损伤，再次遭遇 TBI 的概率比原来高 8 倍。

　　再次经历轻微 TBI 的士兵容易出现致命的二次冲击综合征（SIS），也被称作自主调节障碍（图 5.48）。在这种情况下，一旦上一次 TBI 导致持续性脑震荡，从而再次引发轻微 TBI，就会导致致命的神经损伤甚至是死亡。年轻人中 SIS 更为普遍，典型症状是突然出现脑肿胀，ICP 升高。在一个从未遭受脑损伤的病人身上，某一个冲击力通常只会导致轻微 TBI，且 CT 没有明显异常。若是病人之前受过脑损伤，成像上就会显示严重病变。SIS 的病理生理学还不为人们了解。知道存在延迟 TBI 并发症，比如 SIS、假性

动脉瘤破裂、脑积水、血管痉挛导致的延迟性脑梗死及中暑，人们就会采取相应的预防治疗措施，让功能恢复取得更好效果。

在急性 TBI 中，CT 影像结果对于评估病人预后有很大的帮助（表 5.6）。

表 5.6　预后不佳的急性颅脑损伤 CT 结果
基底池消失
蛛网膜下隙出血
脑室内出血 [a]
脑中线偏移
硬膜下血肿（SDH）与硬膜外血肿（EDH）[b]
脑内外合并出血
局灶性与弥漫性损伤
脑内出血数量增加（即病变负荷增加）
大出血（出血量大于 60ml）
大脑深处结构部位出血
出血的异质性（混合密度）
脑积水
胼胝体损伤

a. 人们曾做过几项研究，发现脑室内出血（IVH）与较差预后之间的关系主要是由其他预测变量导致的，但是备受推崇的 Rotterdam 研究结果与该结论相反，Rotterdam 研究认为 IVH 是一个独立的预测变量。b. 虽然一开始是不易接受的，但是 Rotterdam CT 评分系统确实发现急性 EDH 的存在有利于预后

1. 基底池消失　很早以前人们就知道中脑周围池闭塞，病人预后较差。Toutant 及其同事早些时候做过一项研究发现，与基底池保留（GCS 评分相仿的对照组）相比，基底池消失会使病人预后糟糕的比例上升 3 倍，基底池消失的病人死亡率高达 77%。Teasdale 及其同事在另一项研究中发现，基底池和第三脑室受压与 ICP 超过 20mmHg 密切相关，这些是中脑功能障碍的临床症状，

病人预后极差。与对侧池受压相比，病人侧环池受压会导致预后更差。据推测，一个打开的同侧脑池的对侧脑池消失很可能就意味着大脑和脑干结构相应地偏移到对侧，反之，同侧脑池消失意味着大脑和脑干结构偏移过来（大脑偏移量超过脑干结构），导致大脑中线结构发生畸变。

来自美国全国创伤性昏迷数据库（TCDB）的一份关于 CT 造影术的初级实验研究报告进一步证实了头部严重损伤时基底池受压或消失的危害性。基底池消失时死亡率为 77%，受压时为 39%，开放时为 22%。之后的研究进一步证实了基底池消失和病人预后之间存在重大关联。基底池受压或消失，ICP 升高的可能性会上升 2 倍，且能有效预测病人 6 个月内的死亡率（死亡率是原来的 2～3 倍）。

2. 创伤性蛛网膜下隙出血（SAH）　大量研究对 CT 显示的 SAH 与预后不良之间的重要联系进行了描述。最近一项研究表明，单从 SAH 的程度就能辨别出遭遇 TBI 后大脑有多个认知区域有受损危险。SAH 出现在中脑周围区域尤其危险。创伤性 SAH 会使死亡率增加 1 倍，而基底池出血对不良预后有 70% 的阳性预测价值。另外，创伤性 SAH 的存在也会导致伤情再次恶化，而且根据报道，SAH 的位置与严重程度及血管痉挛导致的延迟性缺血症也有关系。另外，SAH 量越大，预后越糟糕。TCDB 所有伤员中有 40% 出现创伤性 SAH。SAH 的存在也预示着 ICP 异常，而且研究显示，SHA 的预测价值也是异常基底池、肿块病变及脑中线转移等其他 CT 扫描参数的补充。与第一次 CT 扫描时未显示 SAH 的病人相比，创伤

性 SAH 病人的预后显然更加糟糕。60% 的 SAH 病人会出现不良预后，而非 SAH 病人只有 30% 预后不良。另外，创伤性 SAH 病人出现（脑）挫伤、硬脑膜下血肿（SDH）和脑室内出血（IVH）的可能性更大，ICP 升高迹象更多。

3. 脑中线偏移　脑中线结构偏移能否作为一个有价值的预后征，这一点存在一些争议。弥漫性脑损伤病人（且 GCS 评分低于 8 分）一般没有明显的脑中线偏移，但通常都预后不良。然而，若是有肿块病变，脑中线偏移通常意味着 ICP 升高，若不加以治疗，就会意味着临床预后不良。如果是颅内出血导致中线偏移，颅内出血会对预后产生负面影响，这一事实使得中线偏移和预后不良之间的关系在某种程度上变得更加复杂了。然而，大多数研究显示病人脑中线偏移越大，存活率就越低，如果偏移超过 15mm，必然会导致预后不良，尤其是局灶性脑损伤（即非 TAI）明显的情况下更是如此。Athiappan 及其同事发现脑中线偏移的预后价值会随着颅内病变的类型不同而发生变化。与那些患有多重病变或轴外血肿或 SDH 的病人相比，脑中线偏移对于只患有单一挫伤或脑实质内血肿的病人来说预后价值更高。他们还得出结论，脑中线偏移的存在与病理学类型和 GCS 评分之间关系更加紧密，而不能只考虑脑中线偏移的大小。

在对 75 名头部连续受伤的伤员所作的回顾性研究中，Quattrocchi 及其同事也发现入院 CT 上是否存在脑中线偏移具有重要的预后价值。如果存在脑中线偏移会有 50% 预后不良，若无脑中线偏移预后不良的可能性只有 14%。该研究中导致预后不良的重要预测因素是颅内出血（34% 预后不良），颅内出血伴脑中线偏移（61% 预后不良），脑中线偏移导致颅内出血（88% 预后不良）。最近的一项研究结果表明，预后不良最重要的预测参数是脑中线偏移量。这个参数作为一个连续变量，与 Marshall CT 分值相比，能更好地预测病变率和死亡率。脑中线偏移已被纳入几项神经外科治疗指南中。比如，在伤员 GCS > 8 分且无局灶性症状的情况下，如果 EDH 体积不到 $30cm^3$，厚度不到 15mm，且脑中线偏移不到 5mm，则无须进行手术治疗。

与此相反的是，无论伤员 GCS 评分多少，只要脑中线偏移大于 5mm 就必须通过手术清除急性 SDH。Mathew 及其同事建议，如果伤员脑中线偏移小于 10mm，且意识清醒，则应采用保守治疗，但是 Wong 认为这种方法只适用于那些 GCS 评分是 15 分的病人。Wong 发现如果病人脑中线偏移大于 5mm，GCS 评分小于 15 分，保守治疗会因为伤后 3 天内的脑代偿机制衰竭而失败。据报道，虽然松果体水平移位与伤员的意识水平有关，但一项早期研究表明松果体移位在预测病人肿块病变移除后是否能恢复意识上并没有什么价值。

4. 硬膜下与硬膜外血肿　许多研究已经显示 EDH 病人预后比 SDH 或脑内血肿病人好很多。Bricolo 及其同事认为无并发症的 EDH 病人死亡率应该近乎于零。虽然与人们一开始的判断相反，但 Rotterdam CT 评分系统发现急性 EDH 的存在确实是一项有利的预后发现。另外，有些 EDH 痛感强，有些则不然。具体来说，位于颞叶前向的 EDH 通常是良性的。然而，轴内外出血病人往往预后不佳。值得注意的是，Marshall CT 的分类并不能用来鉴别肿块病变的类型，也不包括创伤性 SAH 或 IVH。

5. 局灶性与弥漫性损伤　Gennarelli 及其同事在 30 年前做的一项重要研究表明，CT 上的局灶性病变比弥漫性病变与更高死亡率有关。GCS 评分为 6～8 分的病人中，弥漫性脑损伤死亡率为 13%，SDH 死亡率为 36%。同样地，Rimel 及其同事所做的一项关于中度脑损伤病人的详细研究表明，当伤员的 GCS 评分从 12 分降至 9 分时，颅内出现肿块的可能性会增大。同样地，遭受严重（脑）挫伤且初始 GCS 评分不高的病人，可能会出现病情延迟恶化的情况。

在 Richard 及其同事进行的一项研究中，血肿和早期脑肿胀同时出现会使儿童完全康复的可能性变小。这些早期研究结果及其他研究结果均表明存在局部颅内肿块病变对病人预后起到决定性作用，尽管与人们直觉不符，但是弥漫性损伤病人（比如 TAI）确实比局灶性颅内出血病人存活的可能性更大。对于幸存的 TAI 病人来说，初始轴突断开的严重程度是预后的最大决定因素。虽然微出血量增加（由 MRI 而非 CT 检测出来）对病人预后有不利影响，但微出血的位置同样重要。早期研究表明 MRI 磁敏感加权成像上的病变负荷与临床预后关系紧密，包括持续昏迷和长期功能障碍。

6. 脑实质病变的大小　最近的 CT 研究表明病人预后与血肿大小之间存在明显关联。颅内出血对功能预后不良阳性预测值约为 80%，血肿体积增加，预后更加糟糕。血肿体积和脑中线偏移量近似线性关系。在预后模型中，血肿体积和脑中线偏移量作为连续变量进行分析与作为二分阈值进行分析相比，前者比后者的结果更有价值。颅内出血病人中有 1/2 在住院后病变扩大。当然 CT 扫描的起始时间对 CT 序列中出现血肿扩大的可能性和预后情况可能也有影响。

通过手术消除局灶性肿块病变的指南与建议均已出版。不论病人最初的 GCS 评分是多少，厚度超过 10mm 或脑中线偏移大于 5mm 的急性 SDH 往往通过手术消除。Mathew 及其同事提议对创伤性急性 SDH 病人进行保守治疗，保守治疗的标准包括 GCS 评分≥ 13 分，脑中线偏移＜ 10mm，基底池未消失，无脑实质病变。如前所述，中脑周围池的通畅与进行保守治疗的病人出现良好预后之间存在重要的联系。但无论病人基底池情况如何，如果血肿超过 10mm 通常需要手术移除。在 Kido 及其同事所做的研究中也得到同样的结果，这表明血肿病变大小与 GCS 评分之间，血肿大小与血清儿茶酚胺水平之间呈正相关。有趣的是，先前的研究表明血清儿茶酚胺水平反映 GCS 评分，并能预测 GOS。

7. 病变位置　出血位置对预后也很重要。对成年人来说，颅后窝出血提示预后不良。而在系列小儿病例中显示，颅后窝出血会导致死亡，但如果患儿存活下来，恢复情况和整体预后比成年人好。总体来说，病变越深，预后越差。在 Levin 及其同事所做的一项标志性研究中，根据最深脑实质损伤的深度，对病变影像做了分类：①无损伤；②皮质损伤；③皮质下损伤；④深中脑灰质或脑干组损伤。它们表明脑损伤的深度与病人的急性意识障碍的严重程度成正比，与预后成反比。Lesko 及其同事也观察到脑干损伤会导致预后不良。

根据这一思路，CT 扫描正常的病人与 CT 扫描异常的病人预后不同，80% 的病人扫描结果呈阴性表明预后较好（$P=0.000\ 1$），但这一结论对那些未检测到脑干病变或者是出现二次并发症的病人并不适用。

8. 出血异质性（"斑点征""漩涡征"）　CT 平扫上活动性出血或超急性出血有可能被确认为是高密度血肿中的低密度区（图 5.48）。这些低密度区与未凝结的血液正好对应。贫血、凝血状态及从受伤到 CT 扫描之间的时间间隔都会影响 CT 显示的出血现象。入院之前有非均匀（即密度高低不同）凝块的病人住院后 GCS 评分低，有大体积凝块，手术时活跃性出血可能性大，与均匀高密度病人相比，发病率和死亡率都会升高。CTA 检查之后通常马上就能得到 CT 平扫结果，在 CT 平扫中出现的斑点征意味着持续的活跃性出血，是不良预后的预测变量。

9. 脑积水　多元回归分析表示脑积水会影响病人的功能及行为预后，还会引发由颅脑创伤导致的癫痫。颅脑创伤后脑积水对 50% 严重 TBI 病人有影响。

10. 胼胝体损伤　长久以来人们都知道胼胝体损伤与预后不良显著相关。然而，胼胝体损伤是否只是大脑更加关键区域受到剪切损伤的一个标志，大脑的某一部位同时存在 TAI，而后者才与预后不良相关。关于这一点，人们尚不确定。很多关于胼胝体损伤和预后的研究都是建立在 CT 扫描的基础之上，与 MRI 相比，可能低估了 TAI 的存在和严重程度。

神经恢复情况并不能完全依靠最初 CT 检查出的损伤进行预测。一个原因是通过多变量方法明确考虑了临床及造影预测变量之中潜在协方差的研究相对较少。Yuh 及其同事最近做的一项研究表明，包括脑中线偏移、基底池消失、SDH 体积和 GCS 评分在内的几项预测因素都是相互关联的。这些因素综合起来非常重要，可以作为基本临床特征的替代检测手段，比如颅内肿块效应的严重程度。CT 检查结果和病人预后之间存在差异的另一个原因是，CT 不能显示非出血性白质剪切伤、脑干病变和细微的浅皮质损伤。

Gentry 及其同事做了很多基础性工作来评估 MRI 在颅脑损伤病人预后中的作用。根据他们所获得的数据及此后所做的多项研究得出了以下结论，在检测出血性和非出血性颅脑创伤（SAH 除外）时，MRI 比 CT 更加敏感，而且 MRI 检查结果与病人实际预后更加接近。另外他们还发现，GCS 和 GOS 与剪切损伤数量呈负相关。比如，没有剪切损伤的病人 80% 恢复良好，但是剪切损伤达到 10 处以上的病人只有 27% 预后良好。与脑干无异常情况相比，原发性脑干损伤会导致预后更差，这一点并不奇怪。另外，预后与孤立的轴外集合之间无明显联系，除非这些集合与脑疝有关。

DTI 可能会使病人预后的预测更加准确，因为 DTI 可能是脑白质微结构损伤的最佳无创造影工具，其中包括传统 MRI 下显示正常的脑区。纤维跟踪成像结果被认为与总体预后及伤后早期阶段的认知处理速度有关。然而，人们需要纵向数据来确定 DTI 和 TBI 神经行为预后之间的关系在较长的随访间隔期是否一直存在。如果是急性损伤，脑体积减少意味着病人预后更加糟糕，TBI 病人的脑容定量化分析表明这些方法可能可以预测认知预后。Bigler 及其同事对海马体大

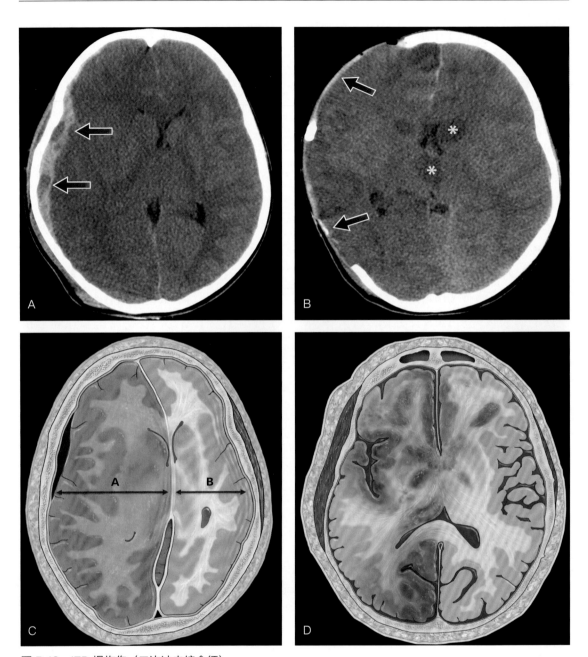

图 5.48　IED 爆炸伤（二次冲击综合征）

这名 18 岁士兵在爆炸后可能经历了 LOC。之前他经历过 IED 爆炸，但没有 LOC，而且他向另一名士兵描述了他间歇性发作的头痛。A. 入院轴位 CT 平扫显示整个右半脑出现异质性 SDH（箭头位置），灰白质分界开始模糊。SDH 的内在异质性表明有活动性出血，且出血范围还在扩大。B. 术后 24 小时 CT 显示多灶性缺血梗死的间歇性发展影响了整个右半脑，以及左尾状核和丘脑旁（星号位置）。脑肿胀会由于颅骨受损出现外疝（箭头位置）。C. 与他入院 CT 检查结果相似的另一病人的图像显示右脑脑充血肿胀（字母 A 标注处为右脑）。D. 几周后的大脑图像显示多灶性缺血损伤。与典型的脑疝后脑梗死症状不同，SIS 失血可能与血管区域没有太大关系（图片来自 Cantu R，Gean AD.Second impact syndrome and a small subdural hematoma: an uncommon catastrophic result of repetitive head injury with a characteristic imaging appearance. J Neurotrauma，2010，27:1557-1564. 并经作者同意做了修改）

★**要点**：虽未确诊，但是图像结果与 SIS 特征吻合：入院 CT 上显示只有小面积 SDH，并无脑内出血性损伤，但最终发展成大面积双边性缺血梗死。

小和侧脑室颞角做了一项预后研究，他们发现，在脑创伤之后的亚急性期，侧脑颞角的体积与智力预后及负责言语记忆功能的海马体预后有关。

九、面部损伤更普遍更复杂

头部与颈部占全身表面积的 12%，一项关于最近 26 次战斗的回顾性分析显示，在伊拉克与阿富汗的战斗中，头部受伤与颈部受伤特别常见。这些损伤普遍而且复杂（图 5.49～图 5.52）。凯夫拉（Kevlar）头盔并不能防止子弹从脸部射入颅骨；而且一般

情况下敌人总是把穿着盔甲的士兵的脸部作为射击目标。上颌面损伤情况的增加是由于城市战斗的增加，也就是说，城市作战使得士兵集中暴露在爆炸引起的空中飞行异物面的概率高了许多。

二战期间，面部受伤士兵中 40% 死亡。目前由于对伤员的快速疏散和救治，抗生素的使用及在前线基地配备了口腔外科医生，这一死亡率已降至 1% 以下。这次战争首次广泛采用坚强内固定术来治疗颌面部创伤（图 5.51 和图 5.52）。战伤时颌面部创伤刚性内固定术对感染，尤其是粉碎性骨折和下颌

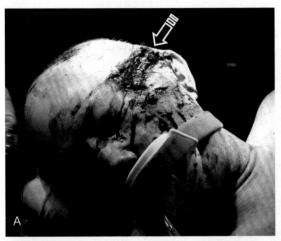
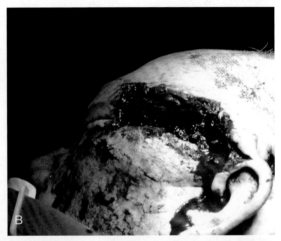
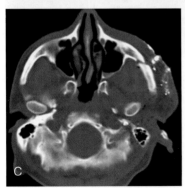
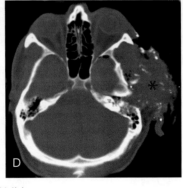
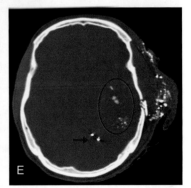

图 5.49　颌面部弹道创伤（AK-47 枪伤）

A、B. 术前图片显示严重的左颞颅颌面创伤（箭头位置）。C～E. 轴位 CT 图像显示明显软组织肿胀（星号），粉碎性复合颞部颅骨骨折，颅内和颅外有 X 线无法穿透异物。弹片移动到左枕叶（箭头位置），碎骨头偏移到左颞叶（圆圈位置）。切向浅表伤口有可能会非常严重，尤其当伤口是由高速度、近距离的 AK-47 枪伤造成

★要点：这一情况和在图 4.37 中的弹道孔骨折很相似，因为切向冲击损伤会导致严重的颅内损伤。

骨的撕脱损伤是否有效还不得而知。然而，已经发现以下几个因素对于防止局部感染十分有效，它们是清创术，伤口冲洗，取走可以去除的异物，硬组织与软组织的修复，以及尽快使用广谱抗生素。

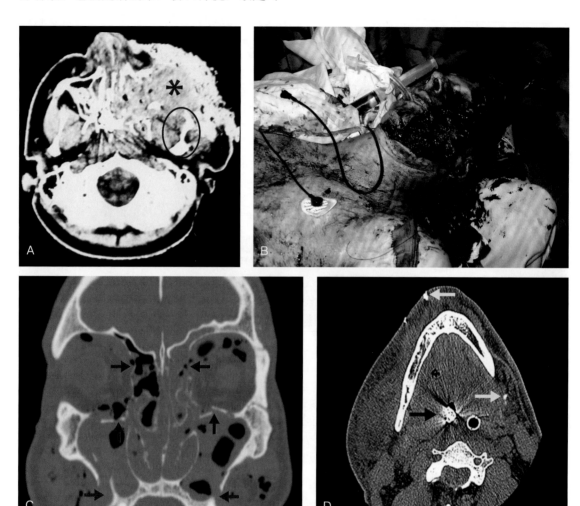

图 5.50　复杂的颌面部损伤（IED 爆炸）

A. 这名士兵的 CT 轴位平扫图像虽受到伪影影响，还是显示出病人不仅下颌升支部分消失（圆圈位置），左面部结构也完全消失（星号位置）。该病人最终死于多发伤出血并发症。B. 还是这名士兵，照片显示面部软组织毁损和骨创伤，这是眶面爆炸脱套创伤的特征。C. 另一爆炸伤员的冠状位 CT 显示大量双侧面中部骨折涉及眼眶和双颌窦部位（箭头位置）。另可见大面积眼眶气肿和双侧上眼眶血囊肿。D. 同一伤者轴位 CT 显示右颏部皮肤（right parasymphyseal skin）与左颌下区出现小面积线射线不透的密度（黄色箭头），舌部嵌有一个大的金属异物（红色箭头）。右咬肌与半面软组织明显肿大。呼吸道堵塞，正在进行插管治疗

★**要点**：与日常创伤相比，战斗中面部受伤更为普遍，且伤势更为复杂。头盔无法阻止射弹从面部正前方进入颅骨，士兵虽身穿盔甲，但面部暴露在敌人面前，没有任何保护，而且往往是敌人的瞄准目标（另见图 3.22）。

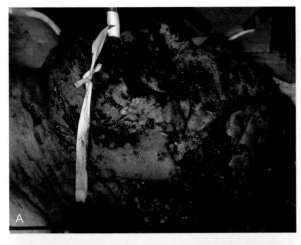
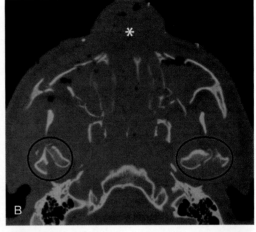
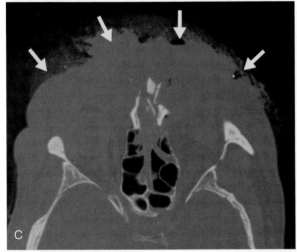
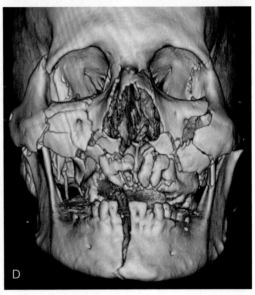
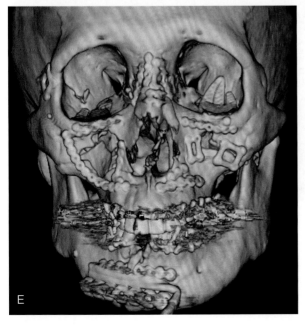

图 5.51　复杂的面部损伤（爆炸伤）

A. 一位面部受伤病人的图像显示由于身体穿戴保护性盔甲，面部受伤相对严重。面部有多处不规则撕裂伤，包括左眼、耳朵、嘴巴和鼻子。伤员正在进行气管插管治疗。B、C. 另一面部爆炸伤势复杂的病人轴位 CT 图像显示上颌窦壁、鼻骨、鼻柱、翼板和下颌骨全部骨折（圆圈位置）。可见大面积鼻软组织（星号位置）和眶周软组织肿大（箭头位置），并有几个点状不透射线异物。该病人还出现双侧眼球破裂，呼吸道堵塞。D. 冠状位重建三维 CT 显示面部有冲击伤，致使上颌骨和下颌骨粉碎性骨折。上颌牙列完全断裂。E. 另一个伤势相似的病人术后三维 CT 可以看出全面部创伤手术重建的复杂。用多个小夹板和上下颌固定术做了一个切开复位内固定（ORIF）的手术

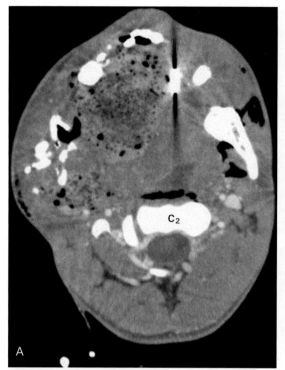

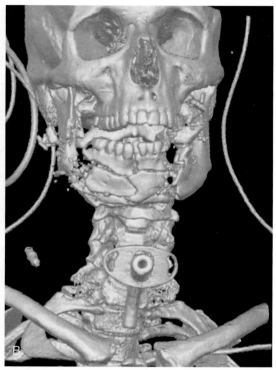

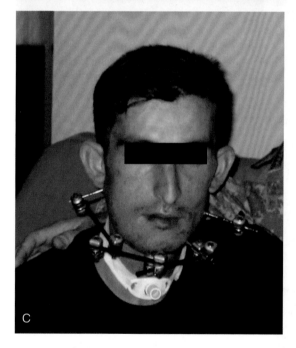

图 5.52　下颌骨爆炸伤
A. C_2 轴位增强扫描显示复杂的右下颌骨折，并有多个异物，而且软组织里有手术填塞材料。右半下颚看上去已完全炸坏，气道堵塞。B. 三维重建图像显示粉碎性下颌骨骨折，气管插管。C. 该病人外固定支架术后图片

★**要点：**这是第一次在战争中大范围使用坚固的内固定术治疗颌面创伤。该治疗对感染，尤其是粉碎性骨折感染和下颌骨撕脱损伤是否有效果还不明确。

面中部头骨包括薄层皮质骨外壳，里面由坚硬的加固结构支撑，有腭部、颧弓、颧突和眶外侧壁。影响面部的强大冲击波不一定会损害这些加固结构，但是会造成上颌窦和筛窦严重粉碎性骨折。眶壁骨折会直接损害眶部软组织，鼻窦的脱落和向内爆裂也有可能会导致损伤。剪切力会导致下颌体水平骨折，而且爆炸波也会使牙齿在牙骨质釉质界面出现横断。由于这些损伤特别复杂，如何保证病人呼吸通畅就成了一个大问题。下颌骨骨折会使舌头回缩，自由滑动的上颌骨会向后转，并使牙齿碎片错位，并且（或者）异物会吸进气管。另外，出血和迅速蔓延的水肿会堵塞呼吸道。很少通过鼻子给病人进行气管插管，因为鼻气管插管可能会穿过颅内硬脑膜撕裂并伴有颌面创伤。鼻中隔血肿需要立即通过切割和挤压清除掉。因为中隔软骨没有血液供应，需要从软骨膜中吸收养分和氧气，如果不及时清除鼻中隔血肿，会导致隔膜中断和鞍鼻畸形。口腔黏膜内层被破坏会使带细菌的唾液污染面部和颈部深层结构。中隔软骨经过保守清创处理后，因为血液供应充足，颌面部就会恢复良好。因为面部没有大的肌肉块，因此后期空洞性坏死及之后感染的可能性比其他战伤要小。

听觉系统的功能是收集并扩大低强度的压力波来传导声音，所以战争中失聪不足为奇。由于战争使用爆炸装置，战伤中的失聪现象比日常损伤更为普遍。实际上，鼓膜破裂，尤其是鼓膜紧张部破裂，是原发性爆炸伤中最常见的后遗症，其次是肺损伤与肠损伤（我们目前还不知道 BINT 在后遗症列表中排在第几，这一点在前面强调过）。在俄克拉荷马州的爆炸中，35% 的幸存者听觉受损。在 2003 年印度孟买爆炸袭击的幸存者中，90% 的病人都有听觉损伤的症状（75% 失聪，38% 耳鸣）。在这些病人中，77% 鼓膜穿孔，其中 37% 是双侧鼓膜穿孔。在一项有关伊拉克战场和阿富汗战场上受伤美国军人的回顾性研究中，16% 的爆炸伤员有鼓膜穿孔症状。

幸运的是，鼓膜经常会在几周内自动修复。更大面积的鼓膜穿孔需要通过鼓室成形术进行修复。听骨直接错位（图 5.53），或者更为普遍的锤骨连接处鼓膜严重畸变都会损坏听骨链。外淋巴瘘、耳蜗基膜对感觉结构的损伤、胆脂瘤（由鳞状上皮的异常导致）、浆液性耳炎及一些其他原因都会导致失聪。耳痛、耳鸣、眩晕性前庭功能障碍及外耳道流血是爆炸伤的并发症。经过观察发现，气压损伤性鼓膜穿孔和脑震荡之间存在很强联系，这意味着在治疗鼓膜穿孔的爆炸幸存者时，医生需要对脑损伤的并发保持警惕。

在有关非战斗创伤引起的 TBI 研究中，20% ～ 65% 的病人都有可能嗅觉受损。TBI 越严重，嗅觉功能丧失的可能性就越大。在战争损伤中，由头部受伤引起嗅觉功能丧失的可能性较高。最近有关退伍军人的 份报道显示，轻微 TBI 病人中 52% 嗅觉受损。这一研究表明，神经系统检查中检测难以察觉的脑功能障碍最敏感的方法是进行嗅觉测试。头部损伤中，筛状板处的嗅觉神经常因为受到剪切力导致嗅觉受损。额叶的前内侧区挫伤也会损害嗅觉（图 5.54）。

对创伤后嗅觉丧失的平民进行 MRI 成像发现嗅球和嗅束、额下皮质和颞叶均已受损，重要的是，这些病人并未意识到他们的嗅觉受损是 TBI 造成的。嗅觉测试是确认最近或以前是否遭受 TBI 的一种行之有效的方

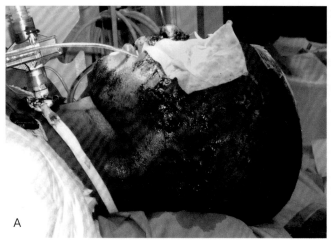
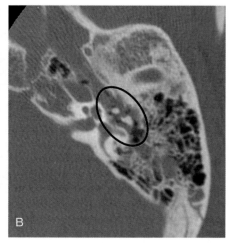

图 5.53　复杂的额面损伤（失聪性 IED 爆炸伤）

A. 一名士兵的照片显示他遭遇了大面积的二类和四类爆炸伤。左心耳由于弹片和烧伤受到损坏。由于肺部遭受爆炸伤,可见气管造口术中使用的气管。B. 左颞部骨轴位 CT 显示乳突部分混浊,锤砧关节脱位（圆圈位置）

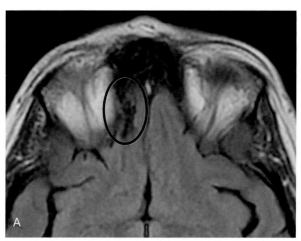
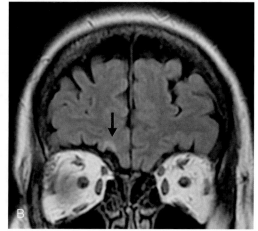

图 5.54　创伤性脑损伤造成嗅觉丧失

一名遭受 IED 爆炸伤的 21 岁士兵轴位（图 A）和冠状位（图 B）FLAIR-MRI,该士兵表现出慢性头痛,记忆障碍和嗅觉丧失。TBI 导致的嗅觉功能障碍通常是由于细微的嗅觉神经剪切中断造成,这些神经通过筛状板把鼻内的嗅觉接收器和嗅球连接起来。因此,遭受 TBI 之后出现眶额叶病变可能标志着嗅觉功能障碍。图中可见没有（即囊性脑软化）右侧眶内回（圆圈位置）。一个微小的 T_2 高信号病灶毗邻脑软化（箭头位置）。双侧直回正常。这个年龄的病人还会出现弥散性脑萎缩

★要点:战争伤员的嗅觉功能障碍往往受到忽视,它与残余 TBI 与 PTSD 的高发生率相关。

法。在非战斗性创伤中，由于颅脑损伤导致嗅觉功能障碍的病人中，1/3 能得到改善，20% ～ 25% 障碍会继续恶化，剩下的则维持现状。嗅觉功能障碍如果可以恢复，一般是在受伤之后的半年到一年之内。嗅觉功能障碍也与 PTSD 的发生率增加相关。

不幸的是，尽管眼部表面积只占全身表面积的 0.1%，但在爆炸伤中却占据极高的比例。在 2001 年世贸中心爆炸的幸存者中，26% 有眼部创伤。一项关于过去 50 年间发生的爆炸伤的荟萃分析（meta-analysis）发现，30% 的幸存者都有眼部创伤，与典型的日常创伤形成鲜明对照。例如，眼部创伤在战争 TBI 病人中高达 80%，而在日常 TBI 病人中只有 3%。而且，与以前相比，近几年战争所导致的眼部创伤呈上升趋势。在所有因战争受伤而住院的病人中，10% 存在眼部创伤，其中 64% 是眼球开放伤，13% 需要采取眼球切除术。需要记住的是，和脑创伤一样，眼睛和眼附属器也会受到爆炸力的冲击，因此也会遭受同样的致命伤，其中包括压缩损伤、冲击损伤、对冲损伤、剪切损伤、应激损伤和减速损伤。眼眶也是颅内穿透性异物的主要射入口（图 5.55、图 5.56 和图 5.65）。爆炸性眼部损伤通常是双侧的，并会导致大量异物进入眼睛。有时爆炸冲击力还会导致眼球破裂。如果眼球以前受过创伤或动过手术（比如白内障），那么在爆炸冲击力作用下就更容易受伤。由于士兵都比较年轻，爆炸创伤导致的眼球破裂会给他们带来致命的打击。

战场上的眼眶和嗅觉损伤包括复杂的角巩膜和眼睑裂伤、眼前房积血、浆液性视网膜炎、创伤性白内障、泪管积液、眼眶间隔综合征［由球后出血和（或）眶气肿造成］、眼眶血囊肿、颈动脉海绵窦瘘、眼球破裂（有或无眼内异物）和眼眶骨折（图 5.56 ～图 5.63）。创伤性眶气肿且眼眶骨折的概率是 61%。由于处于高海拔时眼眶中的气体会膨胀，眼眶气肿病人在空运时需要对海拔做出特殊限制，从而使眼眶间隔综合征的风险降至最低，但低海拔飞行又会使飞机处于敌方火力攻击的危险之中。下眶爆裂骨折比内侧壁爆裂骨折更容易导致眶气肿。筛骨迷路骨骼为内侧壁提供了支撑。因此，虽然内侧壁的筛骨纸样板比眼眶底薄，但是内侧壁爆裂性骨折比下眶爆裂骨折的概率要低。然而，内侧壁爆裂性骨折通常和眼眶底骨折同时发生。

眼眶及眼睛损伤在以前的战争中更为常见，这些年来防护眼镜的使用降低了这些损伤的发生率（图 5.64）。但遗憾的是，士兵可能不太适应佩戴防护镜，因为会增加眼部灰尘和汗水，影响视线的清晰度和范围。在交火地区活下来需要强大的视觉功能，因此士兵有时会主动摘下防护镜防止视力受到影响。面部也是狙击射击的主要目标。与日常创伤相比，在恐怖事件和战争中受伤会使眼睛受到更大的损伤，视力障碍也会更加严重。在日常创伤中，眼睛一般只有一处破裂，且眼球不会受到损伤。而在爆炸伤中，多个弹丸快速射入眼睛，使眼睛及附属组织碎裂，通常无法修复。地雷爆炸受害者眼睛尤其容易到伤害。典型的地雷伤通常会使面部满是碎片（主要是泥土和沙砾），并发生双侧穿透性眼部损伤。地雷爆炸中的眼部损伤通常是由小物体而不是大块弹片造成，大弹片在手榴弹和火箭弹伤害中较为普遍。如果眼部损伤是由小碎片导致，眼球也许能够保留。

导致病人预后不良及眼球丧失的因素包括以下几个方面：伤口大于 10mm，像 BB 这样的钝器致伤（尖锐的异物导致的眼部损伤概率较低），异物的位置超过了眼前节，瞳孔传入性缺陷，有机异物及初始视力就在 10/200 以下。Janković 及其同事指出 12 小时内住院治疗与提高术后视力的可能性之间具有显著的统计学关联。然而，最近 Ehlers 及其同事所做的一项研究发现手术治疗时间和预后之间并没有重要的联系。

目前，眼部受伤士兵都用医疗飞机撤离，与首次治疗之间的平均时间间隔都只在数小时之内。开放性眼球损伤病人一开始要进行修补治疗并在撤离时使用刚性眼护盾（不是压力眼罩）。空运至特定医护中心的过程中，由于创伤会导致眶内空气膨胀，病人眼眶损伤可能会加重。为了避免出现这种情况，飞行高度需要降低。但如果飞机的飞行高度低于 5000 英尺，就很有可能被敌人攻击，因此眼眶受伤士兵的空中运输需要权衡各方面考量。

眼球破裂会引起两个潜在的滞后并发症：交感性眼炎和眼内炎。交感性眼炎，尽管较为罕见，却是众所周知的一种免疫介导的发炎现象，会导致另一只眼睛在做眼球切开术后失明，交感性眼炎一般发生在受伤后 3 周内，90% 发生在受伤后 1 年内。将受伤眼睛尽早摘除几乎就可避免这种并发症。在近期的一项研究中，交感性眼炎的发病率为 0.3%（660 名伤者中有 2 名患有交感性眼炎）。Ehlers 及其同事发现在开放性眼球损伤后眼内炎的发病率为 4%（96 名伤者中有 4 名患有眼内炎）。有机异物更容易导致眼内炎和交感性眼炎，因为它们更易引起感染和发炎。有趣的是，最近对伊拉克战争伤员的两项研究发现，尽管许多受伤士兵的眼中异物没有及时取出，但并未出现眼内炎和交感性眼炎。战争伤员没有出现这两种并发症，原因可能是受伤眼球在战场附近的战区医院及时接受了闭合术并使用了广谱抗生素。幸运的是，在过去的 100 年间，战争期间眼球摘除术的比率已经大大降低。一战时高达 50%，二战降至 40%，朝鲜战争 30%，越南战争 20%。目前，眼球摘除术在眼伤治疗中的使用率是 13%。

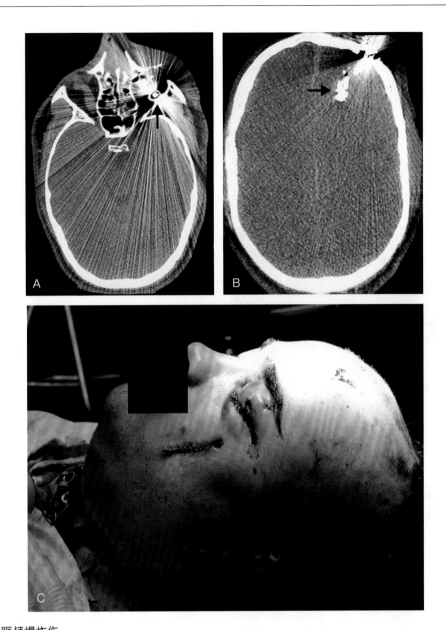

图 5.55　眶颅爆炸伤

A. 术前眼眶轴位 CT 显示左眼眶有一个大的金属异物，造成严重的条纹状伪影（箭头位置）。B. 半卵圆中心水平的 CT 图像显示二次穿透伤颅内骨碎片（箭头位置）。图上可见凸沟（convexity sulci）完全消失，灰白质分界模糊，与缺氧缺血性脑病症状吻合。C. 恐怖袭击伤员的术后照片显示子弹进入眼眶的损伤及左脸穿透性损伤

★**要点**：眶颅内穿透性异物是战争和恐怖袭击中的独特问题。

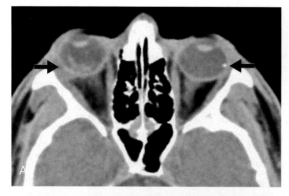

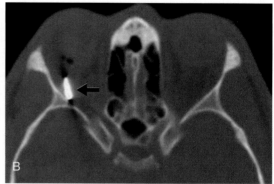

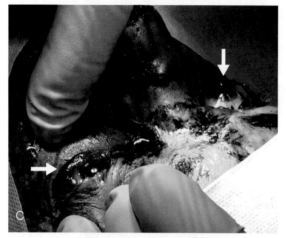

图 5.56　双侧穿透性眼眶爆炸伤

A. CT 平扫显示右眼球玻璃体积血，左眼球侧面有点状射线不透异物（箭头位置）。B. 高位骨窗技术显示右眼眶后侧有线状金属异物（箭头位置）。C. 术中图片显示右眼眶有明显的结膜水肿（水平箭头），左前房积血（垂直箭头），多处面部撕裂伤及热损伤。该伤员做了预防性侧眦切开术

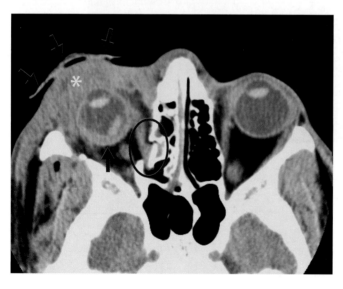

图 5.57　单侧钝性眼眶和眼部创伤：眼球破裂，眶内爆裂骨折和内直肌内陷

轴位 CT 显示右眼球后方位置密度异常（红色箭头），与急性眼球破裂症状吻合（也称眼球裂开）。这名病人眼球体积只是略微变小，眼球轮廓保持球形。眶周存在大面积的软组织肿胀（星号位置），一条线形区域的软组织密度覆盖了眼眶（红色箭头），说明有刚性眼盾防止眼内物质脱垂。另外可见眼眶内侧壁骨折，内直肌移位至骨折断口处（圆圈位置）

★**要点：** 其他 CT 扫描结果显示眼球破裂，发现空气、巩膜间断、眼球轮廓畸形和眼内异物。

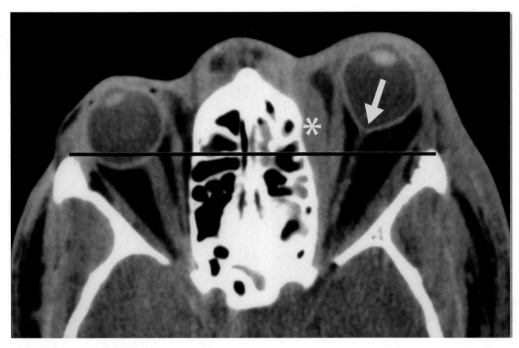

图 5.58　眼眶血囊肿和眼球拴系

轴位 CT 显示筛骨纸样板和内直肌之间软组织密度清晰（星号位置），与眼眶血囊肿症状吻合。眼眶血囊肿通常是由眶壁骨膜下血管引起局灶性出血造成。因此，眼眶血囊肿是骨膜下血肿的一种。另外图中可见左眼球前垂突出（箭头位置）。眼眶血囊肿病人的平均年龄是 17 岁。随着年龄的增长，骨膜越来越紧密地附着在眼眶壁，从而导致眼眶血囊肿发病率降低

★**要点：**眼球突出或拴系是一个不祥的成像征兆，表明眶内压力升高，即将发生缺血性视神经病变。

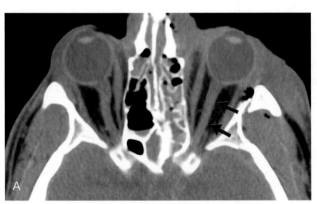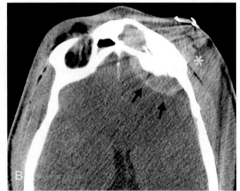

图 5.59　颅内硬膜外血肿直接扩散后的眼眶血囊肿

A. 轴位 CT 显示左视神经鞘复合体异常变直（箭头位置），而正常视神经应是松弛的。左眼球形状略微畸变。

B. 颅内 CT 图像显示额下硬膜外血肿（箭头位置）在连续水平上，据观察已经侵入（dissected into）眼眶上部。另外图中可见大面积眶额叶帽状腱膜下软组织肿胀（星号位置）

★**要点：**在眼球突出或拴系之前，视神经鞘复合体失去了正常的松弛度。因此，眼眶神经变直是造影图像上最早表示眶内压力升高的标志。眼眶血囊肿也被称作"眼眶血肿"，因为眼眶壁和眶骨膜之间有清晰的血肿。与图中病例不同的是，眼眶血囊肿通常看不到颅内血肿。

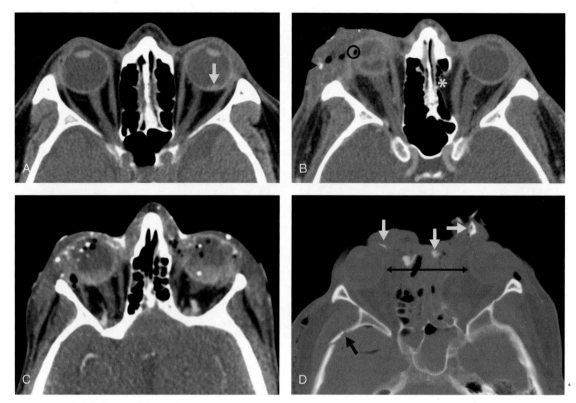

图 5.60　眼球破裂（爆炸伤）

A. 轻微的眼球破裂。轴位 CT 显示左后眼球出现轻微不规则（箭头位置）。虽然左眼球形状完好无损，病人的眼内压却异常降低。B. 明显的眼球破裂。眼眶增强 CT 显示右眼球有一些变形，出现大面积眶周软组织肿胀，眶周有几个射线不透异物且眼内出现空气（圆圈位置）。另外可见远程左眶内爆裂骨折（星号位置）。C. 双侧眼球破裂。增强轴位 CT 显示双侧眼球均有多处小异物和空气。两只眼球无法保留（图片由 Les Folio 提供）。D. 双侧眼球破裂及鼻眶筛骨（NOE）复杂性骨折。骨窗轴位 CT 显示鼻眶筛骨骨折并导致两眼过宽［注意眼角之间距离变宽（双头箭头位置）］。图中可见眼眶周围有多个射线不透异物（黄色箭头），且右颅中窝骨折（红色箭头）

★**要点：**病人预后不良及眼球丧失一般涉及以下几个因素：伤口超过 10mm，钝器致伤，比如 BB（锐器导致的眼伤较少），异物靠近眼前外侧，瞳孔传入缺陷，有机异物及初始视力低于 10/200。眼球破裂导致的两个潜在的滞后性并发症是交感性眼炎和眼内炎。

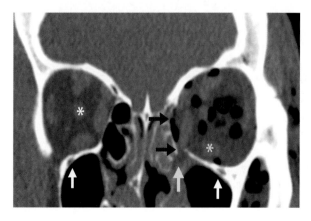

图 5.61　眼眶爆裂性骨折

冠状位 CT 图像显示左内壁爆炸性骨折已经蔓延到眶底（红色箭头位置）。图中可见内直肌延伸到骨折断口处，眶脂疝蔓延到上颌骨窦（黄色箭头位置）。与正常的右内直肌不同。该病人也有肌肉内陷的临床症状。下直肌正常（黄色星号位置）。大面积眼眶内外肌锥气肿（红色星号位置）环绕视神经，使其模糊不清；与正常的右视神经不同（白色星号位置）。下眶爆裂性骨折通常更多地发生于一侧，并经过眶下孔（白色箭头位置）

★**要点：**因为眼眶内空气在高海拔会膨胀，眶气肿病人的空运时需要对飞行高度进行特殊控制。然而飞行过低会使飞机处于敌方火力攻击的危险当中。

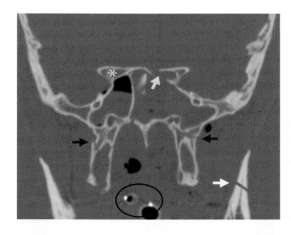

图 5.62　视神经管骨折

冠状重建后 CT 显示左视神经管骨折（黄色箭头位置）；可与正常的右视神经管进行对比（星号位置）。双蝶窦浊血。双侧翼状骨板骨折（红色箭头位置），左下颌骨折但没有移位（白色箭头）。该病人气管插管，图中可见一根鼻胃管（圆圈位置）

★**要点**：如果创伤后视力丧失可以排除是由于眼内和颅内原因造成，而视觉受损通常是由于直接视神经损伤或视神经供血受阻所致。大多数视神经损伤通常发生在视神经管内段水平。

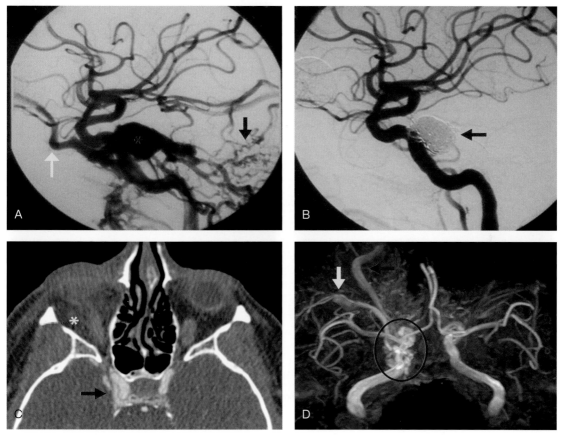

图 5.63　颈内动脉海绵窦瘘

这名病人 25 岁，乘坐车辆被火箭手榴弹炸毁。袭击发生几周后右第六对脑神经出现麻痹。A. 从早期动脉相 ICA 导管造影侧视图看，在海绵 ICA 段的近端部分有一个大的假性动脉瘤（星号位置）。皮质静脉经过岩上静脉异常回流至颅后窝静脉（红色箭头位置）且眼静脉充血（黄色箭头位置），与静脉高压症状吻合。B. 栓塞后充血表明放置栓塞线圈（箭头位置）后颈动脉海绵窦瘘闭塞（CCF）。该病人脑神经麻痹最终痊愈，6 个月后重返岗位，且医生没有对他提出任何限制（图片由 Rocco A. Armonda 提供）。C. 另一病人的轴位血管造影图像显示右海绵窦非对称性对比度增强，右眼球轻度突出，眼球后脂肪悬空，这些都是 CCF 的典型成像特征。D. 三维飞行时间磁共振血管造影的折叠视图显示创伤导致的高流量直接型 CCF 的典型造影结果：高流量和异常流量导致右上眼静脉异常扩大（红色箭头位置），蝶顶窦（黄色箭头位置）及海绵窦非对称对比度增强（圆圈位置）

★**要点**：病人如果出现皮质静脉引流，视力下降，快速进展性眼球突出和颅内出血，就需要对他们的创伤性 CCF 进行紧急治疗。

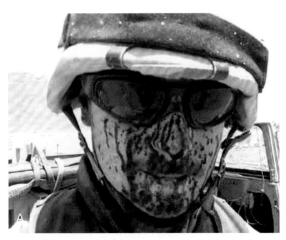
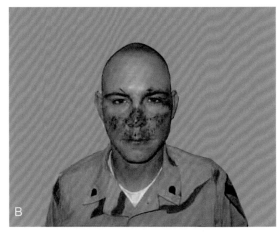

图 5.64　防护眼镜在战争中的重要性

A. 照片中一名士兵刚刚遭受 IED 爆炸。B. 这名士兵清洗完伤口后的照片显示，伤口典型特征是满脸遍布爆炸异物，但由于防护眼镜的保护，眼眶周围没有受伤

★**要点**：战争中强制士兵佩戴安全装备，比如防护眼镜，减少了战争相关眼部损伤的发生率。

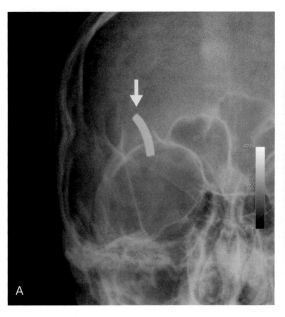
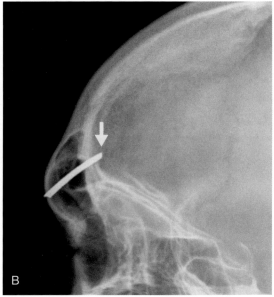

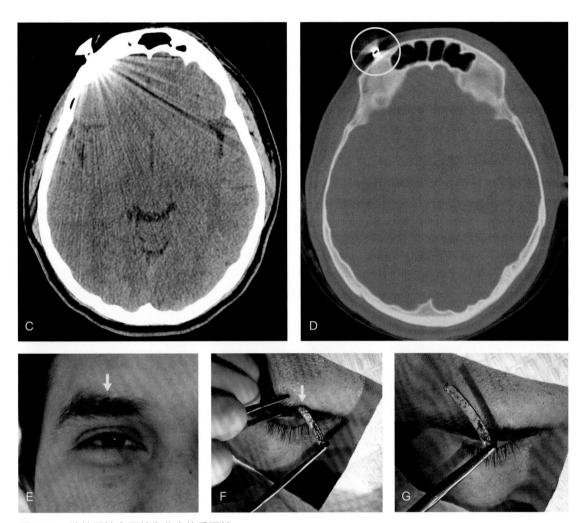

图 5.65　防护眼镜在园林作业中的重要性

这名 26 岁园丁向急诊室陈述病情时称"锄草时有东西飞入我的脸部"。A、B. 前后位及侧位 X 线片显示一个曲线形异物覆在右眼眶上（箭头位置）。颅内穿透不能排除。C. 脑窗技术中的轴位 CT 受金属条纹伪影限制，该伪影遮住了右额叶；颅内出血无法排除。D. 骨窗术确定颅外异物的位置（圆圈位置）。E. 病人照片显示一个微小的射入伤（箭头位置）。F. 移除异物（箭头位置）。G. 手术移除后异物的特写照片

★ **要点：**可能致命的穿透性损伤的临床表现可能很轻微（图 5.72 和图 5.73）。

十、脑卒中与脑血管损伤更常见

战斗创伤和日常创伤的显著不同是战斗损伤中神经血管损伤率更高。头部严重受伤的士兵中 30% 有神经血管损伤。另外，这次战争中的神经血管损伤率比以往战争更高。神经血管损伤增加的原因包括前线护理（far-forward care）（即刻复苏术和早期颅减压术）得到改善，提高了伤员存活率；改进了诊断性影像学检查，提高了对血管损伤的敏感性。在这次战争中，首次在战斗支援医院配备了神经介入专家。

战场上许多原因都会导致年轻健康的士兵发生缺血性梗死（表 5.7）。其首要原因是，越来越多的穿透性和爆炸性损伤会直接伤害头颈部血管导致血管痉挛（图 5.20、图 5.66 和图 5.67）、血管裂伤（图 5.68）、瘘管（图 5.63）、夹层（图 5.69 ～图 5.71）和假性动脉瘤的

表 5.7　战争中的脑卒中原因
血管夹层 / 裂伤 / 造瘘
假性动脉瘤
爆炸性脑血管痉挛
溺水
血氧不足
血压过低
心血管紊乱（爆炸性呼吸暂停、心动过缓、低血压）
爆炸性自主调节障碍（与缺氧缺血性损伤并存）
脑疝后梗死
体温过高（中暑）
空气栓塞
开放性卵圆孔病人的深部静脉血栓（DVT）
脂肪栓塞
皮质静脉 / 硬脑膜窦血栓形成
脑膜炎

形成（图 5.24 和图 5.72 ～图 5.74）。在一组做了脑血管造影术的爆炸伤员中，35% 有假性动脉瘤，47% 有脑血管痉挛。伤情越重，且伴有 SAH，就越有可能出现以上异常情况。最近有一项研究使用了经颅多普勒超声（TCD），研究发现患有脑创伤的退伍军人中 65% 出现创伤后血管痉挛，14% 的闭合性脑创伤病人有血管痉挛的征兆。

与钝伤相比，即使不伴有 SAH，爆炸创伤也更容易导致血管痉挛。爆炸导致的血管痉挛比日常 TBI 的发病时间要早，而且呈急性。由于血管损伤概率很高，因此建议病人一到美国本土医院就做早期 CT 扫描和脑血管造影术进行积极筛查。从诊断角度来看，血管痉挛有时候会掩饰假性动脉瘤的血管造影检测结果。为什么脑血管痉挛在战争中如此普遍现在还不得而知。前文曾经提到过，BINT 的一种细胞反应是整合素的破坏，这使得血管突然被拉伸时会收缩。血管扰动，如内源性一氧化氮或其他血管扩张剂表达降低，以及如内皮素 -1 等因子的增多导致血管收缩。血管痉挛会引起血管血流量减少和微血栓，这些都会加重缺血性损伤。另外，全身性缺氧和血压过低都会使血管痉挛恶化，这在 TBI 中都很常见。

创伤性假性动脉瘤的发生率尚不清楚。已有报道中的假性动脉瘤发生率相差很大，在非日常穿透性 TBI 中是 3.2%，在枪弹和爆炸残片所致的头部损伤中是 42%。如果 TBI 病人出现滞后性颅内大出血，在血肿清除术中出现原因不明的大动脉出血，严重创伤性 SAH，眶面及翼点损伤，存在穿透性碎片，尤其是当这些碎片穿过面中线横向进入另一个硬膜室时，就应当怀疑该创伤病人有

创伤性假性动脉瘤的可能。这时，病人会出现多种症状和体征，这些症状和体征在某种程度上取决于动脉瘤的位置和其他创伤的程度。滞后性颅内大出血（通常是 2 ～ 3 周）是很常见的，死亡率高达 50%。虽然创伤性假性动脉瘤传统上通过开放性手术进行治疗，或进行保守治疗，但是 Cohen 及其同事得出结论：血管内疗法是外科手术之外的一个不错的选择，对去除早期动脉瘤效果惊人。他们强调，如果病人有创伤性脑水肿，手术

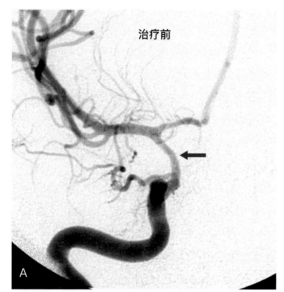
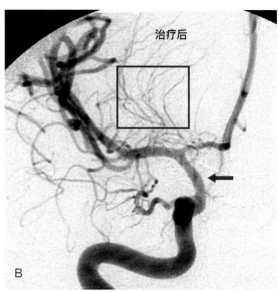

图 5.66　血管痉挛（IED 爆炸伤）
右颈内动脉导管前后位造影，血管成形术前（图 A）和血管成形术及动脉内注射尼卡地平溶液后（图 B）右颈内动脉造影显示 ICA 血管直径递增（箭头位置），同时豆纹动脉血管清晰度提高（方框位置）（图片由 Rocco Armond 提供）

★**要点：**创伤性血管痉挛大多数情况下发生在 ICA 末梢内硬膜处。与钝性创伤相比，即使不伴有 SAH，爆炸性创伤也更容易导致血管痉挛。另外，与日常 TBI 相比，爆炸伤中的血管痉挛发病时间更早。血管痉挛会造成血管血流减少并形成微血栓，从而进一步导致缺血性损伤。最后，全身性缺氧和血压过低都会使血管痉挛恶化，这两种情况在 TBI 中都很常见。

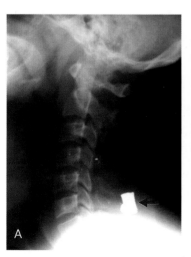
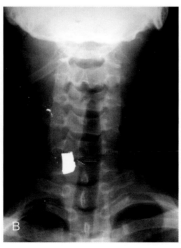
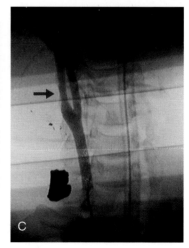

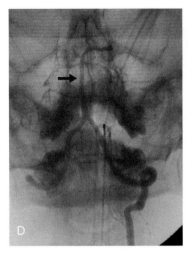
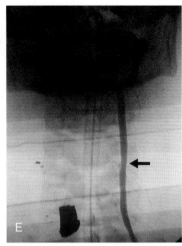
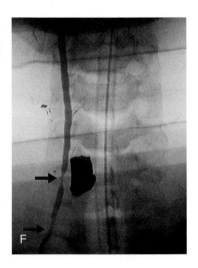

图 5.67　多血管损伤血管痉挛（IED 爆炸）

颈椎 X 线侧位（图 A）和前后位（图 B）图显示颈部的后内侧软组织处有一个 X 射线不能穿透的大异物（箭头位置）。C. 右颈总动脉导管造影前后位图片显示 ICA 近端管径轻度不规则（箭头位置）。D. 左椎动脉充血后显示远端椎动脉和基底动脉正常充盈（箭头位置）。E. 近端椎动脉前后位图片视角显示轻微口径不规则。F. 右椎动脉充血后前后位视角显示近端椎动脉严重节段性狭窄，与弹丸同侧（箭头位置）

★**要点：**血管不规则可能是由血管痉挛，周围血肿压迫或血管夹层造成。

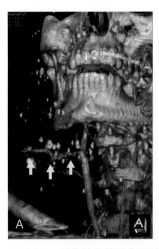
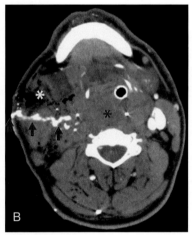
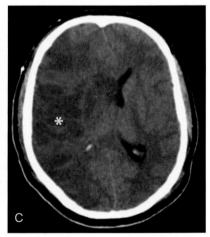

图 5.68　创伤性血管裂伤导致的脑梗死

A. 容积重建 CTA 显示颈动脉分叉处活动性出血（箭头位置），面部颈部可见多处小型异物。B. 轴位 CTA 图像显示气道完全堵塞（红色星号位置），软组织大出血，右胸锁乳突肌和下颌下区有空气（黄色星号位置），活性造影剂外渗的轨迹延伸到皮肤表层（箭头位置）。C. CT 平扫显示非出血性右侧大脑中动脉梗死（星号位置）

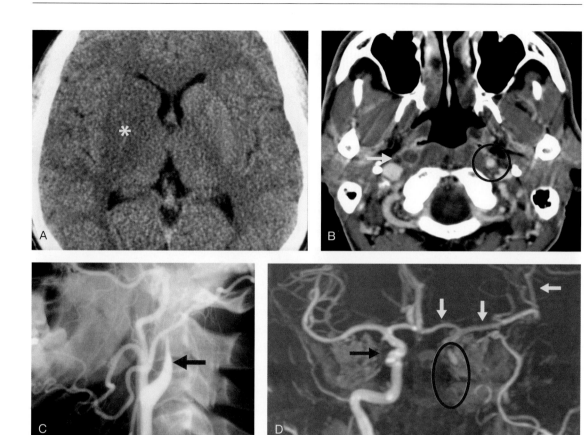

图 5.69　缺血性脑梗死与创伤性血管夹层

A. 轴位 CT 平扫显示右尾状核头和豆状核出现轻微低密度（星号位置），与豆纹动脉血管急性缺血性脑梗死吻合。B. 延迟增强 CT 扫描显示左 ICA 正常（圆圈），右 ICA 扩大未强化（箭头位置）。右 ICA 体积扩大是由非强化真腔和周围的非强化夹层内膜下血肿联合导致。轻微的血管壁外周强化代表动脉外膜。C. 右颈总动脉导管造影的未减影侧视图显示出典型的"鼠尾状"急性血管夹层梗死（箭头位置）。D. 颅内 TOF 最大强度投影磁共振（MRA）血管造影的前后位视图显示右 ICA 流动相关增强效应消失（圆圈位置）。另外图中可见右半球血管系统流动相关增强效应明显非对称降低（黄色箭头）。突起的右外颈动脉（ECA）分支也很明显（红色箭头）

★**要点：**延迟增强 CT 有助于分辨动脉是完全闭塞，还是由于动脉管腔变窄，逐步填满。因此，如果 CTA 源图显示血管完全堵塞，还需要对血管做延迟性 CT 检测。

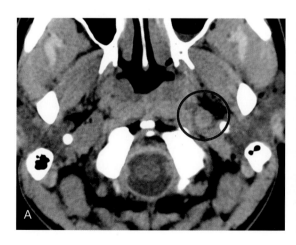
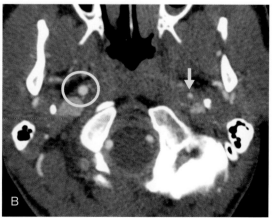

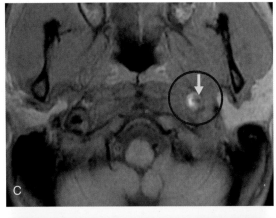
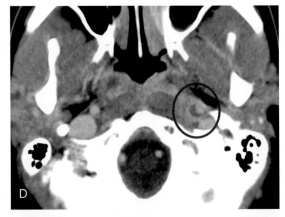
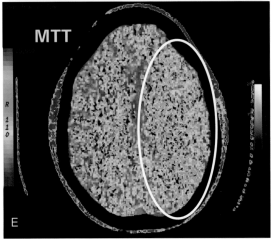
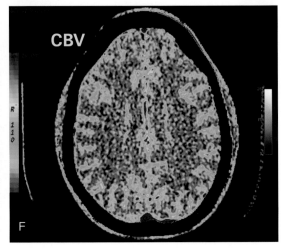
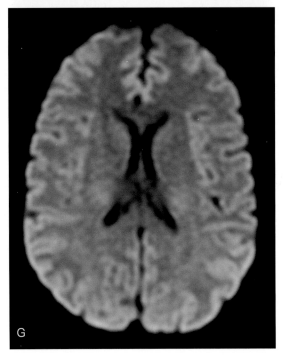

图 5.70   血管夹层（无梗死性缺血）

A. 在专门的 CT 血管造影之前所做的 CT 平扫图像显示左颈内动脉尺寸变大（圆圈位置）。B. 轴位 CT 血管造影源图显示左颈内动脉的残腔口径减小（箭头位置）。周围夹层血肿确认是围绕变窄强化部分的灰色区域；可与正常右颈内动脉比较（圆圈位置）。C. 轴位 T₁ 加权脂肪饱和 MRI 显示流空严重缩窄，与残余扁平的管腔一致（箭头位置）。注意血管内侧的异常混合信号强度（圆圈位置）；超高信号强度代表亚急性高铁血红蛋白，等信号强度代表夹层血栓内的还原血红蛋白。D. 延迟增强后 CT 图像显示，与图 B 相比，残余的颈内动脉腔尺寸稍微增大。夹层出血呈低密度新月形，位于强化管腔介质区域，动脉外膜被确定为稍微强化的血管壁外周（与图 5.69B 相比）。E. CT 灌注成像（CTP）检测的平均传输时间（MTT）图像显示左侧大脑中动脉区域 MTT 延迟（圆圈位置）。F. CTP 检测的脑血容量（CBV）图像正常。G. 弥散加权磁共振成像正常

★**要点**：颈部真腔受到压迫，ICA 内血流量减少，左侧大脑中动脉组织处于高危状态，上面成像结果与此一致。然而，血管夹层会通过内膜损伤部位血栓的远端栓塞引起缺血性损伤。

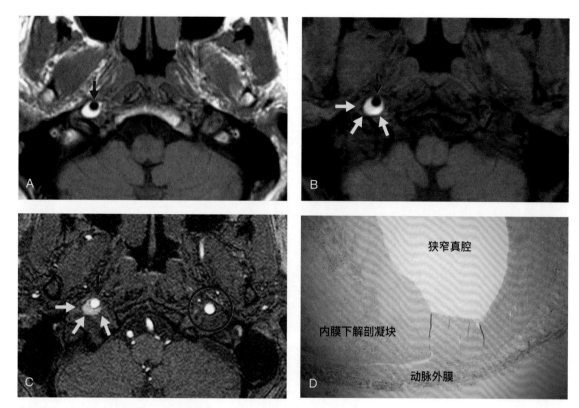

图 5.71　创伤性血管夹层（日常钝挫伤）
A. 轴位 T_1 加权 MRI 显示亚急性血管剥离特有的新月形信号（箭头位置）。图中可见颈内动脉真腔清晰的圆形空隙四周环绕着异常 T_1 超强信号新月形，后者代表夹层出血里的高铁血红蛋白。图中可见动脉外膜是围绕血管的黑色细线，可与图 D 中的病例标本对比。B. 饱和脂肪 T_1 加权 MRI 增强了偏离颈内动脉流空腔的超高新月形信号的清晰度（红色箭头位置）。C. 磁共振血管造影轴位原始图像显示颈内动脉直径增加，但是真腔只是其中的一小部分（红色箭头位置）。新月形信号在这一序列上不太明显（黄色箭头位置），可与正常左颈内动脉口径对比（圆圈位置）。D. 另一病人的病理标本显示特有的夹层内膜下血凝块导致真腔缩窄（图片由 Howard Rowley 提供）

★**要点：**这一病例说明了如果真腔尺寸不变，血管夹层在导管造影中可能显示不出来，如果是外膜下夹层就更容易出现这种状况。内膜下夹层导致真腔异常，通常在传统血管造影上比较明显。MRI 为夹层血肿和真腔空隙信号提供了直观可视图像，这就比传统的血管造影术多了一个优势，因为后者只能对明显的真腔进行成像。

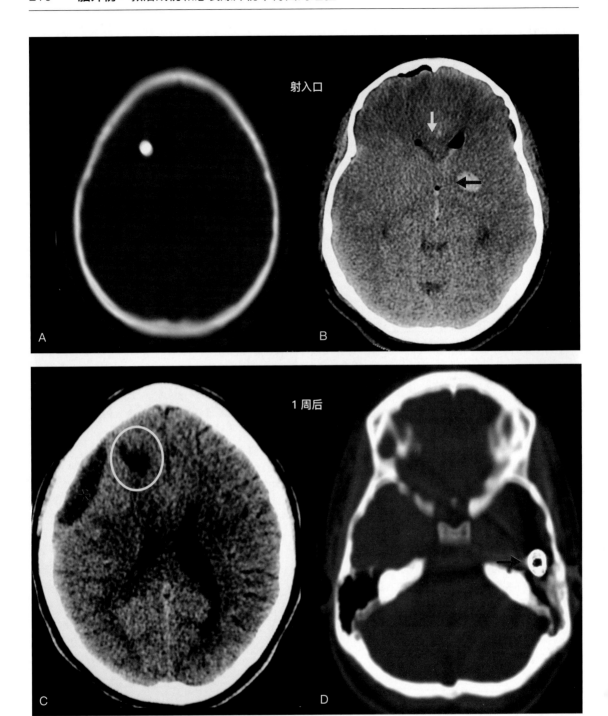

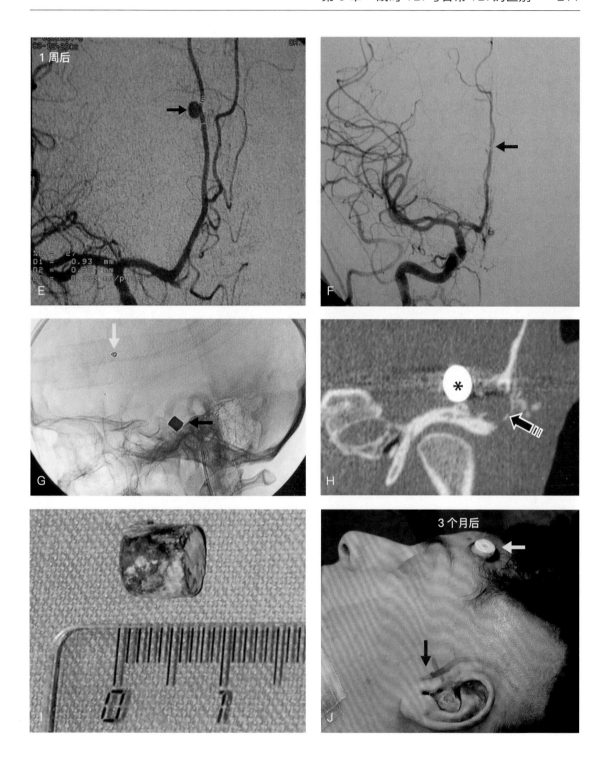

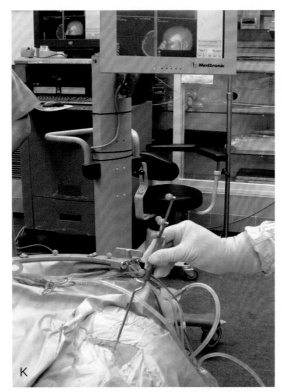
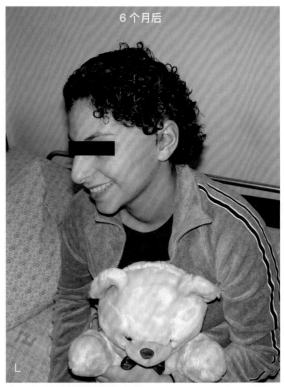

图 5.72　弹片迁移

这名 16 岁女孩在经历汽车炸弹爆炸后 GCS 评分为 7 分。图中可见左侧耳屏前有一个很小的穿透位点。A. 骨窗术时入院 CT 显示右额叶处有一个很大的圆形金属异物，除此之外无其他异物。B. 大脑开窗术入院 CT 图像显示左侧壳核出血（红色箭头位置），该出血位置和射弹的直接弹道一致（射弹直接进入左颞部骨，从前上方穿过中线，最后落在右额叶）。正常灰白质分界模糊，主要原因是技术伪影，但是也不能排除叠加脑肿胀的可能性。C. 1 周后 CT 随访显示少量右额额外轴位积液（星号位置），在前面标注过的射弹处有一个低衰减的焦点区域（圆圈位置）。D. 较低位置骨窗术图像显示该异物位置与左颞骨毗邻，也就是说，异物已经通过原来的伤道往下掉落，落入了与异物穿入点邻近的地方。E. 受伤 1 周后脑血管造影图斜正面视图显示右侧胼周动脉创伤性假性动脉瘤（箭头位置）。F. 栓塞后造影前后位投影显示假性动脉瘤堵塞（箭头位置）。G. 栓塞程序性未减影血管造影侧图显示右侧胼周动脉假性动脉瘤内有一个微导管和血管内线圈（黄色箭头位置），另外可见左颞射弹（红色箭头位置）。H. 左颞骨低聚焦筒（coned-down）高分辨率 CT 冠状位图像显示弹丸射入口乳突粉碎性骨折，与异物相邻（星号位置）。I. 照片中是通过手术移除的异物。J、K. 在左颞异物移除手术术中图像引导，3 个月的随访照片显示弹丸射入口留下一个很小的伤疤（红色箭头位置）及立体定向去除基准标记（黄色箭头位置）。L. 该病人的 6 个月随访照片（照片由以色列耶路撒冷 Hadassah 医院 GuyRosenthal 提供）

★**要点**：这一病例说明了 3 个值得人们学习的要点：①在爆炸伤中脑血管造影的大量使用往往是必要的，尤其是当射弹穿过脑中线的时候。②弹丸射入口伤口极小（见图 5.65 和图 5.73）。③射弹会随着时间的推移而转移。

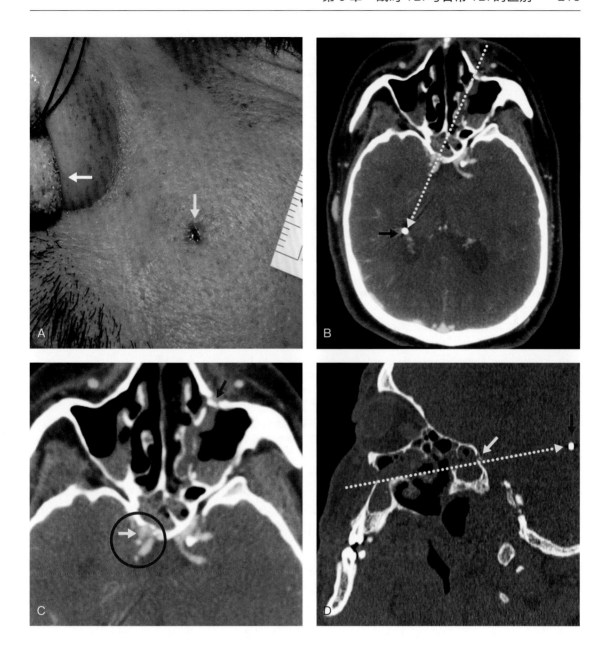

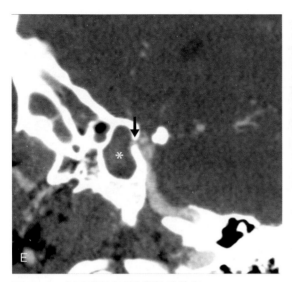
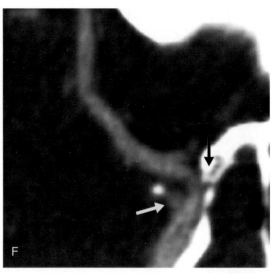

图 5.73　夹层或颈内动脉假性动脉瘤

这名 45 岁士兵在室内遭遇手榴弹袭击，手榴弹在离他 30 英尺（即 9 米多）的地板上爆炸。一开始他只以为是小伤，但 5 天后鼻子开始流血。A. 覆盖在左上颌窦的微小弹片穿入伤口特写照片（黄色箭头位置）。左鼻腔有填塞材料（白色箭头位置）。B. 轴位 CT 血管造影图像显示手榴弹碎片的弹道轨迹（红色箭头位置）。这个颅内异物位于右侧脑室三角区。C. 同一图像的低聚焦筒视图显示左前颧骨有细微不规则，上颌窦轻微骨折（红色箭头位置）。注意右海绵窦颈内动脉不对称（圆圈位置）及微小的假性动脉瘤（黄色箭头位置）。上颌窦和蝶窦上的气液面与血液相一致。D. 面部矢状窦旁重建 CT 显示碎片弹道穿过上颌窦和蝶窦（虚线箭头位置），颅内金属异物再一次被确认（红色箭头），注意蝶窦后壁碎片骨折（黄色箭头位置）。E. 曲面重建血管造影矢状窦旁定位图像显示由于蝶窦后壁缺损（箭头位置）导致蝶窦内出血（星号位置）。F. 曲面多维重建血管造影图像显示，接近蝶窦外侧壁处颈内动脉海绵状节段轻微缩窄，另检查出一个小的假性动脉瘤（黄色箭头位置）和薄内膜瓣（红色箭头位置）（图片来自 Willson TJ, Folio L. Severe epistaxis from an intracranial vascular bleed from grenade injury. Mil Med，2008，172:934-935，并经作者同意对图片做了修改）

★**要点：**这一病例说明了 3 个值得人们学习的要点：①弹丸射入口在体检时可能会非常微小。②爆炸伤的滞后性血管并发症是一个常见问题。③曲面多维重建脑血管造影有助于确认弹丸弹道和血管壁损伤。

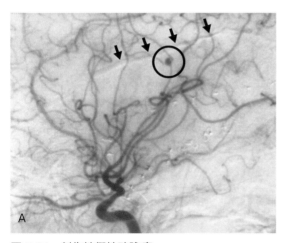
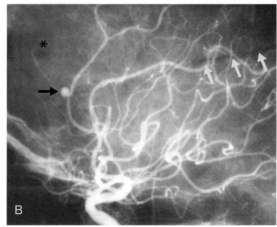

图 5.74　创伤性假性动脉瘤

A. 颈内动脉导管造影侧视图显示线性颅骨骨折（箭头位置），大脑中动脉的外周支动脉中潜在的假性动脉瘤（圆圈位置）。B. 另一病人的未减影导管造影侧视图显示线性颅骨骨折（箭头位置）和胼缘动脉假性动脉瘤。注意额区皮下血管分布区域（星号位置）正好与 CT 上显示的颅内血肿症状相吻合

就难以进行，因为创伤性动脉瘤的手术切除由于动脉壁夹层容易导致动脉瘤破裂。外周动脉瘤的手术鉴别也极具挑战性。另外，如果假性动脉瘤位于为大脑多个区域供血的动脉上，在载瘤动脉手术治疗或血管内治疗前，要进行搭桥手术。支架在处理这种情况时作用越来越大。支架技术的快速提高最终会使血管重建切实可行，并且可以避免损害血管。

人们在医学文献中有这样一个共识，创伤性假性动脉瘤会导致病人预后不良，所以诊断要尽早。Cohen 及其同事采取了这样一种诊断原则：如果 TBI 病人在颈动脉管区域颅底骨折、翼点、大脑中动脉（MCA）和脑中线结构区域有穿透性损伤，则要进行早期筛选血管造影。虽然 CTA 技术先进，对于脑血管痉挛和假性动脉瘤来说是一种很好的无创检测手段，但是即使结果呈阴性也要进行进一步检查，尤其是对较小的外周动脉血管，邻近骨头或存在金属碎片的动脉段进行检查的时候。因此，在疑似假性动脉瘤时有必要做创伤性导管血管造影。另外，早期血管造影有可能检测不出后期形成的动脉瘤，因此在一些特定的病例中建议重复多次血管造影。因为病人体内有铁磁性碎片，因此大多数爆炸伤中不建议使用 MRI。

对于其他穿透性损伤 MRI 效果良好，比如木制品致伤或刺伤，这些情况下，体内穿透性物体在受伤时就会取出。

穿透性爆炸损伤后的梗死可能是由异物或空气栓塞造成（图 3.9 B 和图 5.75 ～图 5.77）。异物栓子可以直接推进到达血管系统或者侵蚀到血管腔。当碎片邻近血管结构或就在血管结构里面时，临床上很有必要高度怀疑是异物栓塞。虽然血管栓塞的症状比静脉栓塞更明显，但是对反常栓塞（即异物通过从右至左的分流从静脉到动脉系统）的症状也有清晰的描述。这个分流可能会发生在未闭合的卵圆孔、室间隔缺损、房室隔穿孔和动静脉瘘。值得注意的是，颅内异物也有可能进入颅外循环导致栓塞。虽然爆炸残片栓塞腔内切除术在以前的战争中从未使用过，但在如今的战区已成为可能。爆炸伤还有可能破坏肺泡，使得空气进入肺静脉，导致大脑和脊椎空气栓塞。空气栓塞也是在爆炸性肺伤中进行机械通气的并发症。虽然空气栓子会影响所有器官，但是大脑和冠状动脉空气栓塞的后果最为严重。这些被认为是一些战场直接死亡的原因。

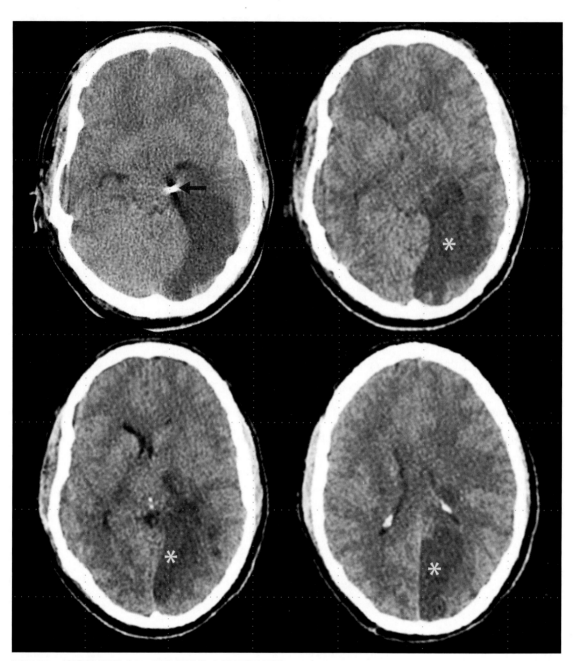

图 5.75   栓塞性梗死（IED 爆炸导致的金属异物栓塞）

这名 19 岁士兵运到前线外科手术队时意识清醒，清楚知道自己颈部和左上肢有弹片。伤后第 2 天，他开始出现失语症和轻偏瘫。增强轴位 CT 图像显示在邻近左后大脑动脉处有一个金属异物（箭头位置）。这个金属栓子导致了非出血性缺血脑梗死，因为大脑依靠后大脑动脉（星号位置）和内囊后肢供血

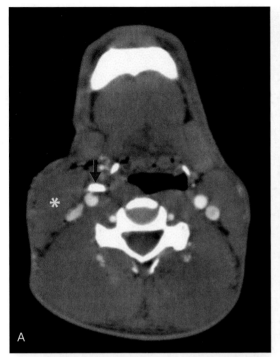

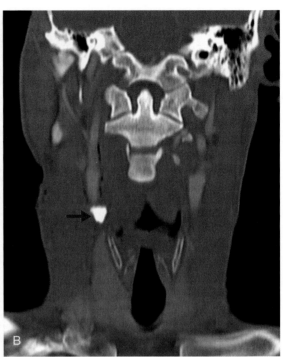

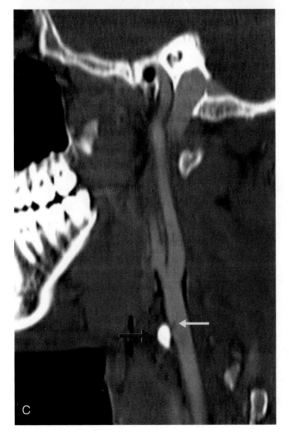

图 5.76　异物导致的腔内血栓（IED 爆炸）

A. 轴向脑血管造影图像显示胸锁乳突肌肿胀（星号位置），而且后下颌软组织有少量空气（红色箭头位置）。另外可见邻近右颈总动脉处有较大金属异物（红色箭头位置）。血管里有非常轻微的充盈缺损。由于腐蚀效应，金属异物一般都会留在原处，除非它们导致二次损伤。B. 冠状脑血管造影图像显示邻近颈总动脉处有碎片（红色箭头位置）。C. 脑血管造影图像矢状位影像显示金属碎片靠近颈总动脉的前面（红色箭头位置）。另外还可见颈总动脉里极微小的充盈缺损，与附壁血栓症状相吻合（黄色箭头位置）

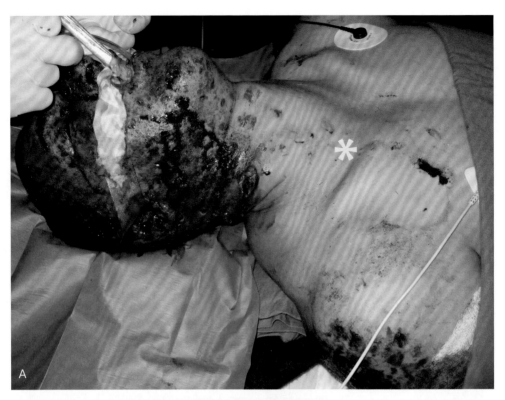

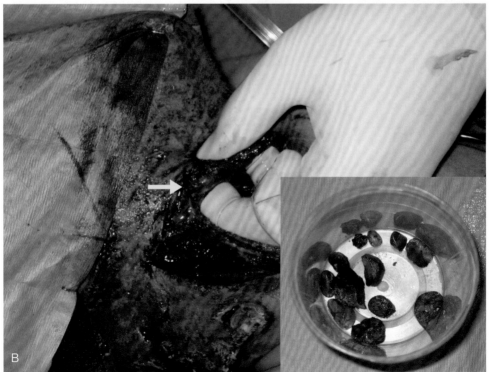

图 5.77　异物栓子（IED 爆炸）
从这两张照片可以看出 IED 爆炸伤有 3 个常见特征：①大量小型穿透性伤口，其中多数被小石块污染（箭头位置和右下方插图所示）；②面部（和肩膀）容易受伤，胸部相对受伤较轻（星号位置）；③穿透性伤口处有高温损伤

爆炸性心血管紊乱会引起呼吸暂停、心动过缓、低血压，从而导致弥漫性缺氧缺血损伤，大血管区域梗死或者交界区脑梗死（即分水岭脑梗死）（图 5.78）。爆炸引起的脑血管自动调节障碍还会加重上述症状（图 5.48）。严重的脑肿胀与颅脑爆炸伤有关，颅内压升高，脑血管直接受到压迫从而导致脑疝梗死（图 5.15）。创伤性截肢导致大量失血和（或）凝血障碍，会造成低血压缺血性脑梗死。

军车翻入河中，比如底格里斯河和幼发拉底河，由于救援时间长且工作复杂，车上人员会溺水身亡（图 5.78 和图 5.79）。虽然沉重的护甲（大于 50 磅）能帮助士兵有效抵御穿透性损伤，但因穿着不便影响士兵机动性。士兵就像龟壳里的乌龟，无法自由行动。截肢易使士兵患上脑脂肪栓塞（图 5.80）。脂肪栓塞会引起肺部损伤，从而导致缺氧缺

血性脑损伤。缺氧缺血性损伤也可能是由于神经源性肺水肿，其原因是延髓中的中枢交感机制被过度激活。

士兵患深部静脉血栓形成（DVT）或肺栓塞概率的增加，也会导致反常栓塞性脑梗死。士兵患深部静脉血栓的危险因素包括脱水、脓毒症及长时间使用束带的伤员空中运输。在吸入性烧伤的情况下，可能是高温烧伤，也可能是化学性损伤（如氯气），四类爆炸伤会导致血氧不足。脑梗死与脑膜炎有关系，原因是硬脑膜撕裂伴有脑脊液渗漏，或者是大脑里有纱布和（或）穿透性脑创伤碎屑。脑脊液瘘会导致颅内感染风险升至原来的 20 倍。最后，如前所述，战争中会发生中暑现象。中暑病人的 CT 和 MRI 成像结果反映出直接的高温损伤，缺氧性缺血损伤及导致组织梗死的凝血异常。

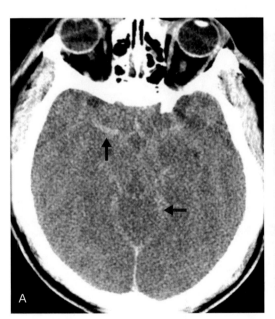
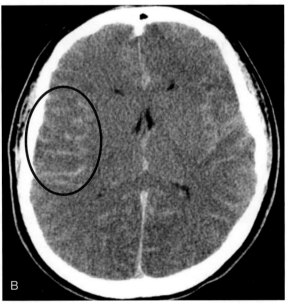

图 5.78　缺氧缺血性脑损伤及假性 SAH（IED 爆炸）
A. 中脑和基底核（图 B）轴位 CT 图像平扫显示脑沟和脑池消失。深部灰质核团、白质和皮质之间界线模糊。血管结构与硬脑膜反射显示密度异常（箭头和圆圈位置），疑似急性 SAH 和 SDH

★**要点**：人们认为假性 SAH 的高密度是由静脉淤血、低密度脑脊液消失、高密度血流缓慢的血管和低密度缺血性脑实质之间成像对比加强等诸多因素共同引起。

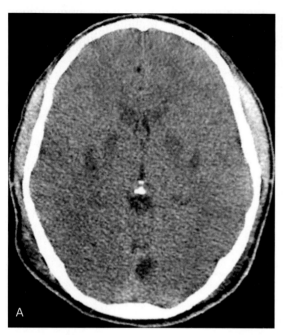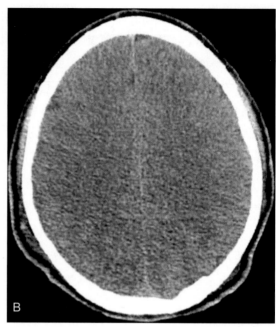

图 5.79　缺氧脑损伤

这名 23 岁士兵在所乘坐车辆被路边炸弹炸翻到河里后显示无脉电活动（PEA），其 GCS 评分为 3 分。轴位 CT 平扫图像显示弥漫性灰白质区分界模糊，脑沟和脑池完全消失，尾状核、苍白球及后外侧核出现双侧对称低衰减病变

★**要点：**严重窒息时，尾状核和豆状核受到的影响比脑丘更大。

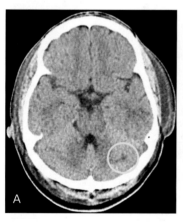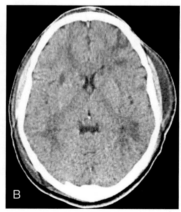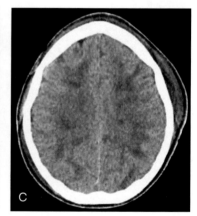

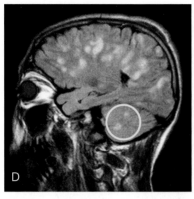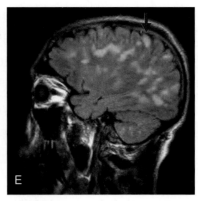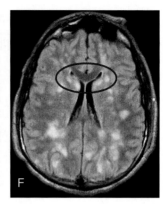

图 5.80　脑脂肪栓塞（悍马车侧翻导致股骨骨折）
轴位 CT 平扫（图 A ~ C）显示皮质下白质里有无出血低衰减区。注意左小脑半球低衰减区的核心位置（圆圈位置）。另外图中可见额颞帽状腱膜下血肿（箭头位置）。48 小时后液体衰减反转恢复 MRI（D ~ F）显示，有多灶性白质 T_2 高信号病灶，与脑脂肪栓塞症状吻合

★**要点：** 脑脂肪栓塞涉及小脑（图 5.80 中黄色圆圈位置）、基底核（图 5.80 中红色圆圈位置）和大脑灰质（图 5.80 中箭头位置）三个部位。这三个部位创伤病变的位置有助于将脑脂肪栓塞与 TAI 区分开来。

十一、战争 TBI 病人易患继发性 TBI

爆炸受害者患继发性创伤性脑损伤（secondary TBI）的风险极高。首次受伤时的创伤性脑损伤称为原发性创伤性脑损伤，是不可逆的损伤。首次损伤会导致一系列有害的生物化学过程，称为继发性创伤性脑损伤（继发性 TBI），使病人预后更加糟糕。继发性 TBI 一般在受伤后 24 小时内发生，是可以逆转的。实际上，制止或逆转这些过程正是创伤与重症监护医师多年来的目标。不幸的是，多发伤病人的医护工作需同时管理多个身体受伤部位。在普通医院严格控制的环境中，继发性 TBI 的预防通常可以实现。

然而在突发事件频频发生的战场上，有很多原因会导致战争中的伤员容易再次受到脑损伤。

（1）战伤通常发生的环境比较脏，伤亡数据显示与其他情形相比，感染概率更高。据报道，这一群体发生脑膜炎的概率为 9.1%，出现脑脊液漏症状同时患脑膜炎的概率约为 26%。由于颅颌面穿透伤比较复杂，脑脊液漏在战争创伤中是个常见问题。

（2）由于身体（躯干）防护盔甲得到改进，躯干受到较好保护，四肢仍受创严重，截肢便不可避免，而且在失血极其严重的情况下控制血压也不是易事。大量的液体复苏对受伤脑部既有积极作用也有消极作用。具体来说，由于受伤的年轻大脑特别容易出现自动调节功能障碍，过量的液体会加重颅内高压，低血压又会导致脑缺血。调整适当的液体复苏以维持充足的脑血容量和脑灌注就尤为重要。

（3）正如前文所述，战争中烧伤发生率较高，而烧伤对护理有特殊而且严格的要求，这会使得身体其他系统的护理更加复杂，比如对大脑的护理。

（4）众所周知，全身体温过高会使已经受伤的大脑受到更大的危害。

（5）前面所提到的连续性护理过程具有独特的设计特点，需要对病人进行多次转移，而每一次转移都会增加病人低血压和其他继

发性损伤的风险。脑灌注损伤会严重影响大脑——一次低血压会使伤员的死亡率增加 1 倍。脑氧合减少也有可能是由肺损伤引起，而肺损伤会导致低氧血症、低碳酸血症和代谢性酸中毒。如前所述，肺部容易被严重炸伤，导致肺栓塞和吸入性肺炎。最后，一级超高压爆炸波导致的损伤往往会随着时间而改变。和钝挫伤及穿透性损伤不同，这种损伤一开始并不明显，有时要在 24 小时后才显现出来。严格来说，它不是真正的继发性损伤，而是原发性损伤正常发展的结果。然而，它的滞后性会耽误对其他伤情的处理，从而使士兵处于继发性 TBI 的危险之中。

十二、战斗创伤后应激障碍比日常创伤更加普遍

（一）"内心的战争"

1933 年，美国总统富兰克林·罗斯福说过："我们唯一应该恐惧的是恐惧本身。"他当时用这句话来评论美国未来的经济，但这句话也适用于人们对**战争创伤后应激障碍**（PTSD）过于笼统且不合理的恐惧。PTSD 是对非正常情形的一种极其正常的反应。正因为这个定义，医生们更喜欢用"创伤后应激"（PTS）这一名称而不是"创伤后应激障碍"（PTSD）。对这一综合征的描述始于 19 世纪下半叶，从那时开始，人们用过很多不同的名字来称呼它：铁道脊椎、脑震荡、炮弹冲击、创伤性神经症、战争神经症、战斗疲劳、集中营综合征及强暴创伤综合征等。从定义上来看，PTSD 是一种焦虑症，具有以下三个特点：逃避、重复体验和警觉过度。这些特点在美国精神医学学会《精神疾病健康障碍诊断与统计手册》（第五版）（DSM- Ⅴ）和世界卫生组织（WHO）发行的《国际疾病分类》（ICD-10）中均有描述。PTSD 是应激消退障碍或也可以理解成忘却恐惧反应失调。人类容易学会恐惧，而应急消退则是大脑消除这种不良应激的方式。PTSD 病人很难鉴别刺激物是否具有威胁性。PTSD 有两种类型：游离型 PTSD（dissociative PTSD）和超激发型（hyperaroused）或重复体验型（reexperiencing）PTSD。游离型 PTSD 不太常见，其特点是情绪调制过度。比较常见的是情绪调制不足的超激发型 PTSD，表现为攻击性较高、情绪反应过激。这两类 PTSD 代表了对急性创伤反应不同的应对机制，使用不同的神经通路（功能神经造影可以显示）。然而在这两种情况下，人们都认为创伤体验会通过对四肢失调、自主神经失调和神经内分泌失调进行编码，从而沉淀应激反应（皮质激素神经毒性）和对创伤的记忆。

（二）谁会患上 PTSD？

虽然大多数成年人在他们一生中都经历过创伤事件，但是相对而言，患 PTSD 的还是少数。研究表明与创伤事件本身无关的其他因素也会引发 PTSD，包括经历创伤事件时年龄过小，较低的社会经济地位，缺少来自于社会的支持及部分病前个性特征。女性比男性患 PTSD 的人数更多（无论是战伤还是日常创伤），尤其是原本就有焦虑症的女性。与那些经历过非爆炸性创伤的退伍军人相比，PTSD 在经历过爆炸性创伤的退伍军人中更为普遍。无宗教信仰的病人更容易患 PTSD。多次经历创伤会导致 PTSD 症状出现的频率增加——尤其是美国的军队需要多次

出行或一次出行中需要执行多次任务。另外儿童受害者或者家暴受害者也容易患 PTSD。

其他精神疾病和 PTSD 共病的概率很高，且伴有混有症状加重和社会功能紊乱现象。比如，在急性创伤后接受诊断的 PTSD 病人中约有 40% 符合抑郁症的特点，而且在一生中曾经得过 PTSD 的病人中有抑郁症史的高达 95%。更令人吃惊的是，PTSD 与双相情感障碍也有关系；有双相情感障碍的病人比无双相情感障碍的病人更容易患 PTSD。儿童期遭遇过暴力的人比没有遭遇过暴力的人也更容易患 PTSD。

慢性 PTSD 有许多不同的临床表现。创伤性体验可能会在创伤事件发生后很久才表现出来。在此之前有可能会有一个很长的无症状潜伏期，有时会长达几年。尽管急性应激障碍中大多数后来都会患 PTSD，但是目前数据显示许多 PTSD 病人可能一开始并没有急性应激障碍。对以双胞胎和家庭为对象的研究表明 PTSD 至少具有中等的遗传性，约 30% 的方差可以通过遗传因素来解释。迄今为止，已经确认有几种遗传成分（单核苷酸多态性）可以解释患 PTSD 的概率问题。经历爆炸的严重程度与高危等位基因数量相互作用，因此高危等位基因数量和经历爆炸严重程度高的人患 PTSD 的可能性就更大。因此，个人的基因构成也会影响 PTSD 反应程度。

（三）人们为什么如此关注？

最为重要的是，战斗创伤或日常创伤后出现 PTSD 会严重破坏个人生活。服役人员中 PTSD 和抑郁症病人在军事部署后两年内的治疗花费据估计就高达 60 亿美元。根据美国国防部门的伤亡网站报道，从 2001 年以来共有 2700 名军人自杀，这一数字还不包括国民警卫队和不在现役的后备部队。现役军人自杀现象在 2012 年创历史最高记录，350 名军人死于自残，远远超过了美国在阿富汗战争中的死亡人数，而且该项数字比 10 年前的报道增加了一倍多。在退伍军人中，自杀人数在过去的 10 年中相对稳定（约每天 22 名）。2010 年美国退伍军人自杀率达到 21%。值得关注的是，患有 TBI 军人的自杀率升高，而且士兵的头部损伤越多，自杀可能性就越高。笔者不太确定脑震荡是否会导致自杀，但是近期关于退役国家橄榄球联盟球员的研究已经显示，与在职业生涯中没有经历过脑震荡的球员相比，得过脑震荡的球员更容易出现抑郁症状。军人中自杀风行，令人费解：男性自杀率比女性高；自杀人数中 90% 是士兵，不是军官；75% 未上过大学；甚至未参加作战的军人中自杀率也很高。

PTSD 大大增加了老年病的概率，比如心血管病、自身免疫病和神经退行性疾病，还带来早亡的风险。它会提高代谢综合征的概率，增加心血管病和糖尿病的患病率。增加细胞更新率，促进活性氧的释放，通过氧化应激会损伤端粒 DNA 从而导致早期端粒缩短。PTSD 病人通常下丘脑 - 垂体 - 肾上腺（HPA）轴失调，交感神经系统激活增加，炎症活动升高，导致压力下产生的皮质醇和儿茶酚胺升高。实际上，安置这些病人所需的心理治疗费用与身体损伤的治疗费用相比可能要高很多。最后，PTSD 也会带来巨大的社会经济成本，因为它会造成失业、离婚、药物滥用、家庭暴力和无家可归等现象。

（四）战争 PTSD 有多普遍？

虽然压力一直是战争的一部分，但在近期的战争中压力的影响更为突出。在从伊拉克和阿富汗回国的士兵中超过 300 000 人（即超过所有士兵的 20%）有心理健康问题。在意识丧失（LOC）的士兵中，符合 PTSD 标准的高达 40%。据估计，有 45% 的烧伤病人患有 PTSD。另外，其他疾病的医学诊断率保持稳定的情况下，精神问题发病率也在上升。另外，越南战争老兵中目前有 500 000 人患有慢性 PTSD，而且人数还在增加，据估计他们每年要花费 43 亿美元的伤残费用。有人认为目前战争 PTSD 病人数量增加，是因为以前的致命损伤如今已经不再致命，士兵存活率上升；另外就是士兵一直记得造成战场创伤的心理恐怖事件。这些士兵中大多数都经历过某个创伤性战争场面，比如受到攻击，遭遇埋伏，看见尸体，处理遗体，杀死敌人，受到枪击，看见其他士兵或朋友死亡或严重受伤，想要制止某种暴力场面时的无助感，尤其是极其残忍的暴力场面。除了这些具体的急性事件，士兵还要承受被敌人攻击、高温（高达 130 ℉）、沙子、失眠、与家乡和家人分离等长期威胁。

此外他们还受到多种化学危害的威胁，这在波斯湾战争（代号为"沙漠风暴"）中尤其严重。波斯湾战争的退役军人经历了多种农药和除草剂的威胁，比如有机磷、乙酰胆碱酯酶抑制剂和二元神经毒剂。虽然这场战争只持续了 7 个月（1990 年 8 月到 1991 年 2 月），接近 700 000 名退役军人中超过 25% 出现症候群：疼痛、疲劳、头痛，以及胃肠道、膀胱和其他功能性疼痛或不适感，它们被称

作波斯湾战争疾病。最近使用 DTI 对这些老兵进行了一项造影研究，结果表明右下额枕束白质扩散系数异常。右下额枕束与很多皮质区相连，这些和波斯湾战争疾病诊断中构成症候群的疲劳和疼痛的感觉有关。研究者认为造成 DTI 上扩散系数升高的轴突神经病理异常现象可以解释波斯湾战争疾病中的最突出症状，而且这一造影结果可能是波斯湾战争疾病的生物标记。

和 TBI 一样，PTSD 问题之大可能大家目前并未意识到。导致这一病症被低估的一个原因是缺乏敏感的诊断测试。另外一个原因是无论是军队和还是社会都觉得这种病十分丢脸。就像与脑震荡作斗争的橄榄球员一样，对面临生活压力和挑战的普通平民来说，基本上都不敢因为自己的精神问题寻求帮助。在军队里，许多人害怕被别人认为怯懦，害怕承认需要帮助会毁了自己的职业生涯。实际上，在一次研究中，受访的士兵半数以上表示如果他们寻求帮助，上级军官就会冷眼相待。当前战争中士兵的生存率提高了，他们患 PTSD 的风险也上升了，因为他们部署的次数更多，任务时间更长，中间休息间隔时间更短。而且与中等或严重 TBI 相比，轻微 TBI（极少见的战争性 TBI）更容易引起 PTSD。

（五）日常创伤中也发生 PTSD

心理上的战场并不局限于战争和恐怖事件。平民遭受的伤害，比如强暴、自然灾害、儿童受虐、家暴，甚至是车祸都有可能引发 PTSD。强暴后 PTSD 发生率高达 55%。在最近关于重大创伤病人的一项前瞻性调查研究中发现，遭受创伤后 1 年内患 PTSD 的比例

是 25%，2 年后是 20%。据估计，在 2001 年"9·11 事件" 2～3 年以后，世贸中心的大批幸存者中有 15% 出现 PTSD。急性心肌梗死后 PTSD 发生率据估计也达到 15%。甚至那些被派往战区、具有专业医学知识、经验丰富的急救人员中，20% 由于经历惨剧，心理上受到了严重影响。对于平民来说，一个成年美国人一生中患有 PTSD 的概率是 7.8%。在美国，PTSD 是排名第三的焦虑症。全世界 PTSD 的患病率介于 2%～15%，然而高发人群的患病率据报道在 3%～58%。正如前面所强调的，PTSD 的发生不仅受到特定创伤事件的影响，还与原有的遗传因素有关，这些因素能够调节与血清素激活系统和促肾上腺皮质轴有关的基因表达。

（六）PTSD 的症状与 TBI 症状重叠

PTSD 与 TBI 都表现出抑制解除，情绪不稳定，冲动，社会调节能力降低，疲劳，抑郁，易怒，睡眠障碍，难以集中注意力，难以在两项任务中进行转换，思维缓慢，短时记忆有困难的症状。头痛头晕症状在 TBI 中更常见，但恐惧和侵入性噩梦只在 PTSD 中出现。当然，一名士兵有可能同时患有两种病症，因为在战争情况下，PTSD 和 TBI 是共病。由机动车辆事故或战争压力引发的 PTSD 病例中，超过 10% 会被延误。据推测，轻微 TBI 对前额皮质（PCC）的损伤会损害受害者积极处理心理创伤后遗症的能力。

虽然 TBI 病人患 PTSD 的可能性升高了，但要记住的是，即使没有受过钝挫伤或穿透性损伤也有可能会患 PTSD。最近的动物研究显示，将动物暴露于爆炸声中，即使没有脑损伤，焦虑症也会增加，而且还会触发行为

和分子水平上的变化。在这些例子中，直接暴露于爆炸波超压下会产生胶质细胞增生反应，神经元分子组织中亚细胞变化和细胞死亡。

（七）影像学应用在整个精神病学尤其是 PTSD 中尚处于起步阶段

目前，CT 还无法使 PTSD 可视化，而 MRI 诊断结果并不可靠。据报道，某些结构的变化与 PTSD 有关，比如海马、海马旁回、杏仁核、眶额皮质、前扣带皮质（ACC）的萎缩。关于 PTSD 大脑萎缩的原因有两个假说。如前所述，一种解释是糖皮质激素升高，脑源性神经营养因子（BDNF）减少及受损脑组织再生受到抑制引起神经中毒。另一种假设是出生时海马体较小的人在基因上患 PTSD 的概率更大。另外，几项研究均已经表明童年受到虐待的人后来患 PTSD 后海马体会缩小。在用 MRI 对上前扣带皮质（pregenual ACC）体积进行类似研究的过程中，Kasai 及其同事发现，与经历过战争却非 PTSD 病人的双胞胎兄弟相比，经历过战争且是 PTSD 的病人，他们的上前扣带皮质的灰质密度要低很多，显示 PTSD 会导致 ACC 体积缩小。综上所述，上面这些研究和其他研究结果都表明 PTSD 会导致大脑部位体积缩小，大脑部位体积缩小又会加速 PTSD 发展。这种因果二元性使得 PTSD 研究及人们对它的理解更为复杂。因此，需要对经常面对爆炸事件的人群作历时研究，从而辨别 PTSD 是否会导致大脑某个区域体积缩小，或者这些区域的体积缩小在创伤之前就已存在并导致 PTSD。除了体积变化以外，结构变化与 PTSD 也有关系。近来的一项 DTI 研究发现，有冲动和自杀倾向，且有轻

度 TBI 病史的退伍军人中，额叶白质束 FA 降低。这表明脑创伤后大脑微结构的变化会导致病人额叶 - 边缘功能障碍，从而解除行为抑制导致自杀。PTSD 的功能性神经造影术尚在研究中，但已经有了几个有趣的发现。如前文所述，大多数 fMRI 研究采用某个症状激发模式，但最近的研究是在病人静息状态下（即默认模式神经网络连接）使用 fMRI 探测大脑功能的新近变化。PTSD 功能性神经影像观察结果会在下面简要列出。

（八）PTSD 先进的神经影像

1. PTSD 功能性 MRI（fMRI）结果

（1）杏仁核激活增强（无论是处于静息状态还是受刺激状态）：杏仁核是大脑回路的关键组成部分，在情绪管理中发挥重要作用，而且对外界刺激会做出适当的反应，尤其是面对恐惧和条件性恐惧的时候。杏仁核对于积极情绪或是消极情绪的学习来说也是必不可少的。这些反应会激活自主神经系统：打冷颤，过度惊吓，应激激素释放，血压和心率发生变化。位于颞叶内侧的杏仁复合体结构多样，总共约有 13 个核，这些核可以进一步细分，核与核之间及核内部又有着千丝万缕的联系。杏仁核有几个感觉信息源，其中包括 PFC、边缘皮质和海马。另外，杏仁核有广泛的传出纤维投射到大脑皮质、脑干、海马体，海马体对协调摄食、生殖和防御行为都具有重要的影响。

100 多年前人们就知道颞叶包括杏仁核和情绪有关。1888 年，Brown 和 Schafer 描述了猴子的驯化和颞叶回缩有关。Klüver 和 Bucy 通过对颞叶损伤导致一系列情绪障碍的描述，详细阐述了这一发现，这就是 Klüver-Bucy 综合征。颞叶病变的猴子不会恐惧也不会生气，探索增多，视觉失认，口部活动过度，性欲亢进且丧失社交能力。后来的研究工作证实杏仁核病变会引发多种这样的症状，比如不会恐惧也不会生气，探险性活动增多及口部活动过度。杏仁核病变引起的不会生气和恐惧，或者称之为驯化效果，在很多动物中都能看到。虽然人类的杏仁核损伤很少会产生 Klüver-Bucy 综合征里的所有症状，但确实会导致情绪障碍，比如意识不到恐惧。

fMRI 研究显示 PTSD 症状的严重程度与杏仁核中血流增加直接相关。在 PTSD 病人中还发现与喜悦反应相比，对恐惧的习惯反应相对减少。有趣的是，大多数 PTSD 病人显示杏仁核过度活跃，而且发现战争退役老兵遭受创伤后杏仁核受损对 PTSD 的发展具有抑制作用。同样地，据发现，右边缘系统脑创伤病变（即右扣带回和海马体）也会抑制 PTSD 的表现。或许这些结构对于创伤再体验来说十分关键。实际上，过去就曾发现，这一区域的精神外科病变对严重焦虑症病人是有利的。值得注意的是，虽然大多数 PTSD 病人表现出杏仁核过度活跃症状，但游离型 PTSD 并没有这种症状。动物研究中，由于动物不是人类受试者，无法告诉人们它们的感觉，但即便是人类受试者，由于情绪本身十分抽象难以表达清楚，人们对杏仁核的理解和它在情绪管理上的作用也必然会受到限制。

（2）背外侧前额叶皮质激活下降：背外侧前额叶皮质（dlPFC）是前额叶皮质（PFC）的三大区域之一，另两个分别是腹内侧前额叶皮质（vmPFC）和眼窝前额皮质（OFC）。然而 vmPFC 在很大程度上具有情绪或情感功能，dlPFC 主要是认知或执行功能。正常 dlPFC 通过与腹侧 PFC（ventral PFC）的相互连接抑制情绪反应。它也帮助人们对恐惧做出合适的反应。另外，人们已经确认 PFC 和海马体一起建立新的记忆。PFC 活动不仅与记忆的建立有关，还能阻止不想要的回忆超越行为识别阈值。在重新评价 / 抑制策略调节负面情绪的过程中，fMRI 研究表明 dlPFC 得到了激活（recruitment）。对不良事件的认知重新评价会导致 dlPFC 信号增大，OFC、杏仁核和海马体信号减弱（图 5.81），因此，dlPFC 与主动减小焦虑有关。dlPFC 功能的削弱会使病人容易发生 PTSD，从而不太可能采取认知应对策略来对发生的事件做出相应的调节。有趣的是，成年 PTSD 病人在采用右侧 dlPFC 经颅磁刺激的治疗以后有明显好转。另外，据报道使用 ω-3 多不饱和脂肪酸的治疗方法能强化海马神经，从而减轻 PTSD 症状。

（3）vmPFC 活性下降：右 vmPFC 对情绪边缘系统具有抑制作用，它能通过抑制杏仁核对危险信号的反应从而调节人在压力环境下的反应，因此它在条件性恐惧上起到重要的作用。右 vmPFC 通过调节下丘脑 - 垂体 - 肾上腺（HPA）轴和自主反应系统发挥这一作用。一旦前额叶活性下降，杏仁核就无法充分接收抑制性反馈信号，从而导致病人自主警觉过度，反应过激，同 PTSD 病人所表现的症状一样。症状越严重，任务相关的低代谢（区域性脑血流 rCBF 降低）信号就越明显。值得注意的是，越南战争头部损伤研究显示 vmPFC 受损实际上抑制了之后 PTSD 的发展。人们推测这是因为如此一来病人感觉不到应激源的存在，而并非缺乏杏仁核控制。与 dlPFC 经颅磁研究类似，近来的一项研究表明，对常规治疗具有耐药性的 PTSD 病人重复进行内侧 PFC 深层经颅磁刺激有助于消除恐惧。

（4）前岛叶活性增加：岛叶参与解读刺激的强度，岛叶被激活时，个体对可能发生

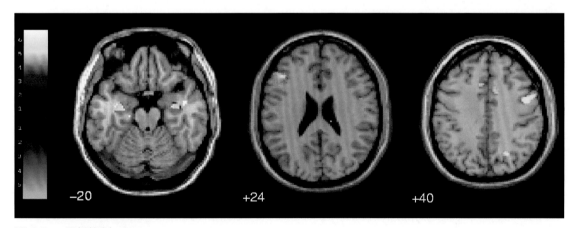

图 5.81　记忆抑制 fMRI
该 fMRI 研究了一些健康志愿者的记忆抑制模式，结果表明海马体活性下降（蓝色区域），dlPFC 双侧 ACC 及右侧前运动皮质活性均下降（黄色区域）。用通俗的话来说，这表明了当人们试图抑制记忆的时候，大脑内部其实很活跃，大脑很明显在进行内部联网工作，试图摆脱不想要的回忆（图片由 Michael Anderson 提供）

的不利状况更加敏感。鉴于内感受岛叶的作用，以及曾经有研究证明焦虑病人的前岛叶功能异常，因此有人提出这个区域是导致易焦虑症的关键作用部位。

（5）梭状回活性增强：梭状回是枕叶视觉皮质的一部分，众所周知，梭状回关系到面部刺激引起的情绪感知。与非 PTSD 病人相比，PTSD 病人也许更想消除令他不悦的场景的视觉图像。

（6）纹状体活性下降：使得与奖励有关的刺激减弱。有趣的是，最近对健康参与者所做的 fMRI 研究表明如果痛苦的威胁和奖励有关，纹状体和 ACC 活性下降。这些研究结果表示，如果没有愉悦感，而且对痛苦过度期待（即疼痛和愉悦之间的融合失调），可能会引起诸多 PTSD 症状。

（7）自主警觉提高：这一发现与 PTSD 病人的警觉过度状态相吻合。推测自主功能调节障碍是由于内侧 PFC 活性低下，从而引起交感刺激反应所致。

2. PTSD 的正电子成像术（PET）和单光子发射断层显像（SPECT）结果

（1）杏仁核活性或血流增加：这和前面引用的 fMRI 结果相似。

（2）在记忆相关任务中海马体活性降低：因为采用情绪内容的研究结果不一致，因此这一发现不具有普遍性。

（3）dlPFC 和 ACC 活性下降：ACC 是调节情绪的自主神经、神经内分泌和行为表达系统的组成部分，与脑部情感警觉网络调节有关，具体而言就是消除恐惧反应。ACC 是执行控制网络的一部分，它与 dlPFC 一起抑制不当行为。请注意自上而下认知评价神经结构激活的异常强化，比如背侧 ACC 和

内侧 PFC，可能会产生过度警觉，从而导致警觉失调。

（4）ACC 的静息代谢活性增强：一项针对有双胞胎兄弟的退伍老兵的研究发现，患 PTSD 的退伍老兵和他们未参战的同胞兄弟的 ACC 静息区域脑葡萄糖代谢率要远高于那些没有 PTSD 的退伍老兵和他们未参战的同胞兄弟。未参战双胞胎的 ACC 静息代谢与他们参战兄弟所经历的战争严重程度、PTSD 的临床严重程度及饮酒量呈正相关。该研究得出结论，ACC 静息代谢活性增强似乎是在遭受心理创伤之后发展成 PTSD 的家族性危险因素。

（5）丘脑活性下降：所有的感觉信息（除了嗅觉）都是从丘脑传递到大脑皮质。因此，丘脑通常被认作是通往大脑皮质的感觉通道。创伤时的高度警觉据推测会导致丘脑感觉处理发生改变，这一改变又会导致前大脑皮质、扣带脑回、杏仁核和海马体内感觉信息传递中断。

（6）功能性连接下降与工作记忆障碍有关：与非 PTSD 病人对照组相比，PTSD 病人的特点是双侧下顶叶和左侧中央前回活性增强，下内侧额叶、双侧额中回活性下降，右下颞中回活性下降。

（7）在注射育亨宾（一种产生去甲肾上腺素的药物）之后诱发了前额、颞、顶叶皮质的惊恐发作和新陈代谢下降。

3. 脑磁图（MEG）在 PTSD 上的发现

MEG 是 FDA 批准的一项测量神经元细胞内小电流的非侵入性技术。同步神经相互作用（SNI）是一种特殊的 MEG 测试手段，用来评价从 MEG 记录中获得的神经元群体的功能互动。MEG 记录中的 SNI 可以区分 PTSD

病人和健康对照者。因此，SNI 测试的支持者认为它是 PTSD 的功能神经标志。

4. 磁共振波谱学（MES）在 PTSD 上的发现　基底神经节、右内侧颞叶、dlPFC 和 ACC 中 N- 乙酰天冬氨酸与肌酸之间比例下降，海马体与 ACC 中的 Cho 可能增加。另外，还发现在受过创伤后广泛性焦虑障碍病人中 NAA 也有所减少。这些研究并不能得出结论：NAA 的变化不是由于 PTSD 本身导致，而是创伤之前或是创伤之后就已存在。

总之，在战争中受重伤的士兵，以前很可能会死亡，在现代战争中却可以存活下来，但他们很可能患有严重的精神创伤。虽然人们对战争引起的精神病变的理解还处于初步阶段，但是最近的神经影像学研究逐渐揭示了 PTSD 潜在的皮质 - 边缘神经环路。一开始，人们观察到这种异常现象时以为是一种可能发展成结构异常的功能性新陈代谢异常。影像学结果反映出这些潜在的控制情绪的心理环路与愉悦、恐惧、愤怒和注意力有关（即杏仁核的高度警觉及 PFC 控制不足）。虽然这些研究很有发展前景，能够增进人们对神经基底的了解，但对其结果要审慎考虑，因为这些关于 PTSD 的研究并非都是同时进行的。造成研究结果不一致的原因包括研究方法不同，PTSD 症候的复杂程度不同，存在并发症，不同基因因素和环境因素下对创伤的反应不同。另外，因为没有完全一样的创伤事件，也没有完全一样的个体，所以创伤的本质和严重程度与 PTSD 情绪障碍程度之间的联系上也存在相应的变化。现在还没有用于诊断 PTSD 的可靠的且可重现的影像结果和有效的临床治疗方法。目前，通过使用先进的神经影像学技术所获得的研究成果虽前景光明，但还未通过有力验证以广泛应用于临床治疗。

主要参考文献

[1] Raymont V, Greathouse A, Reding K, et al. Demographic, structural and genetic predictors of late cognitive decline after penetrating head injury. Brain. 2008;131(pt 2):543–558.

[2] Albertson K, Armonda R, Azarow KS, et al. Levels of medical care. In Emergency War Surgery, Third United States Revision. Edited by Szul AC, Davis LB, Maston BG, et al. Washington, DC: Walter Reed Army Medical Center Borden Institute; 2004.

[3] Gawande A. Casualties of war—military care for the wounded from Iraq and Afghanistan. N Engl J Med. 2004;351:2471–2475.

[4] De Silva MJ, Roberts I, Perel P, et al. Patient outcome after traumatic brain injury in high-, middle- and low-income countries:analysis of data on 8927 patients in 46 countries. Int J Epidemiol. 2009;38(2):452–458.

[5] Almogy G, Belzberg H, Mintz Y, et al. Suicide bombing attacks: update and modifications to the protocol. Ann Surg. 2004;239:295–303.

[6] Fleck SK, Langner S, Baldauf J, et al. Incidence of blunt craniocervical artery injuries: use of whole-body computed tomography trauma imaging with adapted computed tomography angiography. Neurosurgery. 2011;69:615–624.

[7] Healy DA, Hegarty A, Feeley I, et al. Systematic review and meta-analysis of routine total body CT compared with selective CT in trauma patients [published online ahead of print January 12, 2013]. Emerg Med J.

[8] Fu CY, Wu SC, Chen RJ. Lodox/Statscan provides rapid identification of bullets in multiple gunshot wounds. Am J Emerg Med. 2008;26:965.e5–965.e7.

[9] Boffard KD, Goosen J, Plani F, et al. The use of low dosage X-ray (Lodox/Statscan) in major trauma: comparison between low dose X-ray and conventional X-ray techniques. J Trauma. 2006;60:1175–1181.

[10] http://www.lodox.com/technical.html. Accessed November 10, 2013.

[11] Shellock FG. Reference manual for magnetic resonance safety, implants, and devices:2011 edition. Los Angeles, CA: Biomedical Research Publishing Group; 2011.

[12] Kanal E, Shellock FG, Talagala L. Safety considerations in MR imaging. Radiology. 1990;176:593–606.

[13] Shellock FG, Curtis JS. MR imaging and biomedical implants, materials, and devices: an updated review. Radiology. 1991;180:541–550.

[14] Sommer T, Valhaus C, Lauck G, et al. MR imaging and cardiac pacemakers: in-vitro evaluation and in-vivo studies in 51 patients at 0.5 T. Radiology. 2000;215:869–879.

[15] Bell RB, Osborn T, Dierks EJ, et al. Management of penetrating neck injury: a new paradigm for civilian trauma. J Oral Maxillofac Surg. 2007;65:691–705.

[16] Wang EW, Huang JH. Understanding and treating blast traumatic brain injury in the combat theater. Neurol Res. 2013;35(3):285–289.

[17] Owens BD, Kragh JF Jr, Wenke JC, et al. Combat wounds in Operation Iraqi Freedom and Operation Enduring Freedom. J Trauma. 2008;64:295–299.

[18] Champion HR, Holcomb JB, Lawnick MM, et al. Improved characterization of combat injury. J Trauma. 2010;68:1139–1150.

[19] Galarneau MR, Woodruff SI, Dye JL, et al. Traumatic brain injury during Operation Iraqi Freedom: findings from the United States Navy-Marine Corps Combat Registry. J Neurosurg. 2008;108:950–957.

[20] Iraq coalition casualty count. http://icasualties. org/iraq/fatalities.aspx. Accessed August 2, 2009.

[21] Benzinger TLS, David Brody D, Cardin S, et al. Blast-related brain injury: imaging for clinical and research applications: report of the 2008 St. Louis Workshop. J Neurotrauma. 2009;26:2127–2144.

[22] Ragel BT, Klimo P Jr, Martin JE, et al. Wartime decompressive craniectomy: technique and lessons learned. Neurosurg Focus. 2010;28(5):E2.

[23] Bell RS, Vo AH, Neal CJ, et al. Military traumatic brain and spinal column injury: a 5-year study of the impact blast and other military grade weaponry on the central nervous system. J Trauma. 2009;66:S104–S111.

[24] Folio L, Craig S, Singleton B, et al. Emergency decompressive craniotomy with banked skull flap in subcutaneous pocket. Mil Med. 2006;171(6):vii–viii.

[25] Le Bihan D, Mangin JF, Poupon C, et al. Diffusion tensor imaging: concepts and applications. J Magn Reson Imaging. 2001;13(4):534–546.

[26] Beaulieu C. The basis of anisotropic water diffusion in the nervous system: a technical review. NMR Biomed. 2002;15(7–8):435–455.

[27] Le TH, Mukherjee P, Henry RG, et al. Diffusion tensor imaging with three-dimensional fiber tractography of traumatic axonal shearing injury: an imaging correlate for the posterior callosal "disconnection" syndrome: case report. Neurosurgery. 2005;56:189.

[28] Inglese M, Makani S, Johnson G, et al. Diffuse axonal injury in mild traumatic brain injury: a diffusion tensor imaging study. J Neurosurg. 2005;103:298–303.

[29] Niogi SN, Mukherjee P, Ghajar J, et al. Extent of microstructural white matter injury in postconcussive syndrome correlates with impaired cognitive reaction time: a 3T diffusion tensor imaging study of mild traumatic brain injury. AJNR Am J Neuroradiol. 2008;29:967–973.

[30] Huisman TA, Schwamm LH, Schaefer PW, et al. Diffusion tensor imaging as potential biomarker of white matter injury in diffuse axonal injury. AJNR Am J Neuroradiol. 2004;25:370–376.

[31] Kou Z, Wu Z, Tong KA, et al. The role of advanced MR imaging findings as biomarkers of traumatic brain injury. J Head Trauma Rehabil. 2010;25:267–282.

[32] Shenton ME, Hamoda HM, Schneiderman JS, et al. A review of magnetic resonance imaging and

diffusion tensor imaging findings in mild traumatic brain injury. Brain Imaging Behav. 2012;6(2):137–192.

［33］Arfanakis K, Haughton VM, Carew JD, et al. Diffusion tensor MR imaging in diffuse axonal injury. AJNR Am J Neuroradiol. 2002;23:794–802.

［34］Rutgers DR, Fillard P, Paradot G. Diffusion tensor imaging characteristics of the corpus callosum in mild, moderate, and severe traumatic brain injury. AJNR Am J Neuroradiol. 2008;29:1730–1735.

［35］Shimony JS, McKinstry RC, Akbudak E, et al. Quantitative diffusion-tensor anisotropy brain MR imaging: normative human data and anatomic analysis. Radiology. 1999;212:770–784.

［36］Niogi SN, Mukherjee P. Diffusion tensor imaging of mild traumatic brain injury. Journal of Head Trauma Rehabilitation. 2010;25(4):241–255.

［37］Gardner A, Kay-Lambkin F, Stanwell P, et al. A systematic review of diffusion tensor imaging findings in sports-related concussion. J Neurotrauma. 2012;29(16):2521–2538.

［38］van den Heuvel MP, Sporns O. Rich-club organization of the human connectome. J Neuroscience. 2011;31(44):15775–15786.

［39］Field AS. Diffusion tensor imaging at the crossroads: Fiber tracking meets tissue characterization in brain tumors. AJNR Am J Neuroradiol. 2005;26(9):2183–2186.

［40］Menzel MI, Tan ET, Khare K, et al. Accelerated diffusion spectrum imaging in the human brain using compressed sensing. Magn Reson Med. 2011;66(5):1226–1233.

［41］Logothetis NK, Pauls J, Augath M, et al. Neurophysiological investigation of the basis of the fMRI signal. Nature. 2001;412(6843):150–157.

［42］Ogawa S, Lee TM, Nayak A, et al. Oxygenation-sensitive contrast in magnetic resonance imaging. Magn Reson Med. 1990; 1468–1478.

［43］Ptito A, Chen JK, Johnston KM. Contributions of functional magnetic resonance imaging (fMRI) to sport concussion evaluation. NeuroRehabilitation. 2007;22(3):217–227.

［44］Slobounov SM, Zhang K, Pennell D, et al. Functional abnormalities in normally appearing athletes following mild traumatic brain injury: a functional MRI study. Exp Brain Res. 2010;202:341–354.

［45］Jantzen KJ, Andersen B, Steinberg FL, et al. A prospective functional MR imaging study of mild traumatic brain injury in college football players. AJNR Am J Neuroradiol. 2004;25:738–745.

［46］Caeyenberghs K, Leemans A, Heitger MH, et al. Graph analysis of functional brain networks for cognitive control of action in traumatic brain injury. Brain. 2012;135(pt 4):1293–1307.

［47］Hammond DA, Wasserman BA. Diffuse axonal injuries: pathophysiology and imaging. Neuroimag Clin N Am. 2002;12:205–216.

［48］Smits M, Dippel DW, Houston GC, et al. Postconcussion syndrome after minor head injury: brain activation of working memory and attention. Hum Brain Mapp. 2009;30(9):2789–2803.

［49］Zhou Y, Milham MP, Lui YW, et al. Defaultmode network disruption in mild traumatic brain injury. Radiology. 2012;265(3):882–892.

［50］Zhang K, Johnson B, Gay M, et al. Default mode network in concussed individuals in response to the YMCA physical stress test. J Neurotrauma. 2012;29(5):756–765.

［51］Sacchet MD, Knutson B. Spatial smoothing systematically biases the localization of reward-related brain activity. Neuroimage. 2012;66C:270–277.

［52］Huang MX, Theilmann RJ, Robb A, et al. Integrated imaging approach with MEG and DTI to detect mild traumatic brain injury in military and civilian patients. J Neurotrauma. 2009;26(8):1213–1226.

［53］Lewine JD, Davis JT, Sloan JH, et al. Neuromagnetic assessment of pathophysiologic brain activity induced by minor head trauma. AJNR Am J Neuroradiol. 1999;20:857–866.

［54］Lewine JD, Davis JT, Bigler ED, et al. Objective

documentation of traumatic brain injury subsequent to mild head trauma: multimodal brain imaging with MEG, SPECT, and MRI. J Head Trauma Rehabil. 2007;22:141–155.

[55] Gasparovic C, Yeo R, Mannell M, et al. Mayer neurometabolite concentrations in gray and white matter in mild traumatic brain injury: an 1H–magnetic resonance spectroscopy study. J Neurotrauma. 2009;26(10):1635–1643.

[56] Holshouser BA, Tong KA, Ashwal S, et al. Proton MR spectroscopic imaging depicts diffuse axonal injury in children with traumatic brain injury. AJNR Am J Neuroradiol. 2005;26:1276–1285.

[57] Garnett MR, Blamire AM, Rajagopalan B, et al. Evidence for cellular damage in normalappearing white matter correlates with injury severity in patients following traumatic brain injury: a magnetic resonance spectroscopy study. Brain. 2000;123(pt 7):1403–1409.

[58] Garnett MR, Corkill RG, Blamire AM, et al. Altered cellular metabolism following traumatic brain injury: a magnetic resonance spectroscopy study. J Neurotrauma. 2001;18:231–240.

[59] Sinson G, Bagley LJ, Cecil KM, et al. Magnetiz ation transfer imaging and proton MR spectroscopy in the evaluation of axonal injury: correlation with clinical outcome after traumatic brain injury. AJNR Am J Neuroradiol. 2001;22:143–151.

[60] Ashwal S, Holshouser BA, Shu SK, et al. Predictive value of proton magnetic resonance spectroscopy in pediatric closed head injury. Pediatr Neurol. 2000;23:114–125.

[61] Nichol AD, Toal F, Fedi M, et al. Early outcome prediction after severe traumatic brain injury: can multimodal magnetic resonance imaging assist in clinical prognostication for individual patients? Crit Care Resusc. 2011;13(1):5–8.

[62] Yeo RA, Gasparovic C, Merideth F, et al. A longitudinal proton magnetic resonance spectroscopy study of mild traumatic brain injury. J Neurotrauma. 2011;28(1):1–11.

[63] Condon B, Oluoch-Olunya D, Hadley D, et al. Early magnetic resonance spectroscopy of acute head injury: four cases. J Neurotrauma. 1998;15:563–571.

[64] Garnett MR, Blamire AM, Corkill RG, et al. Early proton magnetic resonance spectroscopy in normal-appearing brain correlates with outcome in patients following traumatic brain injury. Brain. 2000;123(pt 10):2046–2054.

[65] Gowda NK, Agrawal D, Bal C, et al. Technetium Tc-99m ethyl cysteinate dimer brain single-photon emission CT in mild traumatic brain injury: a prospective study. AJNR Am J Neuroradiol. 2006;27:447–451.

[66] Hofman PAM, Stapert SZ, Kroonenburgh MJPG, et al. MR imaging, single photon emission CT, and neurocognitive performance after mild traumatic brain injury. AJNR Am J Neuroradiol. 2001;22:441–449.

[67] Stamatakis ME, Wilson JTL, Hadley DM, et al. SPECT imaging in head injury interpreted with statistical parametric mapping. J Nucl Med. 2002;43:476–483.

[68] McAllister TW, Sparling MB, Flashman LA, et al. Neuroimaging findings in mild traumatic brain injury. J Clin Exp Neuropsychol. 2001;23:775–791.

[69] Camargo EE. Brain SPECT in neurology and psychiatry. J Nucl Med. 2001;42:611–623.

[70] Kinuya K, Kakuda K, Nobata K, et al. Role of brain perfusion single-photon emission tomography in traumatic head injury. Nucl Med Commun. 2004;25(4):333–337.

[71] Newton MR, Greenwood RJ, Britton KE, et al. A study comparing SPECT with CT and MRI after closed head injury. J Neurol Neurosurg Psychiatry. 1992;55:92–94.

[72] Reid RH, Gulenchyn KY, Ballinger JR. Clinical use of technetium-99m HMPAO for determination of brain death. J Nucl Med. 1989;30:1621–1626.

[73] Bergsneider M, Hovda DA, McArthur DL, et al. Metabolic recovery following human traumatic

brain injury based on FDG-PET: time course and relationship to neurological disability. J Head Trauma Rehabil. 2001;16:135–148.

[74] Menon DK. Brain ischaemia after traumatic brain injury: lessons from 15O2 positron emission tomography. Curr Opin Crit Care. 2006; 12:85–89.

[75] Coles JP, Fryer TD, Smielewski P, et al. Defining ischemic burden after traumatic brain injury using 15O PET imaging of cerebral physiology. J Cereb Blood Flow Metab. 2004;24:191–201.

[76] Coles JP, Fryer TD, Smielewski P, et al. Incidence and mechanisms of cerebral ischemia in early clinical head injury. J Cereb Blood Flow Metab. 2004;24:202–211.

[77] Gross H, Kling A, Henry G, et al. Local cerebral glucose metabolism in patients with long-term behavioral and cognitive deficits following mild traumatic brain injury. J Neuropsychiatry Clin Neurosci. 1996;8:324–334.

[78] Alavi A. Functional and anatomic studies of head injury. J Neuropsychiatry Clin Neurosci. 1989; 1:S45–S50.

[79] Lupi A, Bertagnoni G, Salgarello M, et al. Cerebellar vermis relative hypermetabolism: an almost constant PET finding in an injured brain. Clin Nucl Med. 2007;32:445–451.

[80] Carr, W. An fMRI study of TBI associated with blast injury. http://www.dtic.mil/cgi-bin/GetTRDoc?AD=ADA501624. Naval Medical Research Center Report No. 0704-0188. Published March 2009. Accessed November 2010.

[81] Peskind ER, Petrie EC, Cross DJ, et al. Cerebrocerebellar hypometabolism associated with repetitive blast exposure mild traumatic brain injury in 12 Iraq war veterans with persistent post-concussive symptoms. Neuroimage. 2011;54(1):S76–S82.

[82] Prins M, Alexander D, Giza CC, et al. Repeated mild traumatic brain injury: mechanisms of cerebral vulnerability. J Neurotrauma. 2013;30:30–38.

[83] Mendez M, Owens EM, Berenji G, et al. Mild

traumatic brain injury from primary blast vs. blunt forces: Post-concussion consequences and functional neuroimaging. NeuroRehabiliation. 2013;32(2):397–407.

[84] Hattori N, Huang SC, Wu HM, et al. Correlation of regional metabolic rates of glucose with Glasgow coma scale after traumatic brain injury. J Nucl Med. 2003;44:1709–1716.

[85] Beall E, et al. Functional connectivity differences in blast-induced vs. non-blast-induced traumatic brain injury.

[86] Graner JL, Oakes T, French L, et al. Functional MRI in the investigation of blastrelated traumatic brain injury. Front Neurol. 2013;4:16.

[87] Johnson B, Zhang K, Gay M, et al. Alteration of brain default network in subacute phase of injury in concussed individuals: restingstate fMRI study. Neuroimage. 2012;59(1): 511–518.

[88] Stevens MC, Lovejoy D, Kim J, et al. Multiple resting state network functional connectivity abnormalities in mild traumatic brain injury. Brain Imaging Behav. 2012;6:293–318.

[89] Levin HS, Wilde E, Troyanskaya, et al. Diffusion tensor imaging of mild to moderate blastrelated traumatic brain injury and its sequelae. J Neurotrauma. 2010;27(4):683–694.

[90] Moore DF, Riedy G, Fargus J, et al. Diffusion tensor imaging and mTBI: a case-control study of blast in returning service members following OIF and OEF. Paper presented at Seattle: 61st Annual Meeting of the Academy of Neurology; April 2009.

[91] MacDonald CL, Johnson AM, Cooper D, et al. Detection of blast-related traumatic brain injury in US military personnel. N Eng J Med. 2011;364:2091–2100.

[92] Okumura A, Yasokawa Y, Nakayama N, et al. The clinical utility of MR diffusion tensor imaging and spatially normalized PET to evaluate traumatic brain injury patients with memory and cognitive impairments [in Japanese]. No to Shinkei. 2005;57:115–122.

［93］Browne SE, Lin L, Mattsson A, et al. Selective antibody-induced cholinergic cell and synapse loss produce sustained hippocampal and cortical hypometabolism with correlated cognitive deficits. Exp Neurol. 2001;170:36–47.

［94］Bazarian JJ, Donnelly K, Peterson DR, et al. The relation between posttraumatic stress disorder and mild traumatic brain injury acquired during Operations Enduring Freedom and Iraqi Freedom. J Head Trauma Rehabil. 2013;28(1):1–12.

［95］Huang, MX, Nichols S, Robb A, et al. An automatic MEG low-frequency source imaging approach for detecting injuries in mild and moderate TBI patients with blast and non-blast causes. Neuroimage. 2012;61:1067–1082.

［96］Yilmaz S, Pekdemir M. A case of primary blast brain injury. Am J Emerg. 2007;25:97–98.

［97］Rosen A, Zhang Y, Kasprisin A, et al. Mild traumatic brain injury and conduction aphasia from a close proximity blast resulting in arcuate fasciculus damage diagnosed on DTI tractography. Mil Med. 2009;174(11):v–vi.

［98］Warden DL, French LR, Shupenko, et al. Case report of a soldier with primary blast brain injury. Neuroimage. 2009;47:152–153.

［99］Stone JR, Carr WS, Young A, et al. Neuroimaging correlates of repetitive low-level blast exposure in human military breachers. Las Vegas, National Neurotrauma Society Annual Meeting: 2010.

［100］Jorge RE, Acion L, White T, et al. White matter abnormalities in veterans with mild traumatic brain injury. Am J Psychiatry. 2012;169:12.

［101］Yi J, Padalino DJ, Chin LS, et al. Chronic traumatic encephalopathy. Curr Sports Med Rep. 2013; 12(1):28–32.

［102］Small GW, Kepe V, Siddarth P, et al. PET scanning of brain tau in retired National Football League players: preliminary findings. J Geriatr Psychiatry. 2013;21(2):138–144.

［103］Goldstein LE, Fisher AM, Tagge CA, et al. Chronic traumatic encephalopathy in blastexposed military

veterans and a blast neurotrauma mouse model. Sci Transl Med. 2012;4:134ra60.

［104］Hospenthal D, Nurray C, Andersen R, et al. Guidelines for the prevention of infection after combat-related injuries. J Trauma. 2008;64:S211–S220.

［105］Leland A, Oboroceanu MJ. American war and military operations casualties: lists and statistics. Congressional Research Service, February 26, 2010. Amputation information provided by Dr. Michael Carino of the Office of the Surgeon General, U.S. Army. http:siadapp.dmdc.osd.mil/personnel / CASUALTY/castop.htm

［106］Holcomb J. Use of recombinant activated factor VII to treat the acquired coagulopathy of trauma. J Trauma. 2005;58:1298–1303.

［107］Brakenridge SC, Toomay SM, Sheng JL, et al. Predictors of early versus late timing of pulmonary embolus after traumatic injury. Am J Surg. 2011;201:209–215.

［108］Souders JE. Pulmonary air embolism. J Clin Monit Comput. 2000;16(5–6):375–383.

［109］Murray JF. Pulmonary edema: pathophysiology and diagnosis. Int J Tuberc Lung Dis. 2011;15(2):155–160, i.

［110］Rassler B. The role of catecholamines in formation and resolution of pulmonary edema. Cardiovasc Hematol Disord Drug Targets. 2007;7:27–35.

［111］Bakam M, Rivkind A, Gideon Z, et al. Abdominal trauma after terrorist bombing attacks exhibits a unique pattern of injury. Ann Surg. 2008;248(2):303–309.

［112］Ling G, Bandak F, Armonda R, et al. Explosive blast neurotrauma. J Neurotrauma. 2009;26:815–825.

［113］Butterworth RF. Hepatic encephalopathy: a central neuroinflammatory disorder? Hepatology. 2011;53(4):1372–1376.

［114］Moreno B, Jukes JP, Vergara-Irigaray N, et al. Systemic inflammation induces axon injury during brain inflammation. Ann Neurol. 2011;70(6):932–

942.

［115］Dorfman JD, Burns JD, Green DM, et al. Decompressive laparotomy for refractory intracranial hypertension after traumatic brain injury. Neurocrit Care. 2011;15(3): 516–518.

［116］Yeh CC, Chen TL, Hu CJ, et al. Risk of epilepsy after traumatic brain injury: a retrospective population-based cohort study. J Neurol Neurosurg Psychiatry. 2013;84(4):441–445.

［117］Annegers JF, Hauser WA, Coan SP, et al. A population-based study of seizures after traumatic brain injuries. N Engl J Med. 1998;338:20–24.

［118］Tempkin NR. Risk factors for posttraumatic seizures in adults. Epilepsia. 2003;44(suppl. 10):18–20.

［119］Salazar AM, Jabbari B, Vance SC, et al. Epilepsy after penetrating head injury. Neurology. 1985;35(10):1406–1414.

［120］Bai YH, Bramlett HM, Atkins CN, et al. Post-traumatic seizures exacerbate histopathological damage after fluid-percussion brain Inj. J Neurotrauma. 2011;28:35–42.

［121］Teasell R, Bayone N, Lippert C, et al. Posttraumatic seizure disorder following acquired brain injury. Brain Injury. 2007;21:201.

［122］Asikainen I, Kaste M, Sarna S. Early and late post-traumatic seizures in traumatic brain injury rehabilitation patients: brain injury factors causing late seizures and influence of seizures on long-term outcome. Epilepsia. 1999;40:584–589.

［123］Fox WC, Park MS, Belverud S, et al. Contemporary imaging of mild TBI: the journey toward diffusion tensor imaging to assess neuronal damage. Neurol Res. 2013;35(3): 223–232.

［124］Grossman EJ, Jensen JH, Babb JS, et al. Cognitive impairment in mild traumatic brain injury: a longitudinal diffusional kurtosis and perfusion imaging study. AJNR Am J Neuroradiol. 2013;34:951–957.

［125］Fox CJ, Gillespie DL, O'Donnell SD, et al. Contemporary management of wartime vascular trauma. J Vasc Surg. 2005;41(4):638–644.

［126］Spahn DR, Cerny V, Coats TJ, et al. Management of bleeding following major trauma: a European guideline. Crit Care. 2007;11(1):17.

［127］Maegele M, Lefering R, Yucel N, et al. Early coagulopathy in multiple injury: an analysis from the German Trauma Registry on 8724 patients. Injury. 2007;38:298–304.

［128］Wang HE, Callaway CW, Peitzman AB, et al. Admission hypothermia and outcome after major trauma. Crit Care Med. 2005;33:1296–1301.

［129］Harhangi B, Kompanje E, Leebeek F, et al. Coagulation disorders after traumatic brain injury. Acta Neurochir (Wien). 2008;150:165–175.

［130］Morel N, Morel O, Petit L, et al. Generation of procoagulant microparticles in cerebrospinal fluid and peripheral blood after traumatic brain injury. J Trauma. 2008;64(3):698–704.

［131］Lipsky AM, Gausche-Hill M, Henneman PL, et al. Prehospital hypotension is a predictor of the need for an emergent, therapeutic operation in trauma patients with normal systolic blood pressure in the emergency department. J Trauma. 2006;61:1228–1233.

［132］Shapiro NI, Kociszewski C, Harrison T, et al. Isolated prehospital hypotension after traumatic injuries: a predictor of mortality? J Emerg Med. 2003;25:175–179.

［133］Holcomb J, Caruso J, McMullin N, et al. Causes of death in US Special Operations Forces in the global war on terrorism:2001–2004. US Army Med Dep J. 2007:24–37.

［134］Sohn VY, Arthurs ZM, Herbert GS, et al. Demographics, treatment, and early outcomes in penetrating vascular combat trauma. Arch Surg. 2008;143(8):783–787.

［135］Eastridge BJ, Hardin M, Cantrell J, et al. Died of wounds on the battlefield: causation and implications for improving combat casualty care. J Trauma. 2011;71(1) (suppl):S4–S8.

［136］Kelly JF, Ritenour AE, McLaughlin DF, et al. Injury severity and causes of death from Operation Iraqi Freedom and Operation Enduring Freedom: 2003–2004 versus 2006. J Trauma. 2008;64(2)(suppl):S21–S27.

［137］White JM, Stannard A, Burkhardt GE, et al. The epidemiology of vascular injury in the wars in Iraq and Afghanistan. Ann Surg. 2011; 253(6):1184–1189.

［138］Smith ZA, Wood D. Emergency focused assessment with sonography in trauma (FAST) and haemodynamic stability [published online ahead of print February 13, 2013]. Emerg Med J.

［139］Kheirabadi BS, Klemcke HG. Hemostatic agents for control of intracavitary noncompressible hemorrhage: an overview of current results. Combat casualty care in ground based tactical situations trauma technology and emergency medical procedures. St. Petersburg, FL, USA: RTOHFM-109; 2004.

［140］Martin M, Oh J, Currier H, et al. An analysis of in-hospital deaths at a modern combat support hospital. J Trauma. 2009;66(4):S51–S61.

［141］Mitra B, Cameron PA, Parr MJ, et al. Recombinant factor VIIa in trauma patients with the 'triad of death'. Injury. 2012;43(9): 1409–1414

［142］Fox CJ, Gillespie DL, Cox ED, et al. Damage control resuscitation for vascular surgery in a combat support hospital: results of a case control study. J Trauma. 2008;65:1–9.

［143］DARPA foam could increase survival rate for victims of internal hemorrhaging. 2012 Annual Meeting of the American Association for the Surgery of Trauma. Kauai, Hawaii.

［144］Bouchama A, Knochel JP. Heat stroke. N Engl J Med. 2002;346(25):1978–1988.

［145］Wade CE, Salinas J, Eastridge BJ, et al. Admission hypo- or hyperthermia and survival after trauma in civilian and military environments. Int J Emerg Med. 2011;4:35.

［146］Diringer MN, Reaven NL, Funk SE, et al. Elevated body temperature independently contributes to increased length of stay in neurologic intensive care unit patients. Crit Care Med. 2004;32(7):1489–1495.

［147］Bouchama A, Dehbi M, Mohamed G, et al. Prognostic factors in heat wave-related deaths: a meta-analysis. Arch Intern Med. 2007;167:2170–2176.

［148］Bazille C, Megarbane B, Bensimhon D, et al. Brain damage after heat stroke. J Neuropathol Exp Neurol. 2005;64(11):970–975.

［149］Chang CK, Chang CP, Liu SY, et al. Oxidative stress and ischemic injuries in heat stroke. Prog Brain Res. 2007;162:525–546.

［150］Kinoshita K, Chatzipanteli K, Alonso OF, et al. The effect of brain temperature on hemoglobin extravasation after traumatic brain injury. J Neurosurg. 2002;97:945–953.

［151］Wang ZZ, Wang CL, Wu TC, et al. Autoantibody response to heat shock protein 70 in patients with heatstroke. Am J Med. 2001;111:654–657.

［152］Lee JS, Choi JC, Kang SY, et al. Heat stroke: increased signal intensity in the bilateral cerebellar dentate nuclei and splenium on diffusion-weighted MR imaging. AJNR Am J Neuroradiol. 2009;30(4):e58.

［153］McLaughlin CT, Kane AG, Auber AE. MR imaging of heat stroke: external capsule and thalamic T1 shortening and cerebellar injury. AJNR Am J Neuroradiol. 2003;24: 1372–1375.

［154］Sudhakar PJ, Al-Hashimi H. Bilateral hippocampal hyperintensities: a new finding in MR imaging of heat stroke. Pediatr Radiol. 2007;37:1289–1291.

［155］Albukrek D, Bakon M, Moran DS, et al. Heat-stroke-induced cerebellar atrophy: clinical course, CT and MRI findings. Neuroradiology. 1997;39:195–197.

［156］Kobayashi K, Tha KK, Terae S, et al. Improved detection of heat strokeinduced brain injury by high b-value diffusion-weighted imaging. J Comput Assist Tomogr. 2011;35(4):498–500.

［157］D'Avignon L, Saffle J, Chung K, et al. Prevention

and management of infections associated with burns in the combat casualty. J Trauma. 2008;64:S277–S286.

［158］Atiyeh BS, Gunn S, Hayek S. Military and civilian burn injuries during armed conflicts. Ann Burns Fire Disasters. 2007;20(4): 203–215.

［159］Kauvar DS, Cancio LC, Wolf SE, et al. Compar ison of combat and non-combat burns from ongoing U.S. military operations. J Surg Res. 2006;132:195–200.

［160］Bloemsma GC, Dokter J, Boxma H, et al. Mortality and causes of death in a burn center. Burns. 2008;34:1103–1107.

［161］U.S. Department of Defense. Burn injuries. In Emergency War Surgery, Third United States Revision, Part I: Types of Wounds and Injuries. Washington, DC: Department of the Army, Office of the Surgeon General, Borden Institute; 2004:chap 28.

［162］Atiyeh BS, Hayek SN. Management of warrelated burn injuries: lessons learned from recent ongoing conflicts providing exceptional care in unusual places. J Craniofac Surg. 2010;21(5):1529–1537.

［163］Chung KK, Blackbourne LH, Renz EM, et al. Global evacuation of burn patients does not increase the incidence of venous thromboembolic complications. J Trauma. 2008;65:19–24.

［164］Askay SW, Patterson DR. What are the psychiatric sequelae of burn pain? Curr Pain Headache Rep. 2008;12:94–97.

［165］Sveen J, Ekselius L, Gerdin B, et al. A prospective longitudinal study of posttraumatic stress disorder symptom trajectories after burn injury. J Trauma. 2011;71(6):1808–1815

［166］Avidan V, Hersch M, Armon Y, et al. Am J Surg. 2005;190(6):945–950.

［167］Vadivelu S, Bell RS, Crandall B, et al. Delayed detection of carotid-cavernous fistulas associated with wartime blast- induced craniofacial trauma. Neurosurg Focus. 2010; 28(5):E6.

［168］Owers C, Morgan JL, Garner JP. Abdominal trauma in primary blast injury. Br J Surg. 2011;98(2):168– 179.

［169］Armonda RA, Bell RS, Vo AH, et al. Wartime traumatic cerebral vasospasm: recent review of combat casualties. Neurosurgery. 2006;59:1215– 1225.

［170］Guskiewicz KM, McCrea M, Marshall SW, et al. Cumulative effects associated with recurrent concussion in collegiate football players: the NCAA Concussion Study. JAMA. 2003;290:2549–2555.

［171］Zemper ED. Two-year prospective study of relative risk of a second cerebral concussion. Am J Phys Med Rehabil. 2003;82: 653–659.

［172］Iverson GL, Gaetz M, Lovell MR, et al. Cumulative effects of concussion in amateur athletes. Brain Inj. 2004;18:433–443.

［173］Cantu R, Gean AD. Second impact syndrome and a small subdural hematoma: an uncommon catastrophic result of repetitive head injury with a characteristic imaging appearance. J Neurotrauma. 2010;27: 1557–1564.

［174］Wetjen N, Pichelmann M, Atkinson J. Second impact syndrome: concussion and second injury brain complications. J Am Coll Surg. 2010;211:553–557.

［175］Maas AI, Hukkelhoven CW, Marshall LF, et al. Prediction of outcome in traumatic brain injury with computed tomographic characteristics: a comparison between the computed tomographic classification and combinations of computed tomographic predictors. Neurosurgery. 2005;57: 1173–1182.

［176］Toutant SM, Klauber MR, Marshall LF, et al. Absent or compressed basal cisterns on first CT scan: ominous predictors of outcome in severe head injury. J Neurosurg. 1984;61: 691–694.

［177］Teasdale E, Cardosa E, Galbraith S, et al. CT scan in severe diffuse head injury: physiology and clinical correlations. J Neurol Neurosurg Psychiatry. 1984;47:600–603.

［178］Ross DA, Olsen WL, Ross AM, et al. Brain shift, level of consciousness, and restoration of consciousness in patients with acute intracranial hematoma. J Neurosurg. 1989;71:498–502.

［179］Eisenberg HM, Gary HE, Aldrich EF. Initial CT findings in 753 patients with severe head injury. A report from the NIH Traumatic Coma Data Bank. J Neurosurg. 1990;73:688–698.

［180］Maas AI, Steyerberg EW, Butcher I, et al. Prognostic value of computerized tomography scan characteristics in traumatic brain injury: results from the IMPACT study. J Neurotrauma. 2007;24:303–314.

［181］The Brain Trauma Foundation. The American Association of Neurological Surgeons. The Joint Section on Neurotrauma and Critical Care. Computed tomography scan features. J Neurotrauma. 2000;17:597–627.

［182］Greene KA, Jacobowitz R, Marciano FF. Impact of traumatic subarachnoid hemorrhage on outcome in non-penetrating head injury. Part II: relationship to clinical course and outcome variables during acute hospitalization. J Neurotrauma. 1996;41:964–971.

［183］Greene KA, Marciano FF, Johnson BA, et al. Impact of traumatic subarachnoid hemorrhage on outcome in non-penetrating head injury. Part I: a proposed computerized tomography grading scale. J Neurosurg. 1995;83:445–452.

［184］Servadei F, Murray GD, Teasdale GM, et al. Traumatic subarachnoid hemorrhage: demographic and clinical study of 750 patients from the European Brain Injury Consortium Survey of Head Injuries. Neurosurgery. 2002;50:261–269.

［185］Wardlaw JM, Easton VJ, Statham P. Which CT features help predict outcome after head injury? J Neurol Neurosurg Psychiatry. 2002;72:188–192.

［186］MRC CRASH Trial Collaborators, Perel P, Arango M, et al. Predicting outcome after traumatic brain injury: practical prognostic models based on large cohort of international patients. 2008;336(7641):425–429. doi:10.1136/bmj.39461.643438.25.

［187］Wong GKC, Ngai K, Wong A. Long-term cognitive dysfunction in patients with traumatic subarachnoid hemorrhage: prevalence and risk factors. Acta Neurochir (Wien). 2012;154(1):105–111.

［188］Harders A, Kakarieka A, Braakman R, et al. Traumatic subarachnoid hemorrhage and its treatment with nimodipine. German tSAH Study Group. J Neurosurg. 1996;85:82–89.

［189］Athiappan S, Muthukumar N, Srinivasan US. Influence of basal cisterns, midline shift and pathology on outcome in head injury. Ann Acad Med Singapore. 1993;22:452–455.

［190］Quattrocchi KB, Prasad P, Willits NH, et al. Quantification of midline shift as a predictor of poor outcome following head injury. Surg Neurol. 1991;35:183–188.

［191］Nelson DW, Nyström H, MacCallum RM, et al. Extended analysis of early computed tomography scans of traumatic brain injured patients and relations to outcome. J Neurotrauma. 2010;27(1):51–64.

［192］Bullock NR, Chesnut R, Ghajar J, et al. Guidelines for the surgical management of traumatic brain injury. Neurosurgery Supplement. 2006;58:S2-1-S2-62.

［193］Bullock NR, Chesnut R, Ghajar J, et al. Surgical management of acute epidural hematomas. Neurosurgery. 2006;58(3)(suppl):S7–15.

［194］Bullock NR, Chesnut R, Ghajar J, et al. Surgical management of acute subdural hematomas. Neurosurgery. 2006;58(3) (suppl):S16–24

［195］Mathew P, Oluoch-Olunya DL, Condon BR, et al. Acute subdural haematoma in the conscious patient: outcome with initial non- operative management. Acta Neurochir (Wien). 1993;121:100–108.

［196］Wong CW. Criteria for conservative treatment of supratentorial acute subdural haematomas. Acta Neurochir (Wien). 1995;135:38–43.

［197］Yanaka K, Kamezaki T, Yamada T, et al. Acute subdural hematoma—prediction of outcome with linear discriminant function. Neurol Med Chir (Tokyo). 1993;33:552–558.

[198] Bricolo AP, Pasut LM. Extradural hematoma: toward zero mortality. A prospective study. Neurosurgery. 1984;14:8–12.

[199] Gean AD, Fischbein NJ, Purcell DD, et al. Benign anterior temporal epidural hematoma: indolent lesion with a characteristic CT imaging appearance after blunt head trauma. Radiology. 2010;257:212–218.

[200] Chadduck WM, Duong DH, Kast JM, et al. Pediatric cerebellar hemorrhages. Childs Nerv Syst. 1995;11:579–583.

[201] Marshall LF, Marshall SB, Klauber MR, et al. A new classification of head injury based on computerized tomography. J Neurosurg. 1991;75:S14–S20.

[202] Gennarelli TA, Spielman GM, Langfitt TW, et al. Influence of the type of intracranial lesion on outcome from severe head injury. J Neurosurg. 1982;56:26–32.

[203] Rimel RW, Giordani B, Barth JT, et al. Moderate head injury: completing the clinical spectrum of brain trauma. Neurosurgery. 1982;11:344–351.

[204] Alahmadi H, Vachhrajani S, Cusimano MD. The natural history of brain contusion: an analysis of radiological and clinical progression. J Neurosurg. 2010;112(5):1139–1145.

[205] Richard KE, Wirtelarz R, Frowein RA. Frequency and prognosis of traumatic brain edema. Adv Neurosurg. 1989;17:81–86.

[206] Tong KA, Ashwal S, Holshouser BA, et al. Diffuse axonal injury in children: clinical correlation with hemorrhagic lesions. Ann Neurol. 2004;56:36–50.

[207] Babikian T, Freier MC, Tong KA, et al. Susceptibility weighted imaging: neuropsychologic outcome and pediatric head injury. Pediatr Neurol. 2005;33:184–194.

[208] Benson RR, Gattu R, Sewick B, et al. Detection of hemorrhagic and axonal pathology in mild traumatic brain injury using advanced MRI: Implications for neurorehabilitation. NeuroRehabilitation. 2012;31(3): 261–279.

[209] Wang KW, Cho CL, Chen HJ, et al. Molecular biomarker of inflammatory response is associated with rebleeding in spontaneous intracerebral hemorrhage. Eur Neurol. 2011;66(6):322–327.

[210] Broderick JP, Brott TG, Duldner JE, et al. Volume of intracerebral hemorrhage. A powerful and easy-to-use predictor of 30-day mortality. Stroke. 1993;24:987–993.

[211] Jordan LC, Kleinman JT, Hillis AE. Intracerebral hemorrhage volume predicts poor neurologic outcome in children. Stroke. 2009;40:1666–1671.

[212] Perel P, Roberts I, Bouamra O, et al. Effect of tranexamic acid in traumatic brain injury: a nested randomized, placebo controlled trial (CRASH-2 Intracranial Bleeding Study). BMJ. 2011;343:d3795.

[213] Jacobs B, Beems T, van der Vliet TM, et al. Computed tomography and outcome in moderate and severe traumatic brain injury: hematoma volume and midline shift revisited. J Neurotrauma. 2011;28(2): 203–215.

[214] Oertel M, Kelly DF, McArthur D, et al. Progressive hemorrhage after head trauma: predictors and consequences of the evolving injury. J Neurosurg. 2002;96:109–116.

[215] Narayan RK, Maas AI, Servadei F, et al. Progression of traumatic intracerebral hemorrhage: a prospective observational study. J Neurotrauma. 2008;25:629–639.

[216] Bullock NR, Chesnut R, Ghajar J, et al. Surgical management of traumatic parenchymal lesions. Neurosurgery. 2006;58(3) (suppl):S25–S46.

[217] Croce MA, Dent DL, Menke PG, et al. Acute subdural hematoma: nonsurgical management of selected patients. J Trauma. 1994;36: 820–827.

[218] Kido DK, Cox C, Hamill RW, et al. Traumatic brain injuries: predictive usefulness of CT. Radiology. 1992;182:777–781.

[219] Lobato R, Rivas J, Cordovez F, et al. Acute epidural hematoma: an analysis of factors influencing the outcome of patients undergoing surgery in coma. J Neurosurg. 1988;68:48–57.

[220] Marshall LF, Smith RW, Shapiro HM. The outcome with aggressive treatment in severe head injuries. J Neurosurg. 1979;50:26–30.

[221] Hemphill JC III, Bonovich DC, Besmertis L, et al. The ICH score: a simple, reliable grading scale for intracerebral hemorrhage. Stroke. 2001;32:891–897.

[222] Levin HS, Mendelsohn D, Lily MA. Magnetic resonance imaging in relation to functional outcome of pediatric closed head injury: a test of the Ommaya-Gennarelli model

[223] Lesko M, Bouamra O, O'Brien S, et al. Prognostic value of various intracranial pathologies in traumatic brain injury. Eur J Trauma Emerg Surg. 2012;38(1):25.

[224] Nayil K, Ramzan A, Arif S, et al. Hypodensity of extradural hematomas in children: an ominous sign. J Neurosurg Pediatr. 2011;8(4):417–421.

[225] Wada R, Aviv RI, Fox AJ, et al. CT angiography "spot sign" predicts hematoma expansion in acute intracerebral hemorrhage. Stroke. 2007;38(4):1257–1262.

[226] Demchuk AM, Dowlatshahi D, Rodriguez-Luna D, et al. Prediction of haematoma growth and outcome in patients with intracerebral haemorrhage using the CT-angiography spot sign (PREDICT): a prospective observational study. Lancet Neurol. 2012;11(4):307–314.

[227] Delgado-Almandoz JE, Yoo AJ, Stone MJ, et al. The spot sign score in primary intracerebral hemorrhage identifies patients at highest risk of in-hospital mortality and poor outcome among survivors. Stroke. 2010;41:54–60.

[228] Letourneau-Guillon L, Huynh T, Jakobovic R, et al. Traumatic intracranial hematomas: prognostic value of contrast extravasation. AJNR Am J Neuroradiol. 2013;34:773–779.

[229] Mazzini L, Campini R, Angelino E. Posttraumatic hydrocephalus: a clinical, neuroradiologic, and neuropsychologic assessment of long-term outcome. Arch Phys Med Rehabil. 2003;84(11):1637–1641.

[230] De Bonis P, Pompucci A, Mangiola A, et al. Post-traumatic hydrocephalus after decompressive craniectomy: an underestimated risk factor. J Neurotrauma. 2010; 27(11):1965–1970.

[231] Gentry LR, Godersky JC, Thompson BH. Prognosis after severe head injury: MRI correlation with Glasgow Outcome Scale. Scientific exhibit. Paper presented at: Annual Meeting of the American Society of Neuroradiology; 1990; Los Angeleles, CA.

[232] Zimmerman RA, Bilaniuk LT, Gennarelli T. Computed tomography of shearing injuries of the cerebral white matter. Radiology. 1978;12:393–396.

[233] Tsai FY, Heal JS, Itabashi HH, et al. Computed tomography of posterior fossa trauma. J Comput Assist Tomogr. 1980;4:291–305.

[234] Yuh E, Cooper S, Ferguson A, et al. Quantitative CT improves outcome prediction in acute traumatic brain injury. J Neurotrauma. 2012;29(5):735–746.

[235] Gentry LR, Godersky JC, Thompson BH. Traumatic brain stem injury: MR imaging. Radiology. 1989;171:177–187.

[236] Levin HS, Wilde EA, Chu Z, et al. Diffusion tensor imaging in relation to cognitive and functional outcome of traumatic brain injury in children. J Head Trauma Rehabil. 2008;23(4):197–208.

[237] Nakayama N, Okumura A, Shinoda J, et al. Evidence for white matter disruption in traumatic brain injury without macroscopic lesions. J Neurol Neurosurg Psychiatry. 2006;77:850–855.

[238] Blatter DD, Bigler ED, Gale SD, et al. MR-based brain and cerebrospinal fluid measurement after traumatic brain injury: correlation with neuropsychological outcome. AJNR Am J Neuroradiol. 1997;18:1–10.

[239] Bigler ED, Blatter DD, Anderson CV, et al. Hippocampal volume in normal aging and traumatic brain injury. AJNR Am J Neuroradiol. 1997;18:11–23.

[240] Dobson JE, Newell MJ, Shepherd JP. Trends in

maxillofacial injuries in war-time (1914–1986). Br J Oral Maxillofac Surg. 1989;27:441–450.

[241] Xydakis MS, Fravell MD, Nasser KE, et al. Analysis of battlefield head and neck injuries in Iraq and Afghanistan. Otolaryngol Head Neck Surg. 2005;133:497–504.

[242] Lieblich SE, Topazian RG. Infection in the patient with maxillofacial trauma. In Oral and Maxillofacial Trauma. Edited by Fonseca RJ, Walker RV, Betts NJ. St. Louis, MO: Elsevier Saunders; 2005.

[243] Shuker ST. Rocket-propelled grenade maxillof acial injuries and management. J Oral Maxillofac Surg. 2006;64;503–510.

[244] Petersen K, Riddle MS, Danko JR, et al. Trauma related infections in battlefield casualties from Iraq. Ann Surg. 2007;245:803–811.

[245] Xydakis MS, Bebarta V, Harrison CD, et al. Tympanic-membrane perforation as a marker of concussive brain injury in Iraq. N Engl J Med. 2007;357:830–831.

[246] Mallonee S. Physical injuries and fatalities resulting from the Oklahoma City bombing. JAMA. 1996;276:382–387.

[247] Jagade MV, Patil RA, Suhail SI. Bomb blast injury: effect on middle and inner ear. Indian J Otolaryngol Head Neck Surg. 2008; 60:324–330.

[248] Ritenour A, Wickley A, Ritenour J, et al. Tympanic membrane perforation and hearing loss from blast overexposure in Operation Enduring Freedom and Operation Iraqi Freedom wounded. J Trauma. 2008;64:S174–S178.

[249] Patterson J, Hamernik R. Blast overpressure induced structural and functional changes in the auditory system. Toxicology. 1997;121:29–40.

[250] Doty RL, Yousem DM, Pham LT, et al. Olfactory dysfunction in patients with head trauma. Arch Neurol. 1997;54(9): 1131–1140.

[251] Callahan CD, Hinkebein JH. Assessment of anosmia after traumatic brain injury: performance characteristics of the University of Pennsylvania

Smell Identification Test. J Head Trauma Rehabil. 2002;17(3):251–256.

[252] Ruff RL, Ruff SS, Wang XF. Headaches among Operation Iraqi Freedom/Operation Enduring Freedom veterans with mild traumatic brain injury associated with exposures to explosions. J Rehabil Res Dev. 2008;45(7):941–952.

[253] Kern RC, Quinn B, Rosseau G, et al. Posttraumatic olfactory dysfunction. Laryngoscope. 2000;110 (12):2106–2109.

[254] Yousem DM, Geckle RJ, Bilker WB, et al. Posttraumatic olfactory dysfunction: MR and clinical evaluation. AJNR Am J Neuroradiol. 1996;17(6):1171–1179.

[255] Yousem DM, Geckle RJ, Bilker WB, et al. Posttraumatic smell loss: relationship of psychophysical tests and volumes of the olfactory bulbs and tracts and the temporal lobes. Acad Radiol. 1999;6(5):264–272.

[256] Doty RL. Office procedures for quantitative assessment of olfactory function. Am J Rhinol. 2007;21(4):460–473.

[257] London B, Nabet B, Fisher AR, et al. Predictors of prognosis in patients with olfactory disturbance. Ann Neurol. 2008;63(2): 159–166.

[258] Costanzo RM, Miwa T. Posttraumatic olfactory loss. Adv Otorhinolaryngol. 2006;63: 99–107.

[259] Vasterling JJ, Brailey K, Sutker PB. Olfactory identification in combat-related posttraumatic stress disorder. J Trauma Stress. 2000;13(2):241–253.

[260] Dolan S, Martindale S, Robinson J, et al. Neuropsychological sequelae of PTSD and TBI following war deployment among OEF/OIF veterans. Neuropsychol Rev. 2012;22(1):21–34.

[261] DePalma RG, Burris DG, Champion HR, et al. Blast injuries. N Engl J Med. 2005;352: 1335–1342.

[262] Mines M, Thach A, Mallonee S, et al. Ocular injuries sustained by survivors of the Oklahoma City bombing. Ophthalmology. 2000;107:837–843.

［263］Rapid assessment of injuries among survivors of the terrorist attack on the World Trade Center—New York City, September 2001. MMWR Morb Mortal Wkly Rep 2002;51:1–5.

［264］Morley MG, Nguyen JK, Heier JS, et al. Blast eye injuries: a review for first responders. Disaster Med Public Health Prep. 2010;4: 154–160.

［265］Weichel ED, Colyer MH, Ludlow SE, et al. Combat ocular trauma visual outcomes during Operations Iraqi and Enduring Freedom. Ophthalmology. 2008;115(12):2235–2245.

［266］Belkin M, Treister G, Dotan S. Eye injuries and ocular protection in the Lebanon War, 1982. Isr J Med Sci. 1984;20:333–338.

［267］Mader TH, Carroll RD, Slade CS, et al. Ocular war injuries of the Iraqi insurgency, January–September 2004. Ophthalmology. 2006;113:97–104.

［268］van Issum C, Courvoisier DS, Scolozzi P. Posttraumatic orbital emphysema: incidence, topographic classification and possible pathophys iologic mechanisms. A retrospective study of 137 patients. Oral and Maxillofacial Surgery. 2013;115(6):737–742.

［269］Gonul E, Erdogan E, Tasar M, et al. Penetrating orbitocranial gunshot injuries. Surg Neurol. 2005;63:24–30.

［270］Kuhn F, Morris R, Witherspoon CD, et al. Epidemiology of blinding trauma in the United States Eye Injury Registry. Ophthalmic Epidemiol. 2006;13(3): 209–216.

［271］Lemley CA, Wirostko WJ, Mieler WF, et al. Intraocular foreign bodies. In Principles and Practice of Ophthalmology. 3rd ed. Edited by Albert DM. Philadelphia, PA: Saunders; 2008.

［272］Janković S, Zuljan I, Sapunar D, et al. Clinical and radiological management of wartime eye and orbit injuries. Mil Med. 1998;163(6):423–426.

［273］Ehlers JP, Kunimoto DY, Ittoop S, et al. Metallic intraocular foreign bodies: characteristics, interventions, and prognostic factors for visual outcome and globe survival. Am J Ophthalmol. 2008;146(3):427–433.

［274］Colyer MH, Chun DW, Bower KS, et al. Perforating globe injuries during operation Iraqi freedom. Ophthalmology. 2008;115(11): 2087–2093.

［275］Savar A, Andreoli MT, Kloek CE, et al. Enucleation for open globe injury. Am J Ophthalmol. 2009;147(4):595–600.

［276］Spoor TC. Penetrating orbital injuries. In An Atlas of Ophthalmic Trauma. London, United Kingdom: Mosby; 1997:chap 8.

［277］Thach AB, Ward TP, Dick JS III, et al. Intraocular foreign body injuries during Operation Iraqi Freedom. Ophthalmology. 2005;112(10):1829–1833.

［278］Colyer MH, Weber ED, Weichel ED, et al. Delayed intraocular foreign body removal without endophthalmitis during Operations Iraqi Freedom and Enduring Freedom. Ophthalmology. 2007;114(8): 1439–1447.

［279］Thach AB, Johsnson AJ, Carroll RB, et al. Severe eye injuries in the War in Iraq, 2003–2005. Ophthalmology. 2008;115:377–382.

［280］Bell RS, Ecker RD, Severson MA III, et al. The evolution of the treatment of traumatic cerebrovascular injury during wartime. Neurosurg Focus. 2010;28(5):E5.

［281］Bell RS, Vo AH, Roberts R, et al. Wartime traumatic aneurysms: acute presentation, diagnosis, and multimodal treatment of craniocervical arterial injuries. Neurosurgery. 2010;66(1):66–79.

［282］Razumovsky A, Tigno T, Bell R, et al. Traumatic brain injury complications common among U.S. combat soldiers. In: American Heart Association International Stroke Conference; February 6, 2013; Honolulu, HI. Abstract 53.

［283］Alford PW, Dabiri BE, Goss JA, et al. Blastinduced phenotypic switching in cerebral vasospasm. Proc Natl Acad Sci U S A. 2011;108(31):12705–12710.

［284］Andresen J, Shafi NI, Bryan RM Jr. Endothelial influences on cerebrovascular tone. J Appl Physiol. 2005;100:318–327.

［285］Levy ML, Rezai A, Masri LS, et al. The significance of subarachnoid hemorrhage after penetrating craniocerebral injury: correlations with angiography and outcome in a civilian population. Neurosurgery. 1993;32:532–540.

［286］Jinkins JR, Dadsetan MR, Sener RN, et al. Value of acute phase angiography in the detection of vascular injuries caused by gunshot wounds to the head: analysis of 12 cases. AJR Am J Roentgenol. 1992;159:365–368.

［287］Vascular complications of penetrating head injury. J Trauma. 2001;51(2)(suppl): S26–S28.

［288］Guillaume DJ, Haddad FS, Haddad GF, et al. Diagnosis and management of traumatic intracranial aneurysms. In Operative Neurosurgery: Indications, Methods and Results. 5th edition. Edited by Schmidek HH, Sweet WH. Philadelphia, PA: Elsevier Science; 2005.

［289］Cohen J, Gomori J, Segal RE. Results of endovascular treatment of traumatic intracranial aneurysms. Neurosurgery. 2008;63:476–486.

［290］Menke J, Larsen J, Kallenberg K. Diagnosing cerebral aneurysms by computed tomographic angiography: meta-analysis. Ann Neurol. 2011;69(4):646–654.

［291］Shankar JJ, Tan I, Krings T, et al. CT angiography for evaluation of cerebral vasospasm following acute subarachnoid haemorrhage. Neuroradiology. 2012;54(3): 197–203.

［292］Haddad FS, Haddad GF, Taha J. Traumatic intracranial aneurysms caused by missiles: their presentation and management. Neurosurgery. 1997;28:1–7.

［293］Amirjamshidi A, Rahmat H, Abbassioun K. Traumatic aneurysms and arteriovenous fistulas of intracranial vessels associated with penetrating head injuries occurring during war: principles and pitfalls in diagnosis and management. A survey of 31 cases and review of the literature. J Neurosurg. 1996;84:769–780.

［294］Neuroimaging in the management of penetrating brain injury. J Trauma. 2001;51(2) (suppl):S7–S11.

［295］Esposito DP, Walker JP. Contemporary management of penetrating brain injury. Neurosurg Q. 2009;19:249–254.

［296］Hughes BD, Vender JR. Delayed lead pulmonary emboli after a gunshot wound to the head. J Neurosurg 2006;105(3)(suppl): 233–234.

［297］Corbett H, Paulsen EK, Smith RS, et al. Paradoxical bullet embolus from the vena cava: a case report. J Trauma. 2003;55:979–981.

［298］Rasmussen T, Clouse WD, Peck MA, et al. Development and implementation of endovascular capabilities in wartime. J Trauma. 2008;65:1169–1176.

［299］Tsokos M, Paulsen F, Petri S, et al. Histologic, immunohistochemical, and ultrastructural findings in human blast injury. Am J Respir Crit Care Med. 2003;168:549–555.

［300］Aarabi B. Surgical outcome in 435 patients who sustained missile head wounds during the Iran-Iraq War. Neurosurgery. 1990;27(5): 692–695.

［301］Chesnut RM, Marshall LF, Klauber MR, et al. The role of secondary brain injury in determining outcome from severe head injury. J Trauma. 1993;34:216–222.

［302］Bhattacharjee Y. Shell shock revisited: solving the puzzle of blast trauma. Science. 2008;319:406–408.

［303］American Psychiatric Association. Diagnostic and Statistical Manual of Mental Disorders. 4th ed. Washington, DC: American Psychiatric Association; 1994.

［304］Lanius RA, Bluhm R, Lanius U, et al. A review of neuroimaging studies in PTSD: heterogeneity of response to symptom provocation. J Psychiatr Res. 2006;40: 709–729.

［305］Lanius RA, Vermetten E, Lowenstein RJ, et al. Emotion modulation in PTSD: clinical and neurobiological evidence for a dissociative subtype. Am J Psychiatry. 2010;167(6):640–647.

［306］Boscarino JA. Posttraumatic stress disorder

and physical illness: results from clinical and epidemiologic studies. Ann N Y Acad Sci. 2004;1032:141–53.

[307] Kasai K, Yamasue H, Gilbertson MW, et al. Evidence for acquired pregenual anterior cingulate gray matter loss from a twin study of combat-related posttraumatic stress disorder. Biol Psychiatry. 2008;63: 550–556.

[308] Bryant RA, Felmingham K, Whitford TJ, et al. Rostral anterior cingulate volume predicts treatment response to cognitivebehavioral therapy for posttraumatic stress disorder. J Psychiatry Neurosci. 2008;33:142–146.

[309] Kessler RC, Sonnega A, Bromet E, et al. Posttraumatic stress disorder in the National Comorbidity Survey. Arch Gen Psychiatry. 1995;52(12):1048–1060.

[310] Violanti, J, Paton, D. Who gets PTSD? Springfield, IL: Charles C. Thomas; 2006.

[311] Evans CT, St Andre JR, Pape TL, et al. An evaluation of the veterans affairs traumatic brain injury screening process among Operation Enduring Freedom and/or Operation Iraqi Freedom veterans. PM R. 2013;5(3):210–220.

[312] Johnson H, Thompson A. The development and maintenance of post-traumatic stress disorder (PTSD) in civilian adult survivors of war trauma and torture: a review. Clin Psychol Rev. 2008;28(1):36–47.

[313] Hagenaars MA, Fisch I, van Minnen A. The effect of trauma onset and frequency on PTSD-associated symptoms. J Affect Disord. 2011;132(1–2):192–199.

[314] Braquehais MD, Sher L. Posttraumatic stress disorder in war veterans: a discussion of the Neuroevolutionary Time-depth Principle. J Affect Disord. 2010;125(1–3):1–9.

[315] Disalver SC, Benazzi F, Akiskal HS, et al. Post-traumatic stress disorder among adolescents with bipolar disorder and its relationship to suicidality. Bipolar Disord. 2007;9:649–655.

[316] Fehon DC, Grilo CM, Lipschitz DS. A comparison of adolescent inpatients with and without a history of violence perpetration: impulsivity, PTSD, and violence risk. J Nerv Ment Dis. 2005;193:405–411.

[317] Stein MB, Jang KL, Taylor S, et al. Genetic and environmental influences on trauma exposure and posttraumatic stress disorder symptoms: a twin study. Am J Psychiatry. 2002;159(10):1675–1681.

[318] True WR, Rice J, Eisen SA, et al. A twin study of genetic and environmental contributions to liability for posttraumatic stress symptoms. Arch Gen Psychiatry. 1993;50: 257–264.

[319] Boscarino JA, Erlich PM, Hoffman SN, et al. Higher FKBP5, COMT, CHRNA5, and CRHR1 allele burdens are associated with PTSD and interact with trauma exposure: implications for neuropsychiatric research and treatment. Neuropsychiatr Dis Treat. 2012;8:131–139.

[320] Mahan A, Ressler K. Fear conditioning, synaptic plasticity and the amygdala: implications for PTSD. Trends Neurosci. 2012;35(1):24–35.

[321] Koenen KC. Genetics of posttraumatic stress disorder: review and recommendations for future studies. J Trauma Stress. 2007; 20(5):737–750.

[322] Stein, DJ, Seedat, S, Iversen, A., et al. Posttraumatic stress disorder: medicine and politics. Lancet. 2007;369:139–144.

[323] Auxéméry Y. Posttraumatic stress disorder (PTSD) as a consequence of the interaction between an individual genetic susceptibility, a traumatogenic event and a social context. Encephale. 2012;38(5):373–380.

[324] http://veterans.rand.org

[325] Fischer H. U.S. Military casualty statistics: Operation New Dawn, Operation Iraqi Freedom, and Operation Enduring Freedom. http://www.fas.org/sgp/crs/natsec/RS22452.pdf. Congressional Research Service 7-5700, RS22452 Published September 2010. Accessed February 2011.

[326] Department of Defense Personnel and Procurement Statistics, Statistical Information and Analysis Department, OIF at http://siadapp.dmdc.osd.

mil/personnel /CASUALTY/oif-total.pdf and OEF:http://siadapp.dmdc.osd.mil/personnel/CASUALTY/wotsum.pdf

[327] Kemp J, Bossarte R. Suicide data report, mental health services suicide prevention program, Department of Veterans Affairs, 2012. New York Times website. http://www. nytimes.com/interactive/2013/02/02/us/suicide-statistics-from-the-department-ofdefense. html?nl=today sheadlines&emc=edit_th_20130202. Accessed February 4, 2013.

[328] Bryan CJ, Clemans TA. Repetitive traumatic brain injury, psychological symptoms, and suicide risk in a clinical sample of deployed military personnel. JAMA Psychiatry. 2013:70(7):686–691.

[329] Yaffe K, Vittinghoff E, Lindquist K, et al. Posttraumatic stress disorder and risk of dementia among US veterans. Arch Gen Psychiatry. 2010;67:608–613.

[330] Qureshi SU, Pyne JM, Magruder KM, et al. The link between post-traumatic stress disorder and physical comorbidities: a systematic review. Psychiatr Q. 2009;80:87–97.

[331] Bedi US, Arora R. Cardiovascular manifestations of post-traumatic stress disorder. J Natl Med Assoc. 2007;99(6)642–649.

[332] Weiss T, Skelton K, Phifer J, et al. Posttraumatic stress disorder is a risk factor for metabolic syndrome in an impoverished urban population. Gen Hosp Psychiatry. 2011;33(2):135–142.

[333] O' Donovan A, Epel E, Lin J, et al. Childhood trauma associated with short leukocyte telomere length in posttraumatic stress disorder. Biol Psychiatry. 2011;70(5):465–471.

[334] Hoge CW, Castro CA, Messer SC, et al. Combat duty in Iraq and Afghanistan, mental health problems, and barriers to care. N Engl J Med. 2004;351:13–22.

[335] Tanielian T, Jaycox LH, eds. Invisible Wounds of War: Psychological and Cognitive Injuries, Their Consequences, and Services to Assist Recovery.

Santa Monica, CA: RAND Corporation; 2008.

[336] Institute of Medicine (US). Subcommittee on posttraumatic stress disorder of the committee on gulf war and health: physiologic, psychologic, and psychosocial effects of deployment-related stress. In Posttraumatic Stress Disorder: Diagnosis and Assessment. Washington, DC: National Academies Press; 2006.

[337] Department of Defense and Department of Veterans Affairs. The Continuum of Care for Post-traumatic Stress Disorder (PTSD). Committee on Veterans Affairs, House of Representatives, Serial No-109-19. Washington, DC. Department of Defense and Department of Veterans Affairs; 2006

[338] Warden, D. Military TBI during the Iraq and Afghanistan wars. J Head Trauma Rehabil. 2006;21(5):398–402.

[339] Rayhan RU, Stevens BW, Timbol CR, et al. Increased brain white matter axial diffusivity associated with fatigue, pain and hyperalgesia in Gulf War illness. PLoS ONE. 2013;8(3):e58493.

[340] Haagsma JA, Ringburg AN, van Beeck EF, et al. Prevalence rate, predictors and longterm course of probable posttraumatic stress disorder after major trauma: a prospective cohort study. BMC Psychiatry. 2012;12:236.

[341] DiGrande L, Neria Y, Brackbil RM, et al. Long-term posttraumatic stress symptoms among 3,271 civilian survivors of the September 11, 2001, terrorist attacks on the World Trade Center. Am J Epidemiol. 2011;173(3):271–281.

[342] Gander ML, von Känel R. Myocardial infarction and post-traumatic stress disorder:frequency, outcome, and atherosclerotic mechanisms. Eur J Cardiovasc Prev Rehabil. 2006;13(2):165–172.

[343] Fullerton CS, Ursano RJ, Wang L. Acute stress disorder, posttraumatic stress disorder, and depression in disaster or rescue workers. Am J Psychiatry. 2004;161: 1370–1376.

[344] Sadock BJ, Sadock VA. Kaplan and Sadock' s Comprehensive Textbook of Psychiatry. 8th

ed. Philadelphia, PA: Lippincott Williams and Wilkins; 2005.

[345] Hoge CW, McGurk D, Thomas JL, et al. Mild traumatic brain injury in U.S. soldiers returning from Iraq. N Engl J Med. 2008; 358:453–463.

[346] MacGregor AJ, Corson KS, Larson GE, et al. Injury-specific predictors of posttraumatic stress disorder. Injury. 2009;40:1004–1010.

[347] Holen A. Delayed posttraumatic stress disorder. Encyclopedia of Stress. 2nd ed. Elsevier, New York: 2007.

[348] Schneiderman AI, Braver ER, Kang HK. Understanding sequelae of injury mechanisms and mild traumatic brain injury incurred during the conflicts in Iraq and Afghanistan: persistent postconcussive symptoms and posttraumatic stress disorder. J Epidemiol. 2008;167:1446–1452.

[349] Bryant RA. Disentangling mild traumatic brain injury and stress reactions. N Engl J Med. 2008;358:525–527.

[350] Kamnaksh A, Kovesdi E, Kwon SK, et al. Factors affecting blast traumatic brain injury. J Neurotrauma. 2011;28:2145–2153.

[351] Elder GA, Dorr NP, De Gasperi R, et al. Blast exposure induces post-traumatic stress disorder-related traits in a rat model of mild traumatic brain injury. J Neurotrauma. 2012;29(16):2564–2575.

[352] Baalman KL, Cotton RJ, Rasband SN, et al. Blast wave exposure impairs memory and decreases axon initial segment length. J Neurotrauma. 2013;30(9):741–751.

[353] Nutt DJ, Malizia AL. Structural and functional brain changes in posttraumatic stress disorder. J Clin Psychiatry. 2004;(65) (suppl 1):11–17

[354] Vermetten E, Schmahl C, Lindner S, et al. Hippocampal and amygdalar volumes in dissociative identity disorder. Am J Psychiatry. 2006;163(4):630–636.

[355] Robinson BL, Shergill SS. Imaging in posttraumatic stress disorder. Curr Opin Psychiatry. 2011;24(1):29–33.

[356] Carrion VG, Weems CF, Reiss AL. Stress predicts brain changes in children: a pilot longitudinal study on youth stress, posttraumatic stress disorder, and the hippocampus. Pediatrics. 2007;119:509–516.

[357] Bremner JD. Stress and brain atrophy. CNS Neurol Disord Drug Targets. 2006;5: 503–512.

[358] Gilbertson MW, Shenton ME, Ciszewski A, et al. Smaller hippocampal volume predicts pathologic vulnerability to psychological trauma. Nat Neurosci. 2002;5:1242–1247.

[359] Bremner JD, Vythilingam M, Vermetten E, et al. MRI and PET study of deficits in hippocampal structure and function in women with childhood sexual abuse and posttraumatic stress disorder. Am J Psychiatry. 2003;160:924–932.

[360] Yurgelun-Todd DA Bueler CE, McGlade EC, et al. Neuroimaging correlates of traumatic brain injury and suicidal behavior. J Head Trauma Rehabil. 2011;26(4):276–289.

[361] Bryant RA, Felmingham K, Kemp A, et al. Amygdala and ventral anterior cingulate activation predicts treatment response to cognitive behavior therapy for posttraumatic stress disorder. Psychol Med. 2008;38:555–561.

[362] van Marle HJF, Hermans EJ, Qin S, et al. Enhanced resting-state connectivity of amygdala in the immediate aftermath of acute psychological stress. Neuroimage. 2010; 53(1):348–354.

[363] Rougemont-Bücking A, Linnman C, Zeffiro TA, et al. Altered processing of contextual information during fear extinction in PTSD: an fMRI study. CNS Neurosci Ther. 2011;17(4):227–236.

[364] Phelps EA. Human emotion and memory: interactions of the amygdala and hippocampal complex. Curr Opin Neurobiol. 2004;14:198–202.

[365] Brown S, Schafer A. An investigation into the functions of the occipital and temporal lobes of the monkey's brain. Philos Trans R Soc Lond B Biol Sci. 1888;179:303–327.

[366] Klüver H, Bucy PC. Preliminary analysis of functions of the temporal lobes in monkeys. Arch Neurol Psychiatry. 1939;42:979–1000.

[367] Adolphs R, Tranel D, Damasio AR. The human amygdala in social judgment. Nature. 1998;393:470–474.

[368] Koenigs M, Huey ED, Raymont V, et al. Focal brain damage protects against post-traumatic stress disorder in combat veterans. Nat Neurosci. 2008;11(2):232–237.

[369] Herskovits EH, Gerring JP, Davatzukos C, et al. Is the spatial distribution of brain lesions associated with closed head injury in children predictive of subsequent development of post-traumatic stress disorder? Radiology. 2002;224:345–351.

[370] Weingarten SM. Psychosurgery. New York, NY: Guilford; 1999.

[371] Frith CD. The role of dorsolateral prefrontal cortex in the selection of action, as revealed by functional imaging. In Control of Cognitive Processes: Attention and Performance. Vol. XVIII. Edited by Monsell S, Driver J. Cambridge, MA: MIT Press; 2000

[372] Cohen H, Kaplan Z, Kotler M, et al. Repetitive transcranial magnetic stimulation of the right dorsolateral prefrontal cortex in posttraumatic stress disorder: a doubleblind, placebo-controlled study. Am J Psychiatry. 2004;161(3):515–524.

[373] Matsuoka Y, Nishi D, Nakaya N, et al. Attenuating posttraumatic distress with omega-3 polyunsaturated fatty acids among disaster medical assistance team members after the Great East Japan Earthquake: The APOP randomized controlled trial. BMC Psychiatry. 2011;11:132.

[374] Koenigs M, Grafman J. Post-traumatic stress disorder: the role of medial prefrontal cortex and amygdala. Neuroscientist. 2009;15(5):540–548.

[375] Isserles M, Shalev AY, Roth Y, et al. Effectiveness of deep transcranial magnetic stimulation combined with a brief exposure procedure in post-traumatic stress disorder—a pilot study. Brain Stimul. 2013; 6(3):377–383.

[376] Fonzo GA, Simmons AN, Thorp SR, et al. Exaggerated and disconnected insular-amygdalar blood oxygenation level-dependent response to threat-related emotional faces in women with intimate-partner violence posttraumatic stress disorder. Biol Psychiatry. 2010;68(5):433–441.

[377] Etkin A, Wager TD. Functional neuroimaging of anxiety: a meta-analysis of emotional processing in PTSD, social anxiety disorder, and specific phobia. Am J Psychiatry. 2007;164:1476–1488.

[378] Morey RA, Dolcos F, Petty CM, et al. The role of trauma-related distractors on neural systems for working memory and emotion processing in posttraumatic stress disorder. J Psychiatr Res. 2009;43(8):809–817.

[379] Liberzon I, Martis B. Neuroimaging studies of emotional responses in PTSD. Ann N Y Acad Sci. 2006;1071:87–109.

[380] Bonne O, Gilboa A, Louzoun Y. Resting regional cerebral perfusion in recent posttraumatic stress disorder. Biol Psychiatry. 2003;54(10):1077–1086.

[381] Elman I, Lowen S, Frederick BB, et al. Functional neuroimaging of reward circuitry responsivity to monetary gains and losses in posttraumatic stress disorder. Biol Psychiatry. 2009;66:1083–1090.

[382] Talmi D, Dayan P, Kiebel SJ, et al. How humans integrate the prospects of pain and reward during choice. J Neurosci. 2009;29:14617–14626.

[383] Stein MB, Paulus MP. Imbalance of approach and avoidance: the yin and yang of anxiety disorders. Biol Psychiatry. 2009;66:1072–1074.

[384] Felmingham KL, Williams LM, Kemp AH, et al. Anterior cingulate activity to salient stimuli is modulated by autonomic arousal in posttraumatic stress disorder. Psychiatry Res. 2009;173:59–62.

[385] Semple WE, Goyer PF, McCormick R, et al. Higher brain blood flow at amygdala and lower frontal cortex blood flow in PTSD patients with comorbid cocaine and alcohol abuse compared with normals. Psychiatry. 2000;63:65–74.

［386］Geuze E, Vermetten E, Bremner JD. MRbased in vivo hippocampal volumetrics: 2. Findings in neuropsychiatric disorders. Mol Psychiatry. 2005;10:160–184.

［387］Clark RC, McFarlane AC, Morris P, et al. Cerebral function in posttraumatic stress disorder during verbal working memory updating: a positron emission tomography study. Biol Psychiatry. 2003;53:474–481.

［388］Shin LM, Lasko NB, Macklin ML, et al. Resting metabolic activity in the cingulate cortex and vulnerability to post-traumatic stress disorder. Arch Gen Psychiatry. 2009;66(10):1099–1107.

［389］Shin LM, Orr SP, Carson MA, et al. Regional cerebral blood flow in the amygdala and medial prefrontal cortex during traumatic imagery in male and female Vietnam veterans with PTSD. Arch Gen Psychiatry. 2004;61:168–176.

［390］Lanius RA, Williamson PC, Hopper J, et al. Recall of emotional states in posttraumatic stress disorder: an fMRI investigation. Biol Psychiatry. 2003;53:204–210.

［391］Shaw ME, Strother SC, McFarlane AC, et al. Abnormal functional connectivity in posttraumatic stress disorder. Neuroimage. 2002;15(3):661–674.

［392］Bremner JD, Innis RB, Ng CK, et al. Positron emission tomography measurement of cerebral metabolic correlates of yohimbine administration in combat related posttraumatic stress disorder. Arch Gen Psychiatry. 1997;54(3):246–254.

［393］Georgopoulos AP, Tan H-RM, Lewis SM, et al. The synchronous neural interactions test as a functional neuromarker for posttraumatic stress disorder (PTSD): a robust classification method based on the bootstrap. J Neural Eng. 2010;7(1):16011.

［394］Storrs C. Brain scan offers first biological test in diagnosis of post-traumatic stress disorder. Sci Am. 2010.

［395］Lewine JD, Canive JM, Orrison WW. Electrop hysiological abnormalities in PTSD. Ann N Y Acad Sci. 1997;21(821):508–511.

［396］Karl A, Werner A. The use of proton magnetic resonance spectroscopy in PTSD research—meta-analyses of findings and methodological review. Neurosci Biobehav Rev. 2010;34(1):7–22.

［397］De Bellis MD, Keshavan MS, Spencer S, et al. N-Acetylaspartate concentration in the anterior cingulate of maltreated children and adolescents with PTSD. Am J Psychiatry. 2000;157:1175–1177.

［398］Schuff N, Marmar CR, Weiss DS, et al. Reduced hippocampal volume and N-acetyl aspartate in post-traumatic stress disorder. Ann N Y Acad Sci. 1997;821:516–520.

［399］Mathew SJ, Mao X, Coplan JD, et al. Dorsolateral prefrontal cortical pathology in generalized anxiety disorder: a proton magnetic resonance spectroscopic imaging study. Am J Psychiatry. 2004;161(6):1119–1121.

第6章 将战时治疗经验借鉴到后方

随着恐怖袭击在全球扩散，大规模伤亡事件（MCIs）的威胁也在日益增加，因此我们亟需向战场上的医疗同仁们虚心求教。战时后方灾难让医疗工作者们认识到：医院只有平时提前做好计划和准备，才能在灾难性事件发生时和发生后作出有效应对。仅2005年，美国国务院就报道了约11 000起国际恐怖袭击事件。单在美国，1983～2002年，就发生了36 110起爆炸事件，其中就包括2001年发生的"9•11事件"。世贸中心的这次遇袭成为了美国有史以来最严重的人为灾害。袭击造成近3000人死亡，7.1万个工作岗位流失。袭击发生后短短数个月内劳动力和资产损失便高达360亿美元。而在以色列，恐怖袭击事件更加频繁。受害者多为平民，其中超过50%是在爆炸中受伤，这些爆炸大多源于自杀式袭击事件。爆炸是恐怖袭击者最常采用的手段，它们成本低，能在短时间内给人员和财产造成巨大损失。恐怖袭击一旦发生，医疗资源会面临极大压力，医生也会在伤员诊断、分流和治疗工作上遭遇和平时完全不同的挑战。

（一）战斗和恐怖袭击造成的伤害与日常伤害的不同之处

医生必须熟悉爆炸和冲击波造成的各种伤害。之前我们已经指出，由于这些伤害不同于日常创伤，所以许多医生并不了解。目前炸弹中使用的爆炸装置除产生原爆效应外，还会导致钝性撞击伤和穿透伤。放置在这些炸弹中的物体往往会穿过头骨，损伤大脑和脑血管，这种伤害能力是日常武器难以比拟的。尤其是脑肿胀、脑血管痉挛、烧伤、迟发性脑损伤等，在爆炸性脑损伤中都是常见问题。比起一般性日常创伤，由碎片和高能子弹导致的表面创伤，在战争和恐怖袭击中更为常见。此外伤员身体恢复还会因为情感创伤事件受到干扰。了解上述这些情况对于治疗爆炸伤员十分重要，特别是**创伤性脑损伤（TBI）**病人，他们的治疗因为上述这些因素往往非常困难。目前，临床医生和神经科学研究者对于爆炸引起的BINT的病理和功能后遗症机制尚不清楚，但日益蔓延的战争和恐怖袭击正在迫使人们对爆炸伤进行全方位研究。

（二）战斗和恐怖袭击伤害较日常伤害严重之处

从美国独立战争开始，现代武器的杀伤力就大幅增强。战斗和恐怖袭击伤害比非恐怖袭击伤害严重。比起其他伤害事件，恐怖袭击受害者住院时间更长，医疗花费更高，死亡率更高。以色列疾病控制中心近来发布的一项数据分析显示，爆炸在年轻群体中的损伤严重程度评分更高（ISS > 16 分，30%爆炸对比 10% 其他创伤），直接死亡率更高（如密闭空间爆炸死亡率高达 29%），住院死亡率更高（6% 爆炸对比 3% 其他创伤），手术治疗更加频繁，住院时间更长，需要的重症监护资源更多。一般而言，严重创伤（或多发性损伤）被定义为损伤严重程度评分（ISS）> 15 分。Peleg 对恐怖袭击受害者做研究时得到了类似的发现。受害者中，30% ISS > 16 分，53% 需要手术治疗，23% 需要重症监护治疗（ICU），20% 住院时间超过 14 天。同交通事故、枪伤等其他伤害事件相比，以上指标都出现了上升。因此，比起其他伤害受害者，爆炸受害者需要更多的医疗资源。前面已经说过，爆炸受害人会出现如肺爆震伤之类的一类爆炸伤，可能会被玻璃碎片穿透，进行创伤性截肢，可能吸入有毒的爆轰产物，还可能出现耳聋和烧伤。一般来说，恐怖袭击受害者中 30% 会出现 TBI，这比普通创伤高很多。爆炸受伤人群中也有较高比例（18%）会出现中度或重度 TBI。注意：由于缺乏保护，攻击力无法预测，平民身体素质不如军人，平民在自杀式炸弹袭击中受到的伤害往往比士兵在战斗中受到的伤害更加严重。

（三）爆炸性脑损伤和创伤后应激障碍（PTSD）更为普通

之前的多次战争已经让人们注意到这些伤害，这场战争（指阿富汗战争）也不例外。前文已经讨论过，对 PTSD 发病率、治疗和影像学表现的研究取得了新的进展，让人们对 PTSD 有了更深入的了解。目前医学界普遍认为残余 PTSD 和 TBI 症状在爆炸性 TBI 中更加常见，超过钝性 TBI。这就使得恐怖袭击和意外爆炸事件尤为棘手，因为受害者对伤害毫无准备，没有穿戴任何防护装备。此外，另一个重大发现是在非爆炸性日常 TBI 中，PTSD 比之前报道的更加普遍。

（四）战争带来的少数好处之一便是神经创伤治疗的进步

战争迫使人们制订出更高的创伤护理标准，并传给后人。希波克拉底（公元前 460 年～公元前 370 年，古希腊伯里克利时代的医师，被西方尊为"医学之父"，西方医学奠基人），甚至写道："想当外科医生，就去参军，跟着军队上战场。"公元二世纪的希腊医生盖伦不仅在医药神阿斯克勒庇俄斯的神殿里行医，也给角斗场上的角斗士疗伤，以求增进医术。最近，威廉·梅奥博士（Dr. William Mayo）更是说："医学是战争的唯一胜利者。"也许，战争对于医学的最大贡献便是创造机会，使人们能够在紧急状态下进行大规模公共卫生实验。循证医学是现代医疗决策的依据。这一大型、独特的数据库已经给人们带来了诸多帮助。同过去的冲突一样，伊拉克战争和阿富汗战争促使人们在医护人员培训、系统建设、人员疏散、复苏术、伤口护理和手术技术上取得进步。战争和恐怖袭击促进的医学进步中，有不少可以运用到平时的创伤护理中来，现将这些进步列举如下：

（1）复杂多发性损伤病人复苏术和治疗手段取得了进步。例如，人们对于失血的治疗手段在过去 10 年里有了很大的发展。过去恢复循环血容量依靠盐水或淀粉基体积膨胀剂，如今则通过冷冻血浆和血小板进行新鲜全血或红细胞输注。

（2）对去骨瓣减压术在脑肿胀治疗中的作用增进了理解。

（3）对先进的神经监测仪器做出了改进，对这些仪器的运用更加熟练。

（4）严峻环境下的医疗护理水平得到了提高。这方面的许多经验来源于 MCI 及国外的自然灾害处理。最近的一份全球伤害报道显示，约 80% 的重度 TBI 发生在严峻环境下，这些地区缺少院前应急小组和先进的 ICU 护理。

（5）爆炸伤研究经费急剧增加。比起中风、心脏病、艾滋病、癌症、脑外伤这些疾病，TBI 研究经费直到今天一直处于紧缺状态，这与该疾病的严重后果极不吻合。

（6）感染控制上取得了进展（例如，感染的快速诊断策略；抗菌药物预防；对院内感染的了解，特别是对不动杆菌属的了解；处理受污染伤口的经验）。

（7）对脑血管痉挛的发生率和治疗增进了了解（如神经介入放射学家在战争区现场的监测工作）。彩色多普勒（TCD）超声波检查一直被美国军队用来监测创伤性血管痉挛，目前这一技术也开始在普通医院运用。由于从战时 TBI 中获得了大量数据，如今 TCD 也被用来评估接受了去骨瓣减压术治疗的病人。这些病人中有一些因为颅骨缺损导致大脑气压长期偏高，而 TCD 可有助于评估脑血流动力学。

（8）损伤控制复苏的指导原则得到了改进（例如，在这次冲突中，先利用血管分流暂时将血管损伤稳定下来，等到创伤的生理影响已经好转，再进行最终修复）。

（9）改进了烧伤和伤口护理技术［例如，这场战争中首次使用了真空辅助伤口闭合（VAC）技术］。

（10）对腹部爆震伤如何导致腹内高压并对颅内压产生下游效应及其治疗有了更深入的理解。

（11）增加了复杂性颅面创伤的重建经验。

（12）建立起院前护理的新范式。战地医生培训更好，止血带、止血绷带及麻醉药质量更佳，血液产品供给更快。这些经验均可以转换为日常创伤的护理人员指导准则。

（13）改进了防护装备，使警方拆弹小组成员甚至恐怖分子目标地区的平民均可穿戴。防护设备和防护仪器中出现的新概念，可以转换到运动设备的开发上来，运用到国内职业和非职业运动活动中。

（14）开发能够减轻战斗人员负担的新设备。电力驱动的外部设备，可以帮助创伤导致的残疾人员进行活动，可能适用于脊柱受伤的平民和退伍军人。

（15）提高了作战通信水平。这次战争首次运用了远程放射学、病人电脑跟踪和基于网络的病人登记技术。此外，每周举行视频电话会议的做法可以借鉴到农村平民的创伤治疗或国内 MCI 的治疗实践中来。

（16）改进了大规模同时受伤人群的分流原则。这将有助于应对未来的恐怖袭击及自然灾害引发的 MCI。

（17）扩充了临床护理指南数据库。这次战争首次使用了联合战区创伤登记系统（JTTR）对现有临床护理指南的运用及其有效性进行跟进。该系统取得了与平民创伤系统类似的成果，降低了战场上的发病率和死亡率。

（18）开发出了新工具，如表面伤口配对（SWM）数据库和表面伤口分析工具（SWAT）软件。这些工具已被成功用来描述战斗损伤、死亡率、伤口及其相关内部损伤的分布情况。目前它们还被用于提高护理评估质量，优化护理、培训及研究活动的资源分配。另外，这些工具还为改进研究提供了数据，相关研究主要集中在人员／车辆保护、损伤结果（包括即时损伤结果和长期损伤结果）、资源管理、功能障碍和长期规划方面。

（五）医生（和科室）需要提前制订计划

由恐怖袭击和自然灾害引发的 MCI 应被视为可以预测的意外事件。大量的伤患必须在短时间内接受治疗。2004 年马德里火车站爆炸事件发生后，超过 2000 人伤亡，离爆炸地点最近的医院不到 2 小时便收治了 272 位伤者。因此，MCI 对任何医疗系统都会带来诸多独特的挑战，使得当地医疗设施迅速瘫痪。幸运的是，波士顿发生马拉松爆炸案时，该市有七座创伤中心，多家世界一流医院。波士顿紧急医疗服务（EMS）人员将伤员合理分配到各个创伤中心，使得每个中心收治的伤员都在其承受范围内。波士顿 MCI 比起同类事件幸运之处还在于：①爆炸发生地点因为比赛缘故已经部署了大批警察、保安人员和紧急救护人员；②爆炸发生在节假日，全市的手术室和其他临床服务机构尚未满负荷运行；③爆炸发生在下午 15 时之前，各区医院还未换班，两班医护人员和普通工作人员均能到岗工作；④爆炸发生在室外。如前文所述，由于围墙会将冲击

波聚集，室内爆炸会产生更多的一类爆炸伤。此外，由于没有建筑结构倒塌，受害者也易于逃离。

虽然伤员最初被分流到急诊部，放射科仍然需要能力来应对快速增加的伤员，并为新来的伤员做好准备。TBI 病人通常需要首先安排 CT 扫描，因为他们可能需要立即手术治疗。对以色列经验的研究表明，近 40% 的入院病人会从急诊部直接送往 CT 扫描室。起初这被认为是高效的做法，但在实践中，却给病人从急诊部转向最终治疗带来了障碍。因此，通过放射科分流病人，不仅需要考虑如何将病人送入放射科进行扫描，还要考虑如何将病人快速且安全地从放射科送回急诊部、手术室、普通病房和 ICU 病房。

放射科医生是处理 MCI 的一线团队医生的重要组成成员。不可预知的人员伤亡、超高压力环境和错综复杂的各类伤害要求对常规临床工作进行重组，多数情况下这些工作甚至需要终止。每个放射科都应制订一个灾难应对计划，且工作人员要对该计划非常了解。在 MCI 事件中，每名医生都应处于预备状态，并清楚自己的职责所在。你所在的科室进行过演练吗？你对自己的角色了解吗？

医生还需要了解国家响应框架（NRF）和本地事件指挥系统，以便对灾难应对有一个全局了解。简而言之，无论是校车翻倒、酒店火灾，还是地震或恐怖袭击，所有的灾难都是通过现场指挥官在当地进行处理。你知道这些部门中都有谁吗？如果事件超出了当地紧急行动中心（EOC）的应对能力，国家紧急行动中心就会介入。如果灾难持续升级，州长就会宣布进入紧急状态，并向联邦

政府请求救援。同时，美国总统也可以宣布该州进入紧急状态，从而允许联邦政府通过联邦应急管理署（FEMA）提供财政和物质援助。

MCI 伤员分流基于"为最多数人的最大福利服务"的原则。该模型把伤亡响应需求分成四个层级：紧急、立即、延迟和观望（即在有充足资源和护理的情况下，受害者的生存概率依然渺茫）。无论是零星事件还是 MCI（包括与恐怖主义有关的袭击），医学影像学在伤员检查中的作用已在前文做了描述。简而言之，救援通知一旦下达，应通过寻呼机、短信或移动电话召集所有相关人员。如今 Facebook 和 Twitter 等社交媒体的使用也越来越普遍，因为可以让相关人员在同一时间收到通知。而在医院内部，充分的沟通，比如使用对讲机，可能更加实用。高级放射科医师应待在 CT 操作台前，以便对伤害进行快速现场查看和鉴别。这些人员应该提前指定，帮助促进快速评估及应对伤亡人员。高级放射科医师应与急诊科大夫和创伤治疗人员一起，共同决定需要 CT 扫描的伤员名单和优先顺序。他们应首先考虑如何高效使用所有可用的成像技术，以确保伤员分流、诊断和治疗达到最优效果。对于致命损伤和严重损伤的诊断最好通过分层报告完成。下一阶段的治疗资源一旦就绪，就立即给出初步看片结果。永久性记录的最终报告或最终看片结果是原始记录的二次备份。这些记录也应添加到病人材料中。对放射学结果采取分层报告，将会极大改进伤员流量和护理。

根据 MCI 的规模，常规临床治疗方案可能需要简化。简化后的 MCI 成像规定和治疗方案应提前准备，并可随时启用。这些事项尤为重要，因为如前所述，伤员管理的第一个瓶颈就发生在 CT 扫描这里。另外，要对第二波伤员成像高峰的到来提前做好准备，因为有些病人可能会被不恰当地分流到没有创伤治疗设施的医院。

综上所述，由于 MCI 不可预测，提前准备就成为关键。对于应对这些意想不到的情况，无论是恐怖袭击、自然灾害还是大规模意外事件，有必要平时就做好计划和演练。因此，为了有效利用医院资源，应当提前制订好专门的影像工作规定以应对突然飙升的伤员数量，不仅如此，所有放射工作人员应当事先了解自己的职责和功能。此外，放射科医师应当熟悉军用爆炸物造成的各种独特伤害，不同于一般性日常创伤造成的伤害，这些伤害往往更加严重，多发性损伤概率更高。

主要参考文献

[1] U.S. Department of State, Office of the Coordinator for Counterterrorism. Country reports on terrorism, 2005: United States Department of State. http://www.state.gov/documents/organization/65462.pdf. Publication No. 11324. Published April 2006. Accessed February 20, 2007.

[2] Kapur GB, Hutson HR, Davis MA, et al. The United States twenty-year experience with bombing incidents: implications for terrorism preparedness and medical response. J Trauma. 2005;59(6):1436–1444.

[3] Bram J, Orr J, Rappaport C. Measuring the effects of the September 11 attack on New York City. FRBNY Econ Pol Rev. 2002;8(2):5–20.

[4] Peleg K, Aharonson-Daniel L, Stein M, et al. Gunshot and explosion injuries: characteristics, outcomes, and implications for care of terror-related injuries in Israel. Ann Surg. 2004;239:311–318.

[5] Frykberg ER. Medical management of disasters

and mass casualties from terrorist bombings: how can we cope? J Trauma. 2002;53(2):201–212.

［6］ Champion HR, Holcomb JB, Lawnick MM, et al. Improved characterization of combat injury. J Trauma. 2010;68(5):1139–1150.

［7］ Pruitt BA Jr. Combat casualty care and surgical progress. Ann Surg. 2006;243:715–729.

［8］ Bakam M, Rivkind A, Gideon Z, et al. Abdominal trauma after terrorist bombing attacks exhibits a unique pattern of injury. Ann Surg. 2008;248(2):303–309.

［9］ Singer P, Cohen JD, Stein M. Conventional terrorism and critical care. Crit Care Med. 2005;33(suppl 1):S61–S65.

［10］ Kluger Y. Bomb explosions in acts of terrorism—detonation, wound ballistics, triage and medical concerns. Isr Med Assoc J. 2003;5:235–240.

［11］ Kluger Y, Peleg K, Daniel-Aharonson, et al. The special injury pattern in terrorist bombings. J Am Coll Surg. 2004;199:875–879.

［12］ Peleg K, Aharonson-Daniel L, Michael M, et al. Patterns of injury in hospitalized terrorist victims. Am J Emerg Med. 2003;21:258–262.

［13］ Schwartz I, Tuchner M, Tsenter J, et al. Cognitive and functional outcomes of terror victim who suffered from traumatic brain injury. Brain Inj. 2008;22(3):255–263.

［14］ Aharonson-Daniel L, Klein Y, Peleg K. Suicide bombers form a new injury profile. Ann Surg. 2006;244:1018–1023.

［15］ Kontos AP, Kotwal RS, Elbin RJ, et al. Residual effects of combat-related mild traumatic brain injury. J Neurotrauma. 2013;30(8):680–686.

［16］ Clapesattle H. The doctors Mayo. Minneapolis, MN: University of Minneapolis Press, 1941:573.

［17］ Pruitt BA. Combat casualty care and surgical progress. Ann Surg. 2006;243:715–729.

［18］ Champion HR, Holcomb JB, Lawnick MM, et al. Improved characterization of combat injury. J Trauma. 2010;68(5):1139–1150.

［19］ Shakur H, Roberts I, Piot P, et al. A promise to save 100,000 trauma patients. Lancet. 2012;380 (9859):2062–2063.

［20］ Hirshberg A, Scott BG, Granchi T, et al. How does casualty load affect trauma care in urban bombing incidents? A quantitative analysis. J Trauma. 2005;58:686–693.

［21］ Peleg K, Kellermann AL. Enhancing hospital surge capacity for mass casualty events. JAMA. 2009;302(5):565–567.

［22］ Kellermann AL, Peleg K. Lessons from Boston. N Engl J Med. 2013;368:1956–1957.

［23］ Biddinger PD, Baggish A, Harrington L, et al. Be prepared—the Boston Marathon and mass-casualty events. N Engl J Med. 2013;368:1958–1960.

［24］ Halpern P, Ming-Che T, Arnold J, et al. Mass-casualty, terrorist bombings: implications for emergency department and hospital emergency response (Part II). Prehosp Disaster Med. 2003;18:235–241.

［25］ Einav S, Aharonson-Daniel L, Weissman C, et al. In-hospital resource utilization during multiple casualty incidents. Ann Surg. 2006;243:533–540.

［26］ Avidan V, Hersch M, Spira RM, et al. Civilian hospital response to a mass casualty event:the role of the intensive care unit. J Trauma. 2007;62:1234–1239.

［27］ Brook OR. Recollections of a radiology resident at war. Radiology. 2007;244:329–330.

［28］ Sosna J, Sella T, Shaham D, et al. Facing the new threat of terrorism: radiologists' perspectives based on experience in Israel. Radiology. 2005;237:28–36.

［29］ Brands CK, Hernandez RG, Stenberg A, et al. Complete self-sufficiency planning: designing and building disaster-ready hospitals. Southern Med J. 2013;106(1):63–68.

［30］ National Response Framework. http://www .fema. gov/pdf/emergency/nrf/nrf-core.pdf. Published January 2008. Accessed June 1, 2012.

［31］ Federal Stafford Act disaster assistance: presidential declarations, eligible activities, and funding. Order

Code No. RL33053. http://www.fas.org/sgp/crs/ homesec/ RL33053.pdf. Published August 29, 2005. Accessed June 1, 2012.

[32] Sasser SM, Hunt RC, Sullivent EE, et al. Guidelines for field triage of injured patients. Recommendations of the National Expert Panel on field triage. MMWR Recomm Rep. 2009;58(RR-1):1–35.

[33] Sariego J. CCATT: a military model for civilian disaster management. Disaster Manag Response. 2006;4(4):114–117.

[34] Benjaminov O, Sklaiar-Levy M, Rivkind A, et al. Role of radiology in evaluation of terror attack victims. AJR Am J Roentgenol. 2006;187:609–616.

[35] Engel A, Soudack M, Ofer A, et al. Coping with war mass casualties in a hospital under fire: the radiology experience. AJR Am J Roentgenol. 2009;193(5):1212–1221.

[36] National Center for Injury Prevention and Control, Coordinating Center for Environmental Health and Injury Prevention, U.S. Department of Health and Human Services. In a Moment's Notice: Surge Capacity for Terrorist Bombings—Challenges and Proposed Solutions. Atlanta, GA: Centers for Disease Control and Prevention; 2007.